임상 8체질의학 III

ECM REPORTS_3rd

임상 8체질의학 III

ECM REPORTS_3rd

이강재 지음

杏林書院

知體質而知天命

知體質의 道通은,
나를 있는 그대로 그리고 그를 있는 그대로 容納하는 것이다.
사랑 또한 그러할 것이니
하늘의 命令이란 바로 사랑이라는 것이다.

『임상 8체질의학 III』을 推薦하며

2012년 4월에 李賢在 선생을 인연으로 엮인 후에 이강재 원장과 관계를 유지하면서 그를 관찰해 왔습니다. 그래서 그가 쓰는 원고와 책을 쉽게 접할 수 있었습니다.

2017년 3월 20일에, 그는 20년간 축적한 8체질의학 연구 자료와 그리고 「의료인을 위한 체질학교」를 진행하면서 녹화한 강의 동영상과 강의에 쓰인 자료집들을 제가 主宰하고 있는 경희대학교 한의과대학 의사학교실에 기증했습니다. 그 일을 계기로 경기도 始興市에 있는 그의 진료실에서 그를 인터뷰했습니다.

그때 이강재 원장은, 8체질의학이 그의 인생 후반전을 완전히 바꾸었다고 했습니다. 그는 서른다섯에 8체질의학에 入門한 후에 20년간을 다른 것에는 일체 고개를 돌리지 않고 오로지 8체질의학을 연구하는 일에 沒頭해 왔습니다. 이 책을 한의사 이강재의 임상사례 모음이라고 단순하게 소개할 수는 없습니다. 그보다는 8체질의학으로 치료하는 한의사 이강재의 임상 歷史를 기록한 역사책이라고 말씀드리고 싶습니다. 제가 이 책에 집중하는 이유이기도 합니다.

저는 아직도 8체질의학을 잘 모릅니다. 그래서 그가 뛰어난 8체질의학 임상가인지, 또 훌륭한 이론 연구자인지 판단할 만한 眼目이 부족합니다. 하지만 이강재 원장이 치열한 學人임에는 틀림이 없다고 말하고 싶습니다.

어느 날 이강재 원장에게서 톡이 왔습니다. 자신을 다른 사람에게, '8체질의학의 脈絡을 찾아내려는 사람'으로 소개해 달라는 부탁이었습니다. 참 적절한 표현이라고 생각합니다. 저 같은 醫史學 전공자와 그가 공부하는 방향과 태도가 비슷합니다.

저는 그가 찾아내고 밝혀낼 8체질의학의 맥락들과 그런 과정을, 아직 醫史學 교과서에는 비워진 채로 있는 8체질의학의 역사에 반영될 수 있도록 더 정밀하게 硏究하고 정리하겠습니다.

이 책을 만드신 杏林書院 李甲燮 사장님께도 祝賀의 말씀을 전하며, 기쁜 마음으로 추천합니다.

2018년 1월 2일

경희대학교 한의과대학 학장 김남일
새로 입주한 한의학관에서 씀

잘 하는 것이 무어냐?

올해가 8체질의학 입문 20년인데, 올 한해를 보내는 11월 느즈막에 내 삶에 대한 깊은 깨달음을 얻었다. 그 계기는 《論語》學而篇에 관한 이해를 통해서였다.

《논어》를 처음 접한 것은 대학에 들어가서 한의대 써클인 고전독서회에 나가면서다. 고전독서회는 매년 고전 한 권을 정해서 1년간 강독하는 모임인데, 내가 입학한 1982년에 정해진 책이 《논어》였다. 새벽에 일찍 학교에 가서 의약관 세미나실에 회원들이 모여서 책을 읽는다.

학이편은 《논어》의 첫 챕터이다. 스스로 하는 공부가 그저 즐겁고, 같은 생각을 가진 벗이 있고, 또한 남들이 뭐라 해도 그 삶 자체로 만족한다면 君子라는 공자님의 말씀이다. 《논어》를 처음 접하고 35년 만에 학이편을 제대로 이해하게 된 것이다. 공자님의 생각에 다다른 것 같아서 무척 기뻤다.

나는 무엇을 잘 하는 사람인가? 내 삶의 모토는 興이다. 나는 무엇을 할 때 즐거운(興겨운) 사람인가?

고교에 입학한 후 近日點문학동인회에 들어갔다. 매년 겨울방학에 학교에서 校誌를 만드는데 우리 문학회가 교지 편집을 맡고 있었다. 편집부로 자원한 부원들은 겨울방학에 동문 선배가 운영하던 계성문화사에 매일 출근해서 교지 편집을 했다. 2학년 형이 편집부장이고 부원은 6명 정도였다. 물론 우리 문학회를 지도해 주시는 국어선생님께서 함께 오셨다.

그 당시에는 活版으로 인쇄하던 시절이었다. 먼저 모인 원고를 교정했다. 그리고 교정을 본 원고를 바탕으로 지하 식자실에서 식자공 아저씨들이 植字한 것을 찍어 오면 그것을 다시 교정을 본다. 보통은 삼교까지 본다. 그리고 그림을 잘 그리는 부원은 여백에 쓸 컷을 그린다. 그때 컷 담당은 2학년인 정병화 형과 우리 동기인 김대홍이었다. 컷을 그리면 부식판을 뜬다. 본문 교정과 컷이 완성되면 편집후기를 쓰고 우리의 임무는 끝난다. 그리고 편집부장을 맡은 형이 목차를 만든다. 목차는 옵셋으로 컬러로 찍었기 때문에 나름대로 디자인 감각이 필요했다.

책이 어떻게 만들어지는지, 원고에서 인쇄까지의 전 과정을 체험하는 일은 일반적인 학교 교육 과정에서는 배울 수 없는 것이다. 그것을 문화사 근처에 있는 飯店에서 매일 맛있는 점심을 공짜로 먹으면서 경험했으니 이 얼마나 즐거운 일인가. 그렇게 고교 1학년의 겨울방학이 지나갔다.

우리 문학동인회는 봄과 가을에 정기적으로 시화전을 연다. 시화전에 내는 작품을 모은 『近日點文學』을 편집하고 만드는 일도 회원들의 몫이다. 그런 작은 규모의 책은 식자를 해서 인쇄하는 곳에서 만들었는데, 식자에는 청타와 寫植이 있었다.

한의과대학에 가서도 김현수 선배가 학생회장을 할 때, 한의대주보를 만드는 편집부원이었다. 그리고 그해 겨울에 한의과대학 학회지인 『醫仁』을 만들었다. 이것은 신설동에 있던 인쇄소에서 사식으로 작업을 했다. 그런데 당시에 편집부장을 맡은 전창선 선배가 게으름을 피우느라고 내게 목차를 맡겼다. 그때 제작시스템에 익숙하지 않아서 목차가 아주 볼품없이 나왔다.

활동하던 의료봉사 써클인 靑鹿에서도 會誌를 만드는 건 내 몫이었다. 동아리 회지는 직접 쓴 원고를 마스터판으로 떠서 인쇄를 한다. 그리고 軍에 가기 전에 졸업기념으로 자작 詩集을 만들었다. 이 시집은 원고를 내가 직접 두벌식한글타자기로 쳐서 마스터판으로 인쇄한 것이다. 1988년에 100부를 찍었는데 제작비는 5만원이 들었다.

왜 이런 시시콜콜한 이야기를 쓰는가?

지금 내게 가장 즐겁고, 내가 가장 잘 하는 일은 무엇인가? 나는 2009년부터 8체질 책을 여섯 권 썼다. 이 중 세 권은 내가 거의 편집부장 역할을 하면서 직접 제작을 했다.

8체질의학 책을 쓰고 만들 때가 제일 즐겁고 어느 일보다 집중도가 높다. 그러니 내 숨을 반환하게 되는 순간까지, 내가 가장 즐겁게 할 수 있는 8체질 책을 만드는 일을 계속할 것이다.

늘 8체질의학을 공부하고, 생각하고,
그런 생각을 지닌 동료들이 있고,
또 누가 알아주든지 말든지 계속 그 일을 할 거란 말이다.

2017년 12월 10일

임상8체질연구회
이강재 씀

| 차례 | Contents

2. 2011~2012년

3. 2013년

4. 2014년

5. 2015년

6. 2016년

7. 2017년

8. 부록

일러두기

1. 이 책은 8체질의사 이강재가 2001년부터 2017년까지, 8체질의학으로 치료한 임상사례를 모은 것이다.

2. 임상사례를 배열한 기준은 해당 치료를 시작한 초진 내원일이다.

3. 이 책은 2001년부터 2017년까지, 8체질의사 이강재가 지녔던 인식과 개념이 여러 차례 변화되면서 수정되고 보완되는 과정을 적나라하게 보여줄 것이다.

4. 치료했던 당시에 부족했던 점이나 혹 오류가 있었던 경우에는, 사례 본문을 수정하지 않고 脚註를 통하여 설명하고 교정하였다.

5. 임상사례의 末尾에 해당 사례의 치료시기와는 다른 연/월/일이 명시된 것은, 해당하는 사례를 정리한 시기가 치료를 행한 시기와는 다른 경우이거나, 치료시기와는 다른 인식이 추가된 경우이다.

2001~2010년

8체질의학 임상을 하면서 처음으로 정리한 임상사례인 [임신부 급성부비동염] 사례는, 2001년 5월에 개설한 Onestep8.com을 홍보하기 위한 목적으로, 한의사협회 통신망(AKOM)의 동의학당에 올린 것이다.

10년간 정리된 사례의 숫자가 많지 않다. 당시에 내가 지녔던 인식 때문이다. 무언가 다른 사람이 경험하지 못했을 것 같은 임상사례를 발표해야 사례 발표의 의미가 있다고 생각했던 것이다. 체질침으로 흔히 잘 치료되는 질병(증상)을 동료들과 비슷한 방식과 처방으로 치료한 사례는 그다지 큰 이미는 없다고 믿었다.

하지만 이것은 한쪽 면만 바라본 것이다. 임상은 다른 누군가의 것도 아닌 오직 자신의 것이다. 임상사례는 자신의 발전을 위해 자신의 성과를 정리하고 기록하는 것에 기본적인 의미를 두어야 한다. 그런 다음에 그것을 타인이 보도록 발표를 할 것인지 말 것인지는 차후의 문제이다. / 20171230

구분	초진 연월일	질병/증상
1	2001. 5. 16.	급성 부비동염
2	2001. 6. 26.	진전
3	2002. 3. 7.	사마귀
4	2002. 9. 7.	골반통
5	2002. 9. 12.	월경불순
6	2003. 7. 17.	2단방의 힘
7	2003. 11. 14.	견비통
8	2004. 9. 30.	기상시 요통
9	2007. 1. 18.	치핵
10	2008. 1. 9.	화상
11	2009. 2. 4.	결절종
12	2009. 3. 20.	궤양성 대장염
13	2009. 4. 13.	토음체질 발견기
14	2009. 5. 22.	토양체질 염색약 알레르기
15	2010. 10. 2.	난임

▣ 임신부 급성 副鼻洞炎

▣ 임신부 급성 副鼻洞炎 ▣		
박○○	여	29세

[1] 초진일 :   2001년 5월 10일(木)

[2] C/C :   기침과 노란 콧물

[3] P/H :   현재 姙娠 5개월인데, 2주전 咽痛과 咳嗽로 발병하였으며, 1주일 전부터
는 左側顔面部와 잇몸부위에 痛症이 있다고 呼訴함. 산부인과에 갔으나
별다른 처치를 받지 못함.

問診 결과 안면부의 통증과 熱感이 함께 있다는 것을 발견함. 부비동염을
의심하고 左側 上顎洞부위를 打診하여 통증 확인함. 打診하기 위해 眼鏡
을 벗기니 안경이 상당히 가벼움.[1]

평소에도 코가 좋지 않아서 감기가 오면 코감기로 발병한다고 함. 咳嗽의
樣態가 기관지의 이상이 아닌 단순 咽喉剌戟症狀임도 확인.

B.P. 100/70 經産婦이며, 현재 초등학교 교사로 근무중.

脈診을 해보니 姙娠脈이 섞여 상당히 어려우나, 患者右手의 2指脈을 확
인하고 土陽體質이라고 판단.

살결이 부드럽고 눈매가 날카로움. 학창시절 장거리 달리기는 숨이 차서
잘하지 못했다고 하며, 日射病의 경력은 없음.

肉食을 즐기며, 평소 橘을 좋아하며 사과는 좋아하지 않는다고 답변. 牛乳
를 마실 경우 배가 더부룩함.

---

1   학부시절에 사상의학 시간에 송일병 교수의 강의 중에 '소양인은 무거운 안경을 쓰지 못한다'는 말씀
이 생각났음.

[4] 감별체질 : 토양체질(Pan.)

[5] 치료경과

1) 5월 10일(木)

姙娠惡阻에는 몇 번 체질침을 시술한 경험이 있으나,

다른 병증은 처음이라 주의 깊게 KF 42c²를 右側에 시술.

2) 5월 11일(金)

前日과 비교하여 증상의 변화가 별로 없다고 함.

전날보다는 토양체질 맥이 좀 더 쉽게 잡히므로,

KF 42c(左) + KB 42c(右)³ 시술.

少陽人 凉膈散火湯 煎湯 5日分 투여함⁴

3) 5월 12일(土)

上顎洞部 熱感과 痛症 消失. 목 뒤로 넘어오던 가래도 상당히 묽어졌으나 인후자

극증상은 如前. (左側에 蟲齒가 있는데 통증이 있음.)

어제 鍼 맞은 후 몸이 나른했고, 오늘 아침에 깨어보니 상쾌한 느낌을 받았음.

약을 먹으니 속이 싸르르 하여, 오늘 아침과 점심 때 두 차례 大便을 봄.

泄瀉는 아님.

자신감을 가지고 土陽體質 KBP 442⁵(右側) 시술.

침 처방을 단계적으로 운용한 이유를 환자에게 설명하고, 오늘의 처방이 제일 높

은⁶ 처방이며, 부비동염에 사용하는 처방인데, 이 처방이 든다면 어제보다는 치

료효과가 더 있을 거라고 설명함.

한약을 아침, 저녁 두 번만 먹으라고 지시.

---

2 당시에는 상초 시술을 c로, 하초 시술은 p로 표기했다. c : con- / p : pro-
Pan. IXqIIIa,

3 IXqIIIa, lt. + IXqIVa, rt.

4 속이 부글거리거나 泄瀉가 나면 服用中止하라고 지시하고 휴대폰 번호가 있는 명함을 줌
四象方 運用 초기에 太陰人 寒證의 환자에게 잘못 凉膈散火湯을 投與하였다가 환자가 3일 동안 泄瀉
하도록 만든 경험이 있어서 조심스러웠음.

5 IXqIVqIII',

6 2001년 당시에 내가 알고 있던 한계에서

4) 5월 14일(月)

上顎洞部 열감과 통증은 소실. 인후자극증상 아직 남아 있음.

상동침 시술

5) 5월 15일(火)

상동침 시술

6) 5월 16일(水)

齒痛 소실. 컨디션 좋다. 인후자극증상 아직 있음.

상동침 시술. 약 복용 중 이상 없음.

7) 5월 17일(木)

내원 7회째, 좀 더 치료할 예정임.[7]

---

7 2001년 5월이 시작되면서 Garbia Server에서 www.onestep8.com을 오픈했다. 이름은 一步會였다. 게시판 네 면(공지사항/이야기방/질문과 대답란/방명록)을 갖춘 조촐한 사이트였다. 이 사이트를 알릴 목적으로 한의사통신망에 체질침 치험례를 올린 것이다.
열정은 넘쳤으나 실력은 참 초라하던 때였다.
지금 이와 같은 증상의 환자를 만난다면 IXoIVoIII'oIIIo로 쓰면 될 것 같다./ 20140330
환자분의 증상이 오한이나 발열이 없이 바로 부비동염의 상태로 발증하였으므로, 나중에 사용된 KBP442보다는 DBP551이나 DBP442가 더 적합한 처방일 것이다. /20171231

■ 振顫

■ 振顫 ■		
이○○	여	55세

2001. 6. 26(火)

환자분은 1997년 몇 차례 내원한 적이 있고, 보건소에 근무했던 관계로 약간의 친분이 있는 분임. 진료실을 들어서면서 환자분의 주 호소는 '아랫입술이 떨린다'는 것임.

① **환자의 진술** : 2000년 6, 7월경부터 걸음을 떼려고 하면 다리가 조금씩 떨리는 것을 느꼈고, 이후 아랫입술이 미세하게 떨렸으며, 점차로 눈 화장을 할 때 아이라인을 그리려고 하면 손도 경미하게 떨림.(숟가락을 놓칠 정도는 아님) 그 당시에는 혈압약(노바스크)를 2년 동안 복용하는 중이었는데, 보건소 의무과장은 혈압약의 독성으로 인한 것 같다고 하면서 복용을 중단할 것을 권유하여 복용을 중단함.

본인은 평소 '찬바람'에 약하여 코감기나 기침감기가 잘 걸린다고 표현함. 항상 몸이 차다고 함.

두 곳의 한의원에서 한약을 세 제 복용하였으나 변화가 없음(두 한의원에서는 환자분의 '떨림'에 대하여 별다른 신경을 쓴 것 같지 않음).

쉬어야 할 것 같아 2개월 전에 퇴직함.

② **보고자의 관찰** : 말을 할 때 발음이 약간 장애를 받는 듯한 느낌을 받음. 그리고 환자분은 아랫입술이 떨린다고 표현하였으나, 누운 상태에서는 악관절 아래로 하악골이 전체적으로 떨림. 미세한 떨림이 아니고 추위에 떠는 것처럼 떨림.

환자분은 체구에 비해 머리가 큰 편이며, 살갗은 흰 편이고 부드러움.

누운 상태에서 손과 발은 떨리지 않는데, 긴장과 걱정 때문인지 진맥 시에는 조금 떨림.

③ **환자의 상태** : 평소 대변은 묽은 편이고, 하루 두 차례 정도 봄. 우유는 설사를 하여 그동안 먹지 않았었는데, 최근 골다공증이 염려되어 발효시켜서 먹고 있음.(泄

瀉는 하지 않음)

평소 돼지고기나 소고기를 즐겨 먹음. 소화는 별무이상. 커피나 박카스를 마시면 잠 안 오고 대변도 좋지 않아서 수년 전부터 마시지 않음.

혈압은 140/100(11:05).

현재 약간의 기침 증세가 있음.

④ **처치** : 맥진 결과 금음체질(金陰體質)로 판단하고, KZP 555 시술.[8]

　　　　발효우유 복용 중단 지시.

2001. 6. 27(水)

① **경과** : 진료실을 들어서는 환자분의 안색이 밝음. 어제 침 맞고 나가면서부터 기분이 상당히 좋았고, 떨림도 많이 줄었다고 함.

② **질문** : 어제 환자를 보내고 난 후, 금(金)니를 물어보지 않은 것이 내내 찜찜하여, 앉아마자 금니하신 것이 없으시냐고 물어 봄. 5년 전 아래쪽 어금니 양쪽으로 두 개씩 네 개를 씌우셨다고 답함.

③ **환자의 다른 호소** : 성당에서 성가대 연습을 해야 하는데, 늘 기침을 달고 있다고 함.

④ **판단과 처치** : 어제는 환자분과 파킨슨병의 가능성에 대하여 대화를 나누었으나, 금체질에서 금니의 해악을 설명하고 '88올림픽 탁구' 양영자 선수의 얘기를 해줌. 어제는 누워서 계속 떨었으나 오늘은 한 번도 떨지 않음.

KZP 555 시술.

⑤ **고찰** : 이 환자는 평소의 식이로 판단해볼 때, 파킨슨병도 고려해볼 수 있겠으나, 금니에 의한 증상으로 판단하고 계속 관찰하고 추적해 볼 예정임.

2001. 6. 28(木)

침의 반응은 좋은 듯함. 그런데 대학생 아들이 다투고는 다치고 들어와 어젯밤 잠을 설치셨다고 함.

KZa 5:1 + KPa 5:1 시술

8　이 처방은 수전증(手顫症)에 쓰는 처방으로 알려져 있음.

2001. 6. 29(金)

기침호전, 인후 편함, 어젯밤 수면상태 양호. 발 떨리는 게 조금 호전됨.

첫발 떼는 게 조금 자연스럽다. B.P 130/90(12:00)

좌측 KZP 555 시술

2001. 6. 30(土)

어젯밤 비바람소리로 잠을 설침

우측 KZa 5:1 + KPa 5:1 좌측 시술

2001. 7. 2(月), 7. 4(水), 7. 6(金), 7. 9(月)

좌측 KZP 555 시술

2001. 7. 11(水)

손발의 떨림은 소실되었고, 환자 본인은 몸 상태가 많이 좋아졌다고 함.

가래와 기침, 말할 때 어눌한 느낌, 목마름 등이 많이 개선되었음.

악관절의 과도한 떨림은 개선되었으나 현재 약간의 떨림이 남아 있음.

금일 내원하여 고쳐 말하기를 금니를 한 것이 7-8년 정도 된 것 같다고 함.

後記

이 때 나는 충북 제천시에서 중앙한의원을 개원 중이었다. 환자분을 설득하고 체천에 있던 ○○치과의원 원장님을 설득해서 환자분의 금니를 티타늄 재질로 교체했다. 물론 비용도 많이 들었는데 그건 온전히 환자분이 부담했다.

이렇게 진행하는 동안 시간이 꽤 흘렀는데 환자분의 남편은 이 상황을 끝까지 받아들이지 않았다.

2001년 10월에 한의원을 정리하였기 때문에 이후에 어떠했는지 추적하지 못했다.

/ 20171231

▣ 사마귀

▣ 사마귀 ▣		
이○○	남	1963년생

[1] 초진일 : 2002년 2월 7일

[2] C/C : 심상성(尋常性) 및 편평(扁平) 사마귀

[3] P/H : 1999년 봄에 처음 생겼다.

좌측 찬죽穴 부위와 주변, 좌측 鼻口內側에 발생하였다.

치료 시작 시 크기와 형태는 아래와 같다.

찬죽혈 부위	직경 5mm, 높이 2mm 회백색 角質의 사마귀
찬죽혈 주변부	직경 2mm 정도의 세 개로 연결된 담홍색 수포성 사마귀, 그 外 散在한 세내 개의 좁쌀 크기의 수포성 사마귀.

[4] 감별체질 : 목음체질(Cho.)

[5] 치료경과

치료처방 : 殺菌方(VIIoIVa.)

2월 11일 : 찬죽부위 세 덩어리가 조금 편평해지는 느낌이며, 鱗屑 떨어짐.

2월 12일 : 眉間部(印堂부근)에 좁쌀크기로 난 수포가 인설로 떨어짐.

2월 13일 : 허물이 벗겨지면서 조그만 수포 두 개가 사라짐.

눈썹 밑의 도드라졌던 세 개의 수포도 한 개로 합쳐지더니 아침에 허물이 벗겨지면서 손가락으로 피부를 훑으면 조금의 도드라진 느낌만 있고 외형상으로는 거의 정상피부가 됨.

원래의 세 덩어리에서도 허물이 매일 벗겨지면서 면적과 높이가 조금

씩 줄어듦.

2월 15일 : 모든 부위에서 계속 허물이 벗겨지고 있음.

2월 18일 : 발병부위의 경과보고를 위해 사진 촬영함.

2월 21일 : 허물이 계속 벗겨지며 조금씩 없어짐.

2월 22일 : 눈썹 주위로 여러 곳에 산재하여 숨어있던 것들이 있었는지 여러 곳에서 조그맣게 돋아 올랐다가는 사라지며 인설 벗겨짐.

2월 23일 : 피부 위에 돋았던 모든 것들이 피부면에서 거의 사라짐.
　　　　　 흔적은 조금 있음.

3월 7일 : 2월 23일 이후 별다른 변화가 없고 다른 곳에서 발생 없음. 종료.

[6] 고찰

심상성 및 편평 사마귀는 서양의학적으로 papova virus에 의한 감염이라고 알려져 있으므로 살균방을 5:1로 응용하였다. 2월 7일부터 3월 7일까지 每日 치료하였다. 자가 시술이라 체질침관을 사용하지 않고 毫鍼(方向만 잡아 單刺) 및 小兒鍼管을 이용하여 시술하였다.

사마귀에 있어서 한방치료법 중 외치법들은 뜸을 이용하거나 외용약을 바르는 방법들이 알려져 있다. 또한 여러 종류의 내복 처방들이 응용되고 있다. 심상성 및 편평 사마귀는 동일한 '파포바바이러스'의 감염에 의한 것이라는 데 착안하여 체질침의 살균방을 5:1로 응용하여 보았다.

뜸을 시술하기 곤란한 全身性의 수포성 사마귀에 응용한다면 만족스러운 치료결과를 나타내리라고 사료된다.[9]

9　2001년 12월부터 2002년 6월까지 경기도 광명시에 있는 ○○한의원에서 부원장으로 있었다. 정○○ 원장이 가기로 했던 계획을 변경하여 미국 버지니아주에 대신 가게 되었다. 미국행 비행기 안에서 사마귀를 치료해보자고 작정했다.
체질침이 '내가 세운 치료 계획대로 실현되는 결과를 보여준다'는 것을 직접 체험을 통해서 확인한 중요한 전환점이었다.
정○○ 원장은 내 눈썹 끝에서 사마귀가 사라진 것을 본 후 이렇게 말했다.
"미국 물이 좋았던 거지."
이 말이 그가 지닌 캐릭터를 압축적으로 나타내고 있다. / 20171231

▣ 골반통

▣ 골반통 ▣		
강○○	여	24세

[1] 초진일 :   2002년 9월 7일

[2] C/C :   좌측 골반부 통증으로 오래 서있거나 오래 걷지 못함.

[3] P/H :   평소에 30분만 서 있어도 다리가 붓고, 오래 걷지 못한다. 손발이 잘 붓고 조금만 돌아다녀도 피곤하다. 겨울에 감기가 자주 걸리고 추위를 많이 탄다.

排便시간은 길고 가스가 많이 차는 편이다. 식욕은 좋고 소화상태 양호하다.

생리통이 甚하다.

[4] 감별체질 :   토양체질(Pan.)

[5] 치료경과

진찰회수	치료 및 경과	
1~4	9/7, 9, 10, 12	IXqIIIc,
치료 시에 Hot Pack 後 간단한 골반교정 手技法을 시행하고 체질침 시술함. 9월 12일에 월경을 시작했는데 痛症이 前과 동일하다고 하였다.		
5	9/13	IXoIVoIII'.
감기몸살 기운이 있다 하여 체질침 시술하고, 소양인 荊防敗毒散 Ex. 1일분 줌. 침 시술 후 1시간 정도 경과하여 증상이 소실된 것을 확인.		
6~10	9/14, 18, 19, 23, 25	
침 치료가 무섭다고 교정치료만 받음. 골반부에 나타났던 서 있을 때의 고통과 步行시 통증 모두 소실됨.		
11	9/18	소양인 독활지황탕 1제 투여.
한약 투여 목적은 다음 월경 때를 대비하여 월경痛 해소를 目標함.		
12~16	10/1, 4, 7, 9, 11	IXoVc.+ IXoIII'c.
17	10/14	
남편과 전라도 순천에 다녀온 후[출발지 대전], 코감기 걸림. 피로감 많음.		
18	10/16	
산부인과에서 초음파진단 결과 姙娠 판정 받음. 감기에 대한 침 치료는 여전히 무섭다며 받지 않음.		
19	10/19	
독활지황탕 1제 투여 예정.		

[6] 고찰

上記 환자는 함께 근무하는 간호조무사로서, 치료를 시작하기 전까지 함께 근무한 1주일 간 틈만 있으면 의자에 앉고 항상 핫팩을 엉덩이나 허리에 끼고 사는 거였다. 2001년 11월에 5세 연상의 남편과 결혼하여 치료 시작일까지 임신이 안 되고 있는 상황이었다. 환자 본인은 아이의 장래계획까지 미리 세울 만큼 임신에 대한 욕구와 기대가 큰 상태였다. 생리 예정일을 지난 후에 침 치료를 받지 않은 것은 임신을 예상하고 혹시나 胎兒에게 영향이 있을까 염려한 때문이 아닌가 생각

된다.

獨活地黃湯 복용 중에 排便감각이 좋아지고 腹滿感도 해소되었다. 치료자로서는 함께 근무하는 직원의 신뢰를 얻은 것이 큰 보람인데, 남편도 토양체질이라 요란한 아이가 태어나지 않을까 내심 걱정되기도 한다.[10]

10 10월 말에 입덧이 심해져서 한의원을 그만두고 친정으로 갔다. / 20011121
골반통은 교정치료 후에 호전되었다. 독활지황탕의 투여로 복부의 불편 증상이 해소되었다.
골반의 교정술로 자율신경의 정상화를 유도한 것 같고, 독활지황탕은 신장과 자궁부속기에 대하여 신장기능개선, 자궁 혈행 개선, 어혈 해소의 효과를 나타낸 것 같다. / 20140911
2002년 9월부터 12월까지 대전시 신탄진에 있는 한국타이어 대전공장 의무실에서 일했다.
/ 20171231

■ 월경불순_어떤 Pulmotonia 치료하기

■ 월경불순_어떤 Pulmotonia 치료하기 ■		
이○○	여	28세

[1] 초진일 : 2002년 9월 12일

[2] C/C : 월경불순

[3] P/H : 痛經, 生理不順, 생리기간 넘어 出血(최근 1개월간 계속됨),

생리 前後 일주일간 월경전증후군(不快, 上熱, 정충, 頭痛, 眩暈, 手掌汗) 甚함

舌苔正常, 식욕보통, 消化 가끔 不好, 大便 1일 1회이나 不爽.

월경과 관련한 상기의 증상은 高校 이후 계속되고 있음. 정상 생리는 1년에 한 두 차례 정도임.

2001년 11월부터 2002년 3월까지 韓藥 복용함. 이 기간에는 생리 좋았음.

[4] 감별체질 : 금양체질(Pul.)

[5] 치료경과

회수	날짜	치료 및 경과	
1	9. 12.		Col. VIIqIIc, lt. + VIIqIIIc, rt.
2	9. 13.		Pul. IqVc, rt. + IqVIIIc, lt.
3	9. 14.	出血 멎음. 배와 허리에 통증 있음. 대변이 시원하지 않음.	IqVc, rt. + IqVIIIc, lt.
4	9. 16.	Vitamine C[1] 복용 권유.	IqVqIII", rt.

회수	날짜	치료 및 경과	
5	9. 17.	吐하고 싶은 느낌이 생김. 眩暈. 흰색과 분홍색을 좋아한다고 함. 침실의 벽지는 흰색.	IqVqIII", rt.
6	9. 18.		IqVqIII", rt.
7	9. 19.	복부 不快함.	IqVqIII", rt.
8	9. 23.	복부 편해짐. 大便不爽.	IqVqIII", rt.
9	9. 24.	지속적인 眩暈.	IoVII. rt.
10	9. 25.	眩暈 소실. 금양체질 식이표 줌. 자기가 좋아하는 것이 나쁜 쪽에 많다고 함.	IoVII. rt.
11	9. 26.		IoVII. rt.

[6] 고찰

이 환자는 내가 2002년 9월부터 12월까지 근무하였던, 한국타이어 대전공장 경리부에서 일하던 여직원이다. 9월 13일에 내원하였을 때, 考試 비슷한 거 준비하느라고 3시간 정도만 자면서 공부하고 있는 중이라 항상 피곤하다고 말하였다. 내가 '은○' 씨는 총명한 사람이라고 하자, 한의원에 가면 늘 그런 소리를 들었다고 되받아쳤었다.

9월 24일에 경과 상담 중에, 모니터 두 대를 놓고 하루 평균 6시간 이상 보면서 일한다는 것을 알게 되었다.[2] 그런데 거의 기본적인 처방인 장염방[IoVII.]으로 어지럼증이 소실된 것은 놀라운 결과다.

9월 25일에 늦게 금양체질 섭생표를 주었는데, 그 날 바로 인터넷을 뒤져서 금양체질에 관한 것을 모두 확인했다고 말하였다. 당연히 '금양체질 사이트'[3]도 가 봤

---

1 고려은단 제품
2 금양체질과 토양체질이 'VDT증후군'을 많이 호소하는 것을 보았다. 토양체질이 더 민감하게 반응하는 것 같기도 하다.
3 herilove라는 아이디를 쓰는 운영자가 천리안네트워크에서 운영하던 사이트이다. 운영자는 심한 아토피성 피부염 때문에 대학 학업도 중단한 상태였다. 그리고 제선한의원에서 치료를 받으면서 자신과 비슷한 환자들과 자료를 공유하기 위해서 사이트를 열었다고 하였다.
금양체질 만의 공간이다가 나중에 금음체질을 위한 별도의 방이 생기기도 했다. / 20171231

노라고 하였다.

이 환자를 보면서 금양체질 환자를 만날 때 치료자의 태도에 관하여 생각해 보고 그것을 정리하였다.

① 먼저 환자로부터의 신뢰 확보가 중요하다. 의사 자신의 확신이나 자신감을 보여주어야 한다.

② 환자에게 허점을 보여서는 안 된다. 경솔히 행동하지 말라.

③ 환자가 치료에 협조적이지 않다고 느껴지더라도 계속 밀어붙여야 한다.

④ 그의 자존심을 지켜주어야 한다. 최소한 의사에게 굴복했다는 마음을 갖게 해서는 안 된다.

⑤ 그의 장점을 인정해주고 칭찬해 주라.

⑥ 치료의 방식이나 전개, 경과에 관하여 충분히 설명해 주되, 치료효과를 과장하지는 마라.

⑦ 그는 까다로운 환자다. 나를 이해시키려 하기보다는 그를 충분히 이해하려고 노력하라.

▣ 2단방의 힘

▣ 2단방의 힘 ▣		
한○○	여	53세

[1] 초진일 : 2003년 7월 17일

[2] C/C : 腰仙部 동통(仙骨部 중앙으로부터 양측으로 끊어지는 듯한 통증)

[3] P/H : 예전에 출산 후에 골반부에 통증이 시작되어 현재의 증상으로 점차 발전

되어 왔음.

앉았다 일어설 때 통증 심함.

요추부 MRI 촬영 결과 별무이상이며, 산부인과에서는 자궁후굴의 가능

성이 있다고 추측한다고 함.

현재 6년째 대원교통 166번 버스를 운전하고 있음.

경추디스크 수술 병력 있음.

汗多 경향이며 체격은 큰 편임.

[4] 감별체질 : 목양체질(Hep.)

[5] 치료경과

회수	날짜	치료 및 경과	
1	7. 17.		L IqVqIII", R IoVIIoIII".
2	7. 18.	별무 변화이고 몸이 무거운 느낌임.	Gas. R VoIXoIII". L VoIIoIII".
3	7. 19.		Gas. R VoIXoIII". L VqIqIII",
4	7. 21.	별무 변화.	L IqIII"c, R IqVc, (×2)

회수	날짜	치료 및 경과	
5	7. 22.	자침 후 아주 기분이 좋다고 함. 통증 경감.	L IqVc, (×2) R IqIII"c, (×2)
6	7. 23.	최근 소변이 시원하지 않다. 태음인 淸心蓮子湯 15일분 처방함.	L IqVc, (×2) R IqVIIIc, (×2)
7	7. 24.	끊어지는 통증은 소실. 선골부 중앙이 무겁고 당기면서 아픔. 앉았다가 일어설 때 불편한 것 소실됨.	L IqVc, (×2) R IoVIIc. (×3)
8	7. 25.		L IqVc, (×2) R IqIII"c, (×2)
9	7. 28.	일할 때나 오래 서 있으면 뻑적지근하다.	L IqVc, (×2) R IqIII"c, (×2)
10	7. 29.	침을 맞고나서 일할 때, 아프지 않고 몸상태가 좋음.	L IqVc, (×2) R IqIII"c, (×2)
11	7. 30.	어제도 아프지 않았다.	L IqVc, (×2) R IqIII"c, (×2)

[6] 고찰

정신방을 나중에 시술한 것은 장부의 조절보다는 자화/상화의 조절이 상위개념이라는 생각 때문이다. "子宮에 먼저 액션을 취할 준비를 하게 한 다음 命令을 준다."는 개념을 혼자 설정하였다.[4]

---

4 부염방(IqVc,)이 주로 효력을 발휘했다고 생각한다. 그렇다면 환자분이 나타낸 요통의 원인은 척추성이 아니라는 뜻이다. 骨盤腔 내의 炎症이 아니었을까 짐작하는데, 당시에 산부인과의 견해처럼 자궁후굴이었을 가능성도 많다. 앉았다 일어서면서 자세를 바꿀 때 통증이 심해진다고 하였고, 부염방과 함께 정신방이 시술되었기 때문이다. / 20140713
두 개의 처방을 兼方으로 치료할 때는 좌우의 구분보다 두 처방 중에 먼저 시술하는 처방이 主方이 된다. 이런 확정된 개념을 모르던 때라 개념을 스스로 그때그때 설정하던 시기였다. / 20171231
2003년 4월부터 2008년 8월까지 경기도 남양주시에서 도곡경희한의원을 운영했다. / 20171231

▣ 肩臂痛

▣ 肩臂痛 ▣		
김○○	남	36세

[1] 초진일 : 2003년 11월 14일(金)

[2] C/C : 右측 견비통 (움직이거나 들 수 없고 통증이 극심하다)

[3] P/H : 최근 볼링을 3개월 정도 했다.

볼링 시작 한 달 후부터 어깨가 아프기 시작했는데, 대수롭지 않게 여기고 볼링을 계속했다. 수일 전부터 통증이 심해 병원에 가서 방사선 촬영했는데, 석회화가 보인다고 함.

물리치료 몇 번 받았는데 별무변화이고 지난밤 통증이 너무 심해 잠을 이루지 못하고 내원함.

[4] 감별체질 : 금음체질(Col.)

[5] 치료경과

회수	날짜	치료 및 경과
1	11. 14.	脈診 시 오른 팔을 조금만 비틀어도 痛症을 甚하게 느낀다. 오른 어깨 핫팩 後에, 可動범위에서 조금 더 움직인다는 생각으로 계속 움직여줄 것을 지시함. 五加皮壯脊湯 1劑 투여.
		R VIIqIIa, (×2) L VIIoIoIII'.
2	11. 15.	현저히 호전됨. 지난밤 痛症 없이 잘 잤음. 왼손을 받치지 않고 들 수 있게 됨. 오른 어깨 핫팩 後, 체질침 시술
		R VIIqIIa, (×2) L VIIoIoIII'.

회수	날짜	치료 및 경과
3	11. 19.	動作 불편한 것 없음. 上下 前後 動作 자연스러운데, 擧上시 어깨부위에 약간 뻐근한 느낌 남아 있음. 오른 어깨 핫팩 後, 체질침 시술. 좋아졌다고 방심하지 말고 지속적으로 어깨운동 할 것을 지시함.
		R VIIqIIa, (×2) L VIIoIoIII'.
4	11. 22.	動作 불편한 것, 통증 전혀 없음. 擧上시 어깨부위에 약간 뻐근한 느낌 소실됨. 오른 어깨 핫팩 後, 체질침 시술. 지속적으로 어깨운동 할 것과 상체보다는 하체운동 위주로 할 것, 보온에 각별히 유의할 것을 당부하고 치료 종결함.
		L VIIoIoIII'. R VIIqIIa,

[6] 고찰

어깨 擧上과 움직일 때 발생하는 痛症은 어깨근육의 無力에 起因하므로 活力方을 處方하였다. 患者의 痛症이 甚하고 睡眠까지 방해하므로 2배방으로 運用하였다. 症狀이 順症이므로 2단계방으로 處方하였다.

어깨관절의 痛症은 근원적으로 척추관절의 炎症에 起因하므로 디스크방을 처방하였다.

투여된 五加皮壯脊湯이 아니더라도 상기 치료효과는 발휘되었으리라고 본다.[5]

5　지금 보면 病理가 제대로 판단된 것 같지는 않다. / 20171231

▣ 起床時 요통

▣ 起床時 요통 ▣		
김○○	남	1950년생

[1] 초진일 : 2004년 9월 30일

[2] C/C : 잠을 자고 아침에 침대에서 일어날 때, 피로가 해소되지 않은 상태이며 불편하고 아픔.

침대에서 몸을 돌려 발을 바닥에 내려놓은 후에 겨우 잡고 일어남.

그리고 아침에 변기에 앉으려는 자세에서 허리가 결리고 아픔.

낮에 활동할 때는 전혀 불편하지 않음.

[3] P/H : 언제부터인지 잘 기억나지 않을 정도로 오래되었음.

[4] 감별체질 : 토양체질(Pan.)

[5] 치료경과

회수	날짜	치료 및 경과	
1	9. 30.	Hot pack, Tens. 독활지황탕 Ex. 1일분	IXoVoIII'. + VIIoVIoIII'.
2	10. 1.	아침에 컨디션이 좋았다. Hot pack, Tens. 독활지황탕 Ex. 1일분	IXoVoIII'. + VIIoVIoIII'.
3	10. 2.	"아! 굉장히 좋아졌어요." Hot pack, Tens. 독활지황탕 Ex. 2일분	IXoVoIII'. + VIIoVIoIII'.

회수	날짜	치료 및 경과	
4	10. 5.	Hot pack, Tens. 소양인 독활지황탕 湯劑 15일분	IXoVoIII'. + VIIoVIoIII'.
5	10. 6.	Hot pack, Tens.	IXoVoIII'. + VIIoVIoIII'.
6	10. 12.	허리 상태는 60% 정도 회복됨. 컨디션 좋음 Hot pack, Tens.	IXoVoIII'. + VIIoVIoIII'.
7	10. 13.	Hot pack, Tens.	IXoVoIII'. + VIIoVIoIII'.
8	10. 14.	Hot pack, Tens.	IXoVoIII'. + VIIoVIoIII'.
9	10. 20.	아침에 잠시 숨을 멈추고 일어남. 변기에 앉을 때는 약간 담 결리는 정도임. Hot pack, Tens.	IXoVoIII'. + VIIoVIoIII'.
10	10. 21.	Hot pack, Tens.	IXoVoIII'. + VIIoVIoIII'.
11	10. 25.	Hot pack, Tens.	IXoVoIII'. + VIIoVIoIII'.
12	10. 27.	기상 시에 짚지 않고 일어나고 변기에 앉을 때는 숨만 한번 참으면 된다. Hot pack, Tens.	IXoVoIII'. + VIIoVIoIII'. [6]

[6] 고찰

위 환자분은 작년 8월에 우측 耳下腺炎으로 치료받았던 적이 있다. 당시에는 목양체질로 보고 침 치료를 하였으며 청폐사간탕을 투여하기도 하였다. 결국 이하선염은 양방치료[수술]를 받았다고 한다.

---

[6] 지금 이 사례를 다시 검토해 보니, 환자의 치료 반응을 관찰하는 것도 중요하지만 먼저 환자의 수면자세나 잠자리의 상황, 베개의 상태를 물어보았어야 했다.
12회 치료하였으나 척추방과 퇴행방의 조합이 환자의 조건과 상태에 적합한 것 같지는 않다.
류마티스를 생각하지 못한 것이 아쉽다. / 20140330
이런 식으로 루틴으로 치료한 것은 환자의 증상과 상태에 대한 연구가 없었다는 반증이다.
체질침은 이런 식의 처방 운용에 반응하지 않는다. 10점에 정확하게 꽂히지 않고 2점 3점에서 변죽만 울리고 있었던 것이다. / 20171231

▣ 痔核

▣ 痔核 ▣		
조○○	여	33세

[1] 초진일 :   2007년 1월 18일

[2] C/C :   排便時 外痔核 脱出, 때로 出血. 肛門 부위 痛症.

[3] P/H :   經産婦인데 3월 25일 出産 예정이다. 전에 항강 증상으로 몇 차례 치료를 받았던 적이 있는데, 이번에는 통증을 참고 참다가 치질도 침으로 되는지 모르겠다며 내원하였다.

[4] 감별체질 : 목양체질(Hep.)

[5] 치료경과

회수	날짜	치료 및 경과	
1	1. 18.		IqVc,(×2) (Rt) IqVIc, (Lt)
2	1. 19.	통증 15% 정도 개선.	IqVc,(×2) (Rt) IqVIc,(×2) (Lt)
3	1. 20.	30% 정도 개선. 아침에 대변 봤는데 아팠다.	IqVc,(×2) (Rt) IqVIIIc,(×2) (Lt)
4	1. 22.	가만히 있을 때 통증 조금 있고, 배변 시 통증과 출혈.	IqVc,(×2) (Rt) IqVIc,(×2) (Lt)
5	1. 23.	출혈은 없고 통증도 약간 더 감소.	IqVc,(×2) (Rt) IqVIc, (Lt)
6	1. 24.		IqVc,(×2) (Rt) IqVIc, (Lt)
7	1. 25.	통증 치핵 감소.	IqVc,(×2) (Rt) IqVIc, (Lt)
8	1. 26.		IqVc,(×2) (Rt) IqVIc, (Lt)

회수	날짜	치료 및 경과	
9	1. 29.	치핵의 크기 조금씩 계속 줄고 있음.	IqVc,(×2) (Rt) IqVIc, (Lt)
10	2. 1.	배변시에나 평상시에도 통증은 없는데 피부조직이 늘어진 것은 회복은 안 됨.	IqVc,(×2) (Rt) IqVIc, (Lt)
11	2. 3.		IqVc,(×2) (Rt) IqVIc, (Lt)
12	2. 6.	통증과 출혈 없음.	IqVc,(×2) (Rt) IqVIIIc,(×2) (Lt)

[6] 고찰

환자는 탁솔(taxol)을 생산하는 제약회사의 마케팅 부서에 근무하고 있는데, 병원에 가서 진찰을 받았었고 출산 후에 수술을 받을 생각이라고 했다. 출산일이 다가오므로 복압을 계속 받고 있는 상황이라 주로 倍方으로 운용하였다.

이번 치료 전에, 다른 질환으로 세 차례 치료한 경험이 있어서 체질을 거의 확정한 상태였으므로 애초에 치료에 대한 확신을 가지고 임하였다. 증상 소실 후에도 재발 방지를 위해 내원하고 있는 상태이다.

出産 후에, 그동안 치핵으로 인해 늘어난 피부조직의 원상복구가 가능할지 환자와 상의하여 시도해 볼 생각이다. 임상보고란에 올라오지 않은 증례이므로 보고한다.[7]

---

[7] 비교적 정돈된 치료 과정을 거친 사례라고 생각한다. 체질이 이미 확정된 상태였으므로 자료에 있던 처방대로 치료했고 소기의 목표를 달성했다.
Onestep8.com의 임상보고란에 올라간 첫 치핵 치료사례였다. / 20171231

▣ 火傷

▣ 火傷 ▣		
○ ○	남	55세

임상보고 형식에 맞추어야 마땅하지만 이야기 형식으로 쓰겠습니다.

이 글을 쓰기 전에 임상보고란을 검색해 보니 두 건의 관련 보고가 있습니다.

[35] **화상치료**　　　　　　2002-04-12

[36] **화상치료 2번째**　　　2002-04-14[8]

이제 제 얘기를 하겠습니다. 55세이시고 남자분인데 관광버스를 모는 분입니다. 2008년 1월 9일에 어지러움 때문에 내원했습니다. 좌측 귀는 어릴 때 중이염을 앓았는데, 30세 때 수술 이후 청력을 상실했고, 우측 귀를 작년 3월, 관광버스에서 춤추던 승객의 팔에 맞아 그 충격으로 고막이 파열되었고, 이후 염증이 생겨 염증을 치료했다고 합니다. 최근 우측 귀에 염증이 재발하여 이비인후과 치료를 받던 중 내원 4-5일 전부터 어지럼증이 생겼다고 합니다. 약간의 오심 증상이 함께 있습니다. 버스를 몰고 가면 자신은 차선을 잘 지키고 간다고 생각하는데 차가 자꾸 차선을 벗어나게 된다고 합니다.

다른 병력은 당뇨약과 혈압약을 10년 넘게 복용 중이고 예전에는 인슐린 주사를 맞은 적도 있다고 합니다.

체격이 크고 둥글둥글하게 생겼으며 大椎 부위를 중심으로 양쪽 견정부위로 경결이 심합니다. 대변이 시원하지 않다고 하며, 부정맥이 심한 상태였습니다.

환자분이 목덜미가 굳은 것이 현훈의 원인이라고 제게 반복하여 말하기에, 두 번째 내원(1/10)에서 목과 등에 핫팩을 하고 경추와 흉추를 풀어주었습니다.

다음 날(1/11) 부인과 함께 왔는데 등에 화상을 입었다는 것입니다. 옷을 벗겨 보니

8　http://onestep8.com 임상보고란

수포가 생긴 곳이 네 군데나 되었고 제일 큰 곳은 타원의 직경이 7cm 정도로 넓었습니다. 환자분은 스스로 감각이 둔한 자신의 잘못이라며 연고를 바르고 왔으니 그건 신경 쓰지 말고 빨리 어지럼증만 고쳐달라는 투였습니다.

처음엔 부인이 항의하러 같이 온 줄 알았는데 발목을 삐어서 같이 온 거였습니다. 저는 '한의원 내에서 일어난 일은 무조건 저의 책임입니다.'라고 설명하고 드레싱을 해주고 부염방과 살균방을 상초방으로 시술했습니다.

다음날(1/12)도 드레싱을 하고 같은 방식으로 시술했습니다. 주말을 보내고 1월 14일 내원했을 때 2차 감염의 기미는 보이지 않았으므로 드레싱하고 궤양방과 부염방을 상초로 시술했습니다.

15일, 16일 연속 치료 후 17일 내원했을 때 작은 크기의 수포는 피부와 밀착되어 가피痂皮가 되었고, 가장 큰 부분에도 살이 거의 돋아 올라왔습니다. 분리된 피부껍질을 제거했습니다.

18일, 피부 표면은 거의 회복되었습니다. 19일 치료하고 오늘(21일)도 내원하여 동일하게 치료했습니다. 남은 가피들만 떨어지고 나면 될 것 같습니다. 사진을 촬영해서 환자분께 보여드렸습니다.

부염방과 살균방은 2회 시술하였고, 궤양방과 부염방은 오늘까지 7회 시술하였습니다.

23일, 痂皮 떨어지고 피부 표면 모두 회복되었습니다. [9]

---

[9] 이 분의 화상은 의료사고이다. 원만한 분을 만나게 된 것이 다행이다.
환자분은 화상 치료 후에 자주 내원하지는 않았고, 이 분의 어지럼증은 내가 남양주를 떠나올 때까지도 고쳐지지 않았다.
2017년에 이 분이 시흥시로 찾아 왔다. 내 한의원을 인수한 원장에게 가서 내 이름을 알았고, 딸에게 인터넷 검색을 시켜서 나를 찾아냈다는 것이다. 시각이상 증세는 여전했고 좀 더 심해진 상태였다.
/ 20171231

▣ 結節腫

<table>
<tr><td colspan="3" align="center">▣ 結節腫 ▣</td></tr>
<tr><td align="center">김○○</td><td align="center">여</td><td align="center">52세</td></tr>
</table>

[1] 초진일 : 2009년 2월 4일

[2] C/C : 左肩關節 後轉不利, 左上肢痺, 左腕背側 結節腫
(陽池혈과 陽谿혈의 사이, 바닥 直徑 약 10mm, 높이 약 6mm)

[3] P/H : 이 분은 식당에서 일하고 있다.
결절종은 크기의 增減이 있는 상태로 오래도록 지속되었고, 어깨의 증상
은 10일 전부터 생겼다.

[4] 감별체질 : 토양체질(Pan.)

[5] 치료경과

회수	날짜	치료 및 경과	
1	2. 4.		VIIoVIoIII'. (Rt) + VIIoIIIoIII'. (Lt)
2	2. 9.	어깨의 증상은 소실되었고, 前膞部로만 약간 불편하다.	VIIoIIIoIII'. (Rt) + IXoIVa. (Lt)
3	2. 12.	Pan. 섭생표 줌.	VIIoIIIoIII'. (Rt) + IXoIVa. (Lt)
4	2. 16.		IXoIIIoIII'. (Rt) + IXoIVa. (Lt)
5	2. 19.		IXoIIIoIII'. (Rt) + IXoIVa. (Lt)

회수	날짜	치료 및 경과	
6	2. 23.	左下肢로 약간 당기면서 시큰거리는 느낌이 있다.	VIIoIIIoIII'. (Rt) + IXoIVc. (Lt)
7	2. 26.	낭종(cyst)의 크기가 현저히 줄어들어서 皮下의 바닥면에서 약간 만져지는 정도이다.	VIIoIIIoIII'. (Rt) + IXoIVa. (Lt)
8	3. 2.	아직 충분히 소실되지는 않았다.	VIIoIIIoIII'. (Rt)

[6] 고찰

1. 환자분은 치료를 받는 도중에 친구들의 모임에 갔는데, 친구들이 이구동성으로 수술 받을 것을 권유했다고 한다. 그러나 침 치료를 받고 있으니 결과를 지켜보겠다고 했다 하는데, 아마도 이것은 첫 회의 치료결과로부터 생긴 신뢰 때문이었다고 짐작한다.

2. 첫 회 치료 후 어깨의 증상이 소실되었으므로 2회부터는 結節腫을 주목표로 하였다.

3. 左側(Lt.)에 살균방을 5:1로 配合한 것은 결절종의 호발부위가 腱鞘이므로 부가적으로 작용하지 않을까 하는 막연한 기대 때문이었다.

4. 하지만 결과적으로 보면 살균방의 배합은 적절하지 않았다고 판단한다. 蛇足이 되었다.

5. 치료의 결과는 그 이전의 모든 과정과 관계로부터 나오는 것이겠지만, 결정적인 효력은 2/23의 VIIoIIIoIII'. (Rt)가 발휘했다고 본다.

6. 예전에 Hep. ganglion(腱鞘瘤)에 IoVoIII".가 효과적이었다는 報告를 본 적이 있다. 그래서 2/16과 2/19에 IXoIIIoIII'.을 해보았던 것인데, 이 경우에는 맞지 않는 것 같다.[10]

7. 이 병의 形態로 본다면 상기 처방들은 囊腫 속의 粘液을 解消하는 효과가 있다

---

10 낭종은 2단에 F방이 들어간 3단방을 551 수리로 운용할 때 치료 효력이 발생한다. KFP551이 무효했다기보다는 DFP551이 적합했다고 보아야 한다.
다른 사람의 임상보고를 검증하는 일은 임상사례 보고의 중요한 임무 중 하나이다. / 20171231
2008년 12월부터 2010년 12월까지 서울시 강서구 엘림한의원 II진료실에서 근무했다.

고 추리한다.

8. 약물 처방이든 침 처방이든 적절한 것을 정확하게 선택하지 못하고 이것저것 附加하여 써보는 것은 실력이 모자란 所致이다.

/ 2009027

▣ 金체질의 대장염

▣ 金체질의 대장염 ▣			
궤양성 대장염	Col.	남	46세

1. 2003년 발병
2. 2009년 3월 20일 ~ 4월 1일 : 6회 치료
3. 처방 : 궤양방442 + 살균방42c
4. 나중의 3회는 궤양방만 사용하였다.
5. 침 치료를 시작하면서 양약 복용을 중지하였고, 6회 치료 후에 불편한 증상이 거의 소실되었다.

묽은 형태의 빈변	Pul.	남	48세

1. 5~6회/일.
2. 5년 이상 만성화되었는데, 올해 초부터 심해짐
3. 2009년 5월 10일 ~ 6월 3일 : 9회 치료
4. 처방 : 궤양방442 + 살균방42c
5. 불편증상 80% 정도 개선
6. 이 환자의 증상에 '부염방c+살균방c'으로는 전혀 효과가 없었다. [11]

---

[11] 궤양성 대장염이나 크론병, 그리고 만성화된 대장염은 부염방과 살균방의 조합으로 안 된다. 염증이 심화되었기 때문이다. 그래서 부계염증방의 3단응용방인 KFP442가 필요하다.
이 두 사례는 그것에 관한 확인이다. 궤양성대장염이라서 궤양방이 유효했다는 것이 아니라는 뜻이다. 물론 환자의 조건과 상태에 따라 더 높은 단계의 처방이 필요한 대장염도 있다. / 20171231

[고찰]

금양체질이나 금음체질이 육류나 밀가루 음식을 즐기면 大腸에 이상이 발생한다. 먼저 가스가 차서 배가 뺑뺑해진 느낌이 생긴다. 服滿이다. 그리고 상황이 진전되면 大便에 이상이 생긴다. 변비가 되던지 설사가 나온다. 그리고 독한 방기가 배출된다. 그리고 腹痛이 동반된다. 좀 더 나빠지면 頭痛이 나타난다. 大腸의 이상 증상과 함께 두통이 생기면 심해진 상태다.

금체질의 이런 대장염 증상에 '궤양방+살균방42c' 처방이 효과적이다. 크론병이라도 이 처방을 적용할 수 있다.

▣ 토음체질(Gastrotonia) 發見記

아래의 임상 기록은 1997년에 8체질의학에 입문하여 체질의학 임상을 하면서, 내가 처음으로 토음체질로 확진한 환자에 관한 기록이다. 토음체질로 확진한 것이 2009년 10월이니 입문 12년 만에 토음체질을 제대로 처음으로 만나게 된 것이다. 그렇다면 그때까지 12년간 내가 진료실에서 만났던 사람들 중에는 토음체질이 한 명도 없었던 것일까. 아니다. 결론적으로 말하자면 토음체질을 알아보지 못했을 뿐이다. 왜 그런가. 그것은 8체질의학을 창시한 권도원 박사가 설정한 개념 때문이다.

권도원 박사는 토음체질을 아래와 같이 설명하였다.

1. 아주 희귀하여 임상에서 만나기가 힘들다.[12] [13]
2. 어떤 특징이 별로 없고 애매한 점이 많다.
3. 인구 10만 명 중 한 사람이나, 혹은 20만 명 중 한 사람이 생긴다는 페니실린 中毒이 오는 체질이 이 체질일 거라고 추측한다.[14]
4. 비교적 잔병이 없다.
5. 토음체질에게 해로운 음식과 이로운 음식은 금양체질과 토양체질의 중간의 음식에 해당할 수 있다.

바닷가에 살면서 복어알만 먹고 산다는 어떤 얼굴 붉은 노인에 관한 이야기와 토음체질은 병원에 잘 가지 않는다는 언급을 합해서 이게 토음체질에 관한 개념으로 전부다. 그러니까 권도원 박사가 가진 토음체질에 관한 개념을 요약하면 이렇다. 인구 분포

---

12 그런데 이렇게 희귀한 체질이 권도원 박사의 가족 중에는 세 명이나 있다.
  : 권도원 박사의 딸, 둘째 며느리(권우준 선생의 부인), 손녀(권우준 선생의 딸)
13 권우준 선생의 부인인 권도원 박사의 둘째 며느리는 토음체질이 아니고 목음체질이라는 傳言이 있다. 미국에서 왔던 윤○○ 씨에게서 들었다. 교포사회의 교회를 통해서 퍼진 이야기라고 한다. 그러므로 손녀도 토음체질이 아닐 것이다. / 20171231
14 이런 케이스였던 권도원 박사의 치료 경험이 있다.

비례로 아주 희귀하고, 비교적 잔병이 없고, 병원 가는 것도 꺼리는 사람이니까 진료실 현장에서 토음체질을 만나기는 아주 어렵다.

사상의학을 하면서 東武 李濟馬를 尊崇하는 임상가들이 태양인을 만나지 못하듯이, 권도원 박사의 개념을 추앙하는 8체질의사는 토음체질을 찾을 엄두를 내지 않는다. 나역시도 12년간 그랬다. 좀 더 일찍 깨달을 기회가 없었던 건 아니다. 세선한의원의 이상길 원장이 토음체질에 관해서 선구적인 주장을 펼치던 때가 있었다. 지난 세기말이다. 하지만 돌이켜보면 그때 나는 경험이 많이 부족했고 너무 어리석었다. 그를 비판하는 대열에 끼어 있었다.

책을 통해서 계속 말하지만 토음체질은 전혀 희귀하지 않다. 그리고 특별하지도 않다. 다른 일곱 체질처럼 부모로부터 받은 조건에 따라 다양한 스펙트럼을 가진 토음체질이 존재한다. 아담하지 않고 덩치가 큰 토음체질도 있다는 말이다. 그리고 『임상8체질의학II』에 실린 박영수 원장의 임상기록을 함께 보면, 독자들은 아주 사소한 잔병으로 병원에 자주 찾아오는 일반적인 토음체질을 대면할 수 있을 것이다.

단언컨대 권도원 박사의 개념은 틀렸다. 그 분이 천사의 소매를 잡기 전에 잘못된 개념을 고쳐줄 수 있게 되기를 바라지만 그럴 수 있는 가능성이 없어 보여서 아주 안타깝다.

| 박○○ | 남 | 1976년생(34세) | 172cm | 55kg |

초진일 : 2009년 4월 13일

C/C : 하복부 불편(腹滿, 便意). 통변 후 後重感. 軟便. 頻尿.

P/H : 2008년 11월부터 화장실을 가고 싶은 증상이 지속되고 있다. 그동안 한약을 4제 복용하였으며, 내원 무렵에 ㅈㅅ한의원과 ㄱㄴㅅㄱ한의원에서 금음체질로 감별 받고 체질침 치료를 받았다.

T/H : 痔漏 수술 받음.

[1] 금음체질(Colonotonia)로 보다.

이 환자는 체구가 작고 마른 체형이며, 약간은 까다로운 인상이다. 대화하면서 視線을 정면으로 마주치지 않고 피하는 듯한 느낌을 준다. 현재 개인 과외를 하고 있으며 간혹 학원에도 출강한다. 식곤증이 있다. ㄱㄴㅅㄱ한의원에서 치료받은 결과도 있고 초진에서 금음체질로 추정되었으므로, 예전에 다른 한의원에서 지어서 먹다가 중지하고 냉장고에 보관중인 한약은 모두 버리라고 지시하였다.[15]

날짜	치료 및 경과
4. 13.	Col. VIIqIII,×2 (Lt.) + VIIqIV, (Rt.)
4. 15.	속은 편해졌다.
	Col. VIIqIII,×2 (Lt.) + VIIqIV, (Rt.)
4. 17.	15일에 설사했다. 어제 오늘은 괜찮음.
	Col. VIIqIII,×2 (Lt.) + VIIqIV, (Rt.)
	금음체질 섭생표 줌. 가감미후도식장탕 2일분
4. 20.	회덮밥 먹은 후에 설사했다. 예전부터 상추 먹으면 설사를 잘 한다. 양배추를 먹어보라고 권고함.
	Col. VIIqIII, (Lt.) + VIIqIV, (Rt.)
4. 22.	몇 차례 軟便을 보았다.
	Col. VIIqIIIc, (Lt.) + VIIqIVc, (Rt.)

[2] 토양체질(Pancreotonia)인가 의심하다.

상추를 먹으면 설사한다고 하고 금음체질의 치료가 그다지 효력을 발휘하지 못하므로 금음체질은 아닌 것으로 판단하고 다른 체질일 가능성을 떠올렸다.

날짜	치료 및 경과
4. 25.	삶은 양배추는 괜찮다. 평소에 생굴을 먹으면 설사한다.
	Pan. IXqIIIc, (Rt.) + IXqIVc, (Lt.) / 형방지황탕·1일분

---

[15] 한약 복용으로 효과를 보지 못했다.

4. 30.	생선을 튀겨 먹었는데 설사했다. 형방지황탕은 어제 두 봉을 먹었는데 좋았다. 예전에 인삼을 장복한 경험이 있다.[16]
	Pan. IXqIIIqIII', (Rt.) + IXqIVc, (Lt.) / 형방지황탕 3일분

[3] 금양체질(Pulmotonia)로 전환하다.

5월 4일에 내원하였는데, '약을 먹으니 설사는 안 하는데 가스 찬 것처럼 무겁다.'고 하였다. 이때까지의 치료 결과를 보아서 토양체질보다는 금양체질일 가능성이 더 크다고 판단하였다.

날짜	치료 및 경과
5. 4.	
	Pul. IqV,×2 (Rt.) + IqVI, (Lt.)
5. 7.	6일에 미역국을 하루 먹고 속이 불편하다.
	Pul. IqV,×2 (Rt.) + IqVI, (Lt.)
	금양체질 섭생표를 주었다.
5. 11.	9일 점심에 국수 먹고 3시간 후 복통이 있으면서 대변이 좋지 않았다.
	Pul. IqV,×2 (Rt.) + IqVI, (Lt.)
5. 14.	죽을 사 먹었는데 아랫배가 살살 아프다.
	Pul. IqVc, (Rt.) + IqVIc, (Lt.)
5. 20.	비염으로 재채기 清涕. 눈과 귀가 간지럽다. 매운 것을 먹었다.[17]
	Pul. IoVIoIII". (Rt.) + IqVa, (Lt.)
5. 28.	잠이 안 온다.
	Pul. IoVII. (Rt.) + IoIII"a. (Lt.)
5. 30.	수면은 호전되었는데 눈도 간지럽고 코도 간지럽다. 2일 전에 날전복 먹었는데 가려웠다.
	Pul. IoVII.×3 (Rt.) + IoIII"a. (Lt.)

---

[16] 인삼을 먹었을 때의 반응을 정확하게 물어보았어야 했다.
[17] '매운 것을 먹었다.'는 언급을 소홀히 생각했다.

날짜	치료 및 경과
6. 4.	어제 아침까지는 좋았는데 어제(6/3) 점심 먹고 설사했다. 갈치에 레몬을 뿌렸다.[18]
	Pul. IoVII.×3 (Rt.) + IoIII"a. (Lt.)
6. 8.	
	Pul. IqVc,×2 (Rt.) + IqVIc. (Lt.)

[4] 금양체질로는 무언가 미진한 구석을 보다.

금양체질의 치료에서 계속하여 미진한 구석이 있고 치료가 상쾌하지 않았다. 그래서 토양체질로 시도하고 토음체질로도 해 보았다.

날짜	치료 및 경과
6. 10.	보리차를 먹어보라고 하였다.
	Pan. IXqIIIc,×2 (Rt.) + IXqIVc. (Lt.)
6. 12.	복통은 호전되었다.
	Gas. VqIc,×2 (Lt.) + VqIIc. (Rt.)

[5] 금양체질로 효력을 보이니 무시할 수 없다.

맥진에서 토음체질이란 확신이 서지 않아서 금양체질로 치료하기로 한다. 환자 右手의 2指脈은 확실하다.

날짜	치료 및 경과
6. 15.	어제 저녁(6시)에 빵(땅콩샌드) 먹었는데 8시에 복통 설사.
	Pul. IqVc. (Rt.) + IqVIc. (Lt.)
6. 17.	식후에 가스 참.
	Pul. IqVc. (Rt.) + IqVIc. (Lt.)

---

[18] '레몬!' 환자는 정보를 계속 주는데, 그것을 제대로 판단하지 못했다.

날짜	치료 및 경과
6. 20.	찬 것에 예민하다.
	Pul. IqVc, (Rt.) + IqVIc, (Lt.)
6. 23.	어제 저녁에 가스 찬 느낌이 지속되고 위통이 있었다.
	Pul. IqV,×2 (Rt.) + IqVI, (Lt.)
6. 26.	박○○ 님이 아버지라고 함. 아버지는 토양체질로 두 번 치료하였다.
	Pul. IqVc, (Rt.) + IqVIc, (Lt.)
6. 29.	알배기 오이. 양배추 삶아서 먹었다.
	Pul. IqVc,×2 (Rt.) + IqVIc, (Lt.)
	금양체질로 치료하면서 토음체질일 가능성을 계속 생각함.
7. 1.	꽃게를 먹었는데 좋다. 오가피 물을 먹어보라고 권고함.
	Pul. IqVc,×2 (Rt.) + IqVIc, (Lt.)
7. 3.	오가피물 좋다. 수업하느라고 하루 10시간 정도는 앉아 있다고 함.
	Pul. IqVc, (Rt.) + IqVIc, (Lt.)
7. 6.	캔에 든 참치 먹었는데 좋지 않다.
	Pul. IqV,×2 (Rt.) + IqVI, (Lt.)
7. 11.	초코파이 조금 먹었는데 가스가 많이 찼다.
	Pul. IqV,×2 (Rt.) + IqVI, (Lt.)
7. 23.	완전히 괜찮아졌다. 감기인지 목이 약간 아프다.
	Pul. IoVIoIII". (Rt.) + IqVa, (Lt.)
7. 29.	피로하다.
	Pul. IoVII.×3 (Rt.) + IoIII"a. (Lt.)
7. 31.	복숭아를 5개 먹었더니 가스가 찬다. 가오리찜을 먹었는데 눈이 가렵다.
	Pul. IIoVIoIV". (Rt.) + IqV, (Lt.)
8. 11.	배가 불편하다.
	Pul. IqV,×2 (Rt.) + IqVI, (Lt.)
8. 13.	목이 약간 불편하다. 피로가 풀리게 해 달라.
	Pul. IoVII.×3 (Rt.) + IoIII"a. (Lt.)

날짜	치료 및 경과
8. 17.	4월에 처음 왔을 때보다 체력이 훨씬 좋아진 것을 느낀다.
	Pul. IoVII.×3 (Rt.) + IoIII"a. (Lt.)
8. 19.	어제 아침 보리차에 밥 말아 먹은 후 생목이 오른다.
	Pul. IqV.×2 (Rt.) + IqVI, (Lt.)

어머니가 돌아가시고 안 계셔서 모친의 체질을 확인할 수 있는 상황은 아니었다. 그리고 아버지와 별로 닮지 않아서 부친의 체질이 토양체질인 정보를 무시하였다. 환자는 몸이 불편하고 증상이 있을 때마다 내원하였다.

토음체질의 가능성을 배제하지 않았지만 치료한 것이 매번 목적한 효과를 거두었으므로 금양체질로 치료하였다. 매너리즘의 경향도 있었다.

8월 17일에는 내가 묻지도 않았는데, 환자분이 스스로 체력이 많이 좋아졌다고 하였다.

[6] 이제는 토음체질(Gastrotonia)을 배제할 수 없다.

꽤 오래 금양체질로 치료하였고 본인이 식이도 잘 지키고 있는데, 깔끔하게 치료되지 않고 자꾸 소소한 증상과 불편이 생기고 있으므로 토음체질로 치료해보자고 마음을 먹었다.

날짜	치료 및 경과
8. 22.	식후에 메슥거린다.
	Gas. VqI.×2 (Lt.) + VqII, (Rt.)
	형방사백산 2봉을 주었다. 23일 시험을 치른 후에 복용하라고 하였다.
8. 27.	형방사백산 먹으니 좋다고 전화가 왔다. 맛도 좋다. '지금까지 먹어 본 한약 중에서 느낌이 가장 좋다.'고 하였다.
9. 2.	코막힘, 재채기, 눈이 간지럽다. 환절기에 주로 그렇다.
	Gas. VoIIoIII". (Lt.) + VqIa, (Rt.)
	토음체질 섭생표를 줌.

9. 3.	어제 점심에 오징어 대처 먹었는데, 계속 안 좋다.
	Gas. VqI,×2 (Lt.) + VqII, (Rt.)
9. 9.	소고기무국(한우)을 3-4일 전에 먹었다. 꽃게를 먹는 것은 여전히 좋다. 삼다수 마셨는데 배가 불편하다.
	Gas. VqI, (Lt.) + VqII, (Rt.)
9. 10.	'어제 침 맞고 30분 후에 胃痛이 생겼고, 통증이 이동하여 아래로 내려가더니 오른쪽 하복부로 내려갔다. 맹장이 아닌지?' 13:40 전화가 왔다. 내원하라고 하여 복진을 했더니 우하복부에서 압통이 있었다.
	Gas. VqIIc,×2 (Lt.) + VqIc, (Rt.)

침 치료 후에 귀가했다. 오후 4시에 통화했는데 통증은 감소했다고 했다. 가까운 병원에 가서 혈액검사(백혈구)를 하고 복부 방사선 촬영을 하라고 권고했다. 통화를 하면서, 몇 년 전에도 동일한 증상으로 세브란스병원에 간 적이 있었다는 것을 알았다. 환자의 집은 목동인데, 환자는 나와 통화한 후에 바로 신촌세브란스로 가서 검사를 받고 입원하였다.

9월 11일에 전화를 했더니, 어제 입원할 때 백혈구 수치가 12,000이었는데 오늘은 5,000 대로 떨어졌다고 한다. CT도 찍었는데, 담당의사는 충수돌기염인지 정확한 판단을 할 수 없다고 한다. 병원에서는 항생제도 안 주고 있으며 지켜보다가 증상이 심해지면 수술하자는 태도이다. 침 맞아도 되느냐고 물어서 오라고 했더니, 환자복을 입고 링거를 꽂은 채로 택시를 타고 곧바로 왔다.

날짜	치료 및 경과
9. 11.	
	Gas. VqIIc,×2 (Lt.) + VqIc, (Rt.)
9. 12.	백혈구가 3,420으로 떨어져서 수술을 하지 않고 퇴원했다. 퇴원하면서 레지던트에게 침을 맞았다고 말했더니 그냥 웃더라는 것이다. 아침에 묽은 변을 봤고 점심에 죽을 먹었다.
	Gas. VqIIc,×2 (Lt.) + VqIc, (Rt.)
	병원에서 받아온 항생제는 먹지 말라고 했다.

날짜	복부가 완전히 상쾌한 것은 아니다. 아침에 갈비를 조금 먹었다.
9. 14.	Gas. VqIIc. (Lt.) + VqIc. (Rt.)

[7] 토음체질로 확진까지는 관찰과 치료경험이 더 필요하다.

9월 14일 내원 이후로 오지 않아 궁금해서 10월 15일에 전화를 했다. 그랬더니 몸 상태는 좋다고 한다. 9월 14일 이후로 몸 상태와 먹는 것에 대한 반응을 일지로 기록하고 있다고 하였다.

그동안 설렁탕을 지속적으로 시도해 보았는데 별 불편 없이 괜찮다고 한다. 과자 같은 것을 먹으면 가스가 차고, 몸이 나쁠 때 꽃게나 새우를 많이 먹어주면 몸이 회복된다고 한다. 10월 17일에 내원하였다.

날짜	치료 및 경과
10. 17.	배에 가스가 약간 찼다.
	Gas. VqIc. (Lt.) + VqIIc. (Rt.)

환자가 그동안 먹어본 음식물에 대한 반응을 말하였다. 서리태, 소시지, 계란찜, 치즈, 문어, 옥수수는 좋다. 고구마, 사과, 감자칩, 과자, 떡은 좋지 않다.(가스 찬다.) 인삼을 먹었더니 속이 따가웠다. 가장 부담 없고 좋은 것은 새우와 꽃게인데, 새우는 오븐에 구워 먹는 것이 가장 좋고, 꽃게는 맹물에 쪄서 먹는 게 좋다.

컨디션이 좋아지면 손이 뜨거워지고 피곤하면 소변을 자주 본다고 하였다. 4월 13일부터 10월 17일까지 총 43회 치료하였다. 이제 나는 이 환자분이 토음체질이 확실하다고 생각한다. 환자 본인은 내가 토음체질로 본 판단에 대한 신뢰가 80% 정도라고 한다. 향후 토음체질로 치료한 경험이 좀 더 누적되어야 하겠고 지속적인 관찰이 필요하다고 판단한다. / 20091019

▣ 2009년 10월 19일 이후의 임상 관찰 기록

[1] 2009년

1) 복부 불편

날짜	치료 및 경과
10. 23.	20일에 떡볶이를 먹고 속이 아팠는데, 21일부터 더 아파졌다. 머윗대를 먹어보라고 추천함
	Gas. VqIqIII", (Lt.)
10. 28.	23일, 침 맞고 1시간 후에 증상 소실되었고 다음날도 좋았다. 오늘은 약간 밑에 가스 찬다.
	Gas. VqIqIII", (Lt.)
	커피 마셔보라고 과제 줌(원두커피로)
10. 30.	28일, 하루 종일 청국장 먹었는데 가스 찬다.
	Gas. VqIc, (Lt.) + VqIIc, (Rt.)
11. 5.	커피 마시니 좋다. 원두커피로 먹었다.
	Gas. VqIqIII", (Lt.)

2) 기침과 불면

날짜	치료 및 경과
11. 21.	커피 마시면 머리가 약간 아프다. 코감기가 왔다.
	Gas. VoIIoIII". (Lt.) + VqIa, (Rt.)
11. 23.	굴을 먹으면 변이 좋다.
	Gas. VoIIoIII". (Lt.) + VqIa, (Rt.)
11. 28.	목요일부터 잠이 안 온다. 가르친 학생들 걱정 때문.
	Gas. VoIX.×3 + VoIII"a.
11. 30.	목이 잠겼다. 흉통. 굴을 먹으니 좋다. 배추를 넣어서 끓여 먹는다.
	Gas. VoIIoIII". (Lt.) + VqIa, (Rt.)

날짜	치료 및 경과
12. 1.	
	少陽人 荊防瀉白散 1제 처방함.
12. 2.	30일 밤에 기침이 심했다. 목이 쉬었다.
	Gas. VoIIoIII". (Lt.) + VqIa, (Rt.)
12. 5.	약 복용 3일째인데 가스가 차고 화장실을 자주 간다. 밤에 누우면 기침이 많이 나온다.
	Gas. VoIIoIII". (Lt.) + VqIa, (Rt.)
12. 8.	약 복용 중지. 굴을 먹으면 너무 좋다. 잠을 못 잔다.
	Gas. VoIX.×3 + VoIII"a.
12. 10.	기침이 안 멈춘다. 잠은 호전.
	Gas. VoIIoIII". (Lt.) + VqIa, (Rt.)

[2] 2010년

1) 복통

날짜	치료 및 경과
1. 13.	잠이 잘 안 온다. 식사량을 늘렸더니 조금 살쪘다. 광어회를 먹으면 좋지 않다. 생선구이는 좋다.
	Gas. VoIX. + VoIII"a.
1. 15.	어제 점심에 복지리를 먹었는데 배가 아프고 설사를 했다.
	Gas. VqIc, (Lt.) + VqIIc, (Rt.)
1. 18.	15일 침 후에 다음날 아침에 대변 호.
	Gas. VoIXoIII". (Lt.) + VoIIa. (Rt.)
1. 27.	제일 좋은 것은 꽃게다. 문어, 오징어도 좋다.
	Gas. VqIc, (Lt.) + VqIIc, (Rt.)

2) 인통, 발열과 복통

날짜	치료 및 경과
3. 10.	목감기 3-4일 咽痛. 귤과 누른밥을 먹었다.
	Gas. VoIIoIII". (Lt.)
3. 24.	굴을 끓여서 먹었는데 발열 복통.
	Gas. VqIc, (Lt.) + VqIIc, (Rt.)
3. 25.	배는 편한데, 어제 꿀떡을 먹고(10개) 胃가 아프다.
	Gas. VqIqIII", (Lt.)

3) 외이도염, 하복통

날짜	치료 및 경과
4. 7.	우측 外耳점막 손상. 면봉으로 후볐다.
	Gas. VqIa, (Lt.) + VqIIa, (Rt.)
4. 16.	운동을 과하게 하고난 후 우하복부가 약간 아프고, 고환 쪽도 아프다. 13일부터 피곤하다.
	Gas. VqIc, (Lt.) + VqIIc, (Rt.)

4) 감기, 구내염, 복통

날짜	치료 및 경과
5. 8.	콩류 안 좋다. 식이요법 1년 만에 비염은 사라졌다.
	Gas. VoXoIII". (Lt.)
5. 13.	어제부터 목감기. 등과 가슴에 뾰루지 많이 돋음.
	Gas. VoIIoIII". (Lt.)
5. 22	영화 보다가 잠을 못 자서 피곤하다.
	Gas. VoIX. + VoIII"a.
5. 27.	된장찌개 먹으면 가스가 찬다. 외식하면 예민하다. 蟲齒도 되냐고 문의. 口內炎은 내일 치료하자.
	Gas. VoIX. + VoIII"a.

날짜	치료 및 경과
5. 28.	배가 아프다
	Gas. VqIqIII", (Lt.) + VqIIc, (Rt.)

5) 비염, 구내염, 복통, 눈 가려움

날짜	치료 및 경과
6. 23.	코막힘 간지러움 재채기(3~4일전). 에어컨 때문.
	Gas. VoIIoIII". (Lt.)
7. 5.	구내염(4일)
	Gas. VqIqIII", (Lt.) + VqIIa, (Rt.)
7. 8.	복국 먹을 때 계란 간장에 담근 것, 두 개 먹었는데 복통.
	Gas. VqIqIII", (Lt.) + VqIIc, (Rt.)
7. 12.	토요일부터 피곤. 눈이 간지럽다(에어컨).
	Gas. VIoIIoIV". (Lt.)

6) 허리 불편

날짜	치료 및 경과
8. 16.	허리 피로함
	Gas. VoIXoIII". (Lt.) + VqXc, (Rt.)

7) 후두염

날짜	치료 및 경과
8. 25.	월요일부터 인후통. 22일 로스쿨 시험 보았다.
	Gas. VoIIoIII". (Lt.) + VqIa, (Rt.)
8. 26.	요즘 꽃게 많이 먹음. 갈치, 임연수어, 소금구이도 좋다. 복숭아는 나쁘고 바나나는 좋다.
	Gas. VqIIa, (Lt.) +VqIa, (Rt.)
8. 28.	갑상연골부위 아프다.
	Gas. VoIIa. (Lt.) +VoIa. (Rt.)

날짜	치료 및 경과
8. 30.	
	Gas. VoIa. (Lt.) +VoIII"a. (Rt.)
9. 2.	이비인후과서 내시경 하니 후두가 부어있다고 함.
	Gas. VoIa. (Lt.) +VoXa. (Rt.)
9. 3.	가만히 있으면 괜찮은데 무엇을 삼키려면 아프다.
	Gas. VoIoIII". (Lt.)
9. 4.	확실히 괜찮은 것 같다
	Gas. VoIoIII". (Lt.)

8) 눈과 귀의 간지러움

날짜	치료 및 경과
9. 8.	눈과 귀가 간지럽고 불편.
	Gas. VIoIIoIV". (Lt.)
9. 20.	눈 충혈, 눈 감을 때 불편감.
	Gas. VqIa,×2 (Lt.) + VqIIa, (Rt.)

9) 속쓰림 & 인후염

날짜	치료 및 경과
10. 20.	사탕을 먹었는데, 속이 비면 약간 아프다.
	Gas. VqIqIII", (Lt.)
10. 22.	인후부 염증, 약간의 몸살기.
	Gas. VoIIoIII". (Lt.) + VqIa, (Rt.)
10. 23.	호전. 약간 남음.
	Gas. VoIIoIII". (Lt.) + VqIa, (Rt.)

10) 감기 & 복통

날짜	치료 및 경과
11. 19.	감기기운
	Gas. VoIIoIII″. (Lt.) + VqIa, (Rt.)
11. 25.	복통 설사
	Gas. VqIc,×2 (Lt.) + VqIIc, (Rt.)

　2009년 10월 23일부터 2010년 11월 25일까지 46회 내원했다. 위에 나온 것처럼 별다르게 위중한 병이 아니라 소소한 증상과 질병이다.

　아래의 표는 환자 스스로 음식의 반응을 살펴서 정리한 것이다. 아주 귀한 자료이다.

좋은 것	새우, 꽃게, 서리태, 소시지, 계란찜, 치즈, 문어, 오징어, 옥수수, 굴, 갈치, 임연수어, 바나나,
나쁜 것	고구마, 사과, 귤, 복숭아, 감자칩, 과자, 떡, 떡볶이, 인삼, 청국장, 된장찌개, 누른밥, 콩류, 사탕

▣ 토양체질 염색약 알레르기

예전에 J市에 있을 때 50대 후반의 남자분이 머리가 아주 백발이었는데, 자신의 모발에 대한 경험을 말하면서 예전부터 염색만 하면 아주 고생을 해서 염색을 안 한다는 것이었다. 무슨 고생이냐고 물었더니 첫날에는 그저 허허 웃기만 했다. 근래에 64세인 여성 환자 분이 비슷한 말씀을 하셔서 예전 기억이 떠올랐다.

위의 남자 분을 그 때 무슨 체질로 치료했었는지 잘 모르겠다.
중앙시장 입구에서 ○○분식이라는 작은 음식점을 하시던 분인데 아마도 목양이거나 토양이었던 것 같다. 지금 여자 분은 토양체질로 치료 중이다.

두 분의 공통점은 염색약 알레르기가 성기(性器)에 생긴다는 점이다. 남자 분은 귀두(龜頭)가 헐고 여자 분은 질점막(膣粘膜)에 궤양이 생긴다고 한다. 귀두나 질 점막은 같은 계통이다. 그러므로 위 두 분에게 염색약으로 발생하는 알레르기성 피부염은 그 병리가 비슷하다고 추리할 수 있다. 그리고 내가 남자 분을 그 때 목양체질로 치료했다고 하여도 이 남자 분은 토양체질일 가능성이 더 높다.

토양체질에게 있어 염색약 알레르기는 보통 두피나 안면부, 그리고 목 부위에 생기는 경우가 일반적이다. 위와 같이 원거리로 발전하는 경우는 흔하지 않다. 환자분이 가진 조건이 좋지 않은 상태에서 염색약이 발화(發火)의 원인으로 작용했을 가능성이 높다. 염색약의 주성분인 옻(漆)이 먼저 膵를 올리고 그리고 腎이 하강할 때 반대편의 心이 동반 상승함으로써 이런 병태를 보인다고 짐작한다. 그러므로 상기 두 환자분의 치료에는 IXqIIIqIII',이 적합할 것으로 생각하며 여자 분은 이 처방으로 질점막의 궤양이 소실되었다. / 20090522

▣ 難姙

▣ 難姙 ▣		
○ ○ ○	여	34세

[1] 초진일 :　　2010년 10월 2일

[2] C/C :　　難姙

[3] P/H :　　2008년 9월에 결혼했는데 임신에 조바심을 내어 인공수정을 세 번 한 상태이다.

　　　　　　9월 28일에 생리를 시작하였다.

[4] 감별체질 : 토양체질(Pan.)

[5] 치료경과

회수	날짜	경과 및 반응	치료 처방
1	10. 2.		IXqIIIc, rt. + IXqIVc, lt.
2	10. 4.		가미육미지황탕[19] 1劑 배송
3	10. 30.	전날(10/29) 생리를 시작했다. 12월에 시험관 시술을 할 예정이다. 한약을 한 번 더 먹어보고 지켜보자고 권고함	IXqIIIc, ×2 rt. + IXqIVc, lt.
4	11. 1.		가미육미지황탕 1劑 배송
5	12. ?.	데스크에서 말하기를 환자의 시어머니가 좋은 소식이 있다면서 감사하다는 인사를 전화로 전했다고 한다.	[20]

19 加味六味地黃湯
　熟地黃 山茱萸　12g,
　車前子 澤瀉 免絲子 茯笭　8g,
　玄蔘 薄荷 忍冬 羌活 獨活　4g
20 당시에 서울시 강서구 화곡동에 있는 8체질 한의원에서 근무했는데, 2010년 12월말로 계약이 종료되는 시기였다. 환자의 시어머니로부터 전화를 받은 것은 아마도 12월말에 가까운 때였던 것 같다. 마음이 싱숭생숭하던 시기였는데, 소식을 듣고 전자차트에 있던 내용을 메모해두었는데 지금 보니 전화가 왔던 그 날을 기록하지 않았다.
　체질침을 두 번 시술하였으나, 임신에 기여한 것은 가미육지지황탕의 힘이라고 생각한다. /20140911

▣ not diseases but syndroms

[問]

「62 논문」에 이 문장이 있습니다. 이 문장이 지닌 참 의미는 무엇입니까?

> The constitutional acupuncture is to cure not diseases but syndroms.
>
> 체질침은 질병이 아니라 증후군(病證)을 치료하는 것이다.

[答]

이 문장이 포함된 부분을 먼저 찾아 보자.

(2) 治療에 있어서 두 번째 원칙은 주된 症候群(病證)의 정확한 診斷이다. 體質鍼은 질병을 治療하는 것이 아니라 症候群을 治療하는 것이다. 따라서 우리는 후자를 정확하게 찾아야 하며 많은 질병의 原因을 조사하여 그 증후군을 治療함으로써 그 뿌리들을 없애야 한다.

NO .7의 도표에 나타난 것과 같이 體質관리표의 각 症狀 항에 밑줄 쳐진 症狀들은 比較的 중요하다고 간주되는 것들이다. 따라서 우선 그 症狀들을 찾아 발견하고 다른 症狀들과 종합해서 고려하는 것이 좀 더 좋다고 하겠다.

하루에 한 번 이상의 대변은 泄瀉로 간주되어야 한다. 만약 하루라도 대변을 보지 않더라도 변이 굳는 것을 염려한다면 便秘로 간주되어야 한다.

신체의 左測에 아니면 右測에 症狀이 나타나는지에 대해서는, 만약 左測에만 症狀이 있거나 또는 左測이 右測보다 重하다면 그것은 左測 症狀이며; 반대의 경우는 右測 症狀이다.

이 부분은 체질침 치료의 원칙을 말하면서, 증후군(病證)의 정확한 진단이 중요하다는 것을 강조한 것이다. 그리고 그 증후군(病證)을 정확하게 감별해내기 위해 살펴야 할 요소에 대해서 설명하고 있다.

이 논문의 내용을 정리해 놓은 체질관리표에는 四象人에 각각 2개씩 8가지의 증후군(病證)[21]이 있다. 그리고 이에 대응하는 체질침 처방[22]이 있다. 그러니까 이 표에 제시한 체질침 처방이 8가지의 증후군(病證)을 각각 치료할 수 있다는 것이다. 이 증후군(病證) 속에 어떠한 질병들이 포함되는가 하는 것은 논외라는 뜻이다.

그런데 이것이 1962년의 언급임을 유념해야 한다. 이 문장은 최소한 「62 논문」과 「1차 논문」까지는 유효할 수 있다. 왜냐하면 이때까지는 8가지 병증(病型)에 대응하는 처방이 각각 한 가지씩으로 고정되어 있었기 때문이다.

그런데 「62 논문」이 작성된 1962년과 「1차 논문」이 발표된 1965년 사이에는 체질침 논문에 큰 변화가 있다. 「1차 논문」에는 8병증(병형)을 감별할 수 있는 체질맥진이 있다. 그러니 8가지 병증을 감별하기 위해 더 이상 발열이나 대변 상태[23]에 집중할 필요가 없다는 것이다.

나는 이 문장의 효용은 「62 논문」에 머물러 있다고 생각한다.

1973년에 나온 「2차 논문」에서는 체질침 처방이 분화되어 계통성의 개념을 가지게 된다. 즉 한 종류의 병증(증후군), 하나의 병형(체질)을 커버하는 처방이라는 개념은 파기된 것이다. 물론 그런 개념이 기본방의 의미에 수용되었다.

하지만 이 문장이 가진 근원적인 뜻은, 체질침은 허다한 질병을 구분하여 그 질병들에 각각 대응하는 치료법이 아니라, 각 체질(病證)의 병리 구조에 대응하는 치료원리에 기반하고 있는 通治方이라는 뜻을 내포하고 있다는 것이다.

계통성에 의해 병증이 세분화되었고 그것에 체질침 처방이 계통적으로 대응한다. 이것이 「2차 논문」에서 제시한 체질침 2단방[24]이다. /20170714

---

21 Main syndrom & Dependent syndrom
22 이것은 臟腑方과 자율신경조절방으로 이루어진, 이를테면 2단방의 체계이다.
23 설사인가 혹은 변비인가.
24 장계염증방, 부계염증방, 활력방, 살균방, 정신방, 마비방

▣ 體質鍼 處方은

[1] 체질침 처방은 個人에게 固定된다.

질병이 단순한 상태일 때는 낮은 단계의 처방으로 쉽게 해결 되므로, 이런 사실이 현저히 드러나지는 않는다. 하지만 높은 단계의 처방이 필요한 상태일 때는 이런 상황이 두드러지게 된 다.

환자들이 지닌 기본적인 조건은 같은 체질이라도 다를 수 있고, 환자들의 질병 이력과 상황 또한 다양하기 때문이다 .

[2] 체질침 처방체계는 臟腑穴을 이용하는 刺戟의 順序를 정한 規則이다.

그러니까 체질침의 역사는 가장 효율적인 자극의 순서를 찾아내는 실험의 연속이었다. 그리고 이 실험은 여전히 진행형이다.

체질침 뿐만 아니라 장부혈(五俞穴)을 쓰는 모든 鍼法의 流派가 그러하다.

[3] 체질침 처방은 처방 전체가 key이고 password이다.

적합하고 정확하지 않으면 몸이 열지 않는다.

[4] 적합한 체질침 처방이란?

테트리스 게임에서 내려오는 블록을 상기하라. 적합하지 않은 블록은 그저 쌓여갈 뿐이다.

2011~2012년

2

2011년 7월부터 경기도 시흥시에서 근무하기 시작했다. 시흥은 한자로 始興이다. 興이 始作되는 곳이다. 그런데 내 삶의 모토는 바로 '興'이다. 아주 妙한 인연이다.

2011년 8월에 경기도 시흥시 은행단지에 희망한의원을 개원했다. 당시의 정식 명칭은 '시흥희망의료소비자생활협동조합 희망한의원'이다. 이 시기에는 치료 사례 축적보다는 협동조합 활동으로 체질학교 운영에 온 힘을 쏟았다. 체질학교를 통해서 조합원과의 관계를 긴밀하게 유지하고, 또한 한국의 의료생협 運動史에서는 아주 생소한 '8체질 치료로 특화한 협동조합 한의원'이라는 정체성을 수립해가던 시기였다.

그러다가 2012년 12월 12일에 '체질침 고단방'의 구성원리에 대한 깨달음을 얻었다. 먼 後日에 내 삶을 정리한다면 2012년 12월 12일은 내 삶의 중대한 전환점이 되었다고 평가해야 할 것이다.

이 날 시작된 깨달음을 기초로 「체질침 처방의 구조와 구성원리에 관한 궁리」라는 논문을 썼고, 그 일부를 정리해서 『민족의학신문』에 기고했다. 그리고 한의사를 상대로 特講을 개최했다. 이런 일련의 과정 중에 권도원 박사가 내용증명을 보내서 나를 압박하기도 했다. / 20171230

구분	초진 연월일	질병/증상
1	2011. 9. 20.	한약 1봉의 위력
2	2011. 9. 28.	관절홍종열통
3	2011. 11. 11.	알콜성 간염으로 유발된 복수
4	2012. 3. 22.	정반대 체질로 치료할 때 반응
5	2012. 8. 3.	후각의 회복
6	2012. 8. 20.	주부습진
7	2012. 12. 17.	고혈압

▣ 한약 1봉의 위력

▣ 한약 1봉의 위력 ▣		
○○○	여	48세

48세의 여자분입니다.

2011년 9월 20일에 내원하였는데,

가슴이 답답하고 상체를 숙이면 가슴에서 무엇인가 아래로 쏟아져 내릴 것 같다고 호소하였습니다. 내원 전에 수일간 설사를 하였다고 했습니다.

얼굴빛은 검고 윤기가 없고 표정이 어둡습니다. 좀 더 캐물어보니, 아들이 결혼을 했는데 지난달에 결혼 8개월 만에 며느리가 짐을 싸가지고 나갔다는 것입니다.

心下에 壓痛이 심했습니다.

치료경과는 아래와 같습니다.

날짜	처방
9/20	Hep. 부염방 + 살균방
	자침 후 심하비 호전
9/21	Hep. 부염방 + 살균방
	대변 많이 호전되었고, 속쓰림도 개선. 수면 양호.
9/22	Hep. 부염방×2 + 살균방
	대변을 하루에 두 번 봄. 가래가 좀 있다.
9/23	Hep. 부염방51a + 살균방51a
	대변이 풀어짐. 가래가 좀 있다. 전날 포도를 먹었다.
9/24	Hep. 부염방×2 + 살균방
	공복에 속이 쓰리다. 후비루가 좀 있다. 주위에서 얼굴이 밝아졌다고 한다.

날짜	처방
9/26	Hep. 궤양방 + 활력방a
9/27	Hep. 궤양방 + 활력방a

환자분의 만족도가 높아서 한약을 권했습니다.

太陰人 加味淸心湯(淸心蓮子湯 加 竹茹 葛根 升麻 白芷)

45봉으로 드렸습니다.

9월 29일 내원하셨는데 표정이 밝지 않습니다.

9월 27일 점심때부터 약을 드셨는데, 곧바로 손등과 발등에 발진이 생기면서 온몸이 가렵기 시작했다는 것입니다. 대변은 계속 풀어진다고 했습니다. 환자분은 피부에 연고를 바르면서 약을 계속 복용하였습니다.

손등과 발등에 좁쌀만 한 발진이 붉게 퍼져 있었습니다. 제게 오실 때까지 여섯 봉을 드신 상태였습니다.

약 복용을 중지시키고 藥疹이 없어질 때까지는 치료비를 받지 않겠다고 했습니다.

날짜	처방
9/29	Pul. 장염방 + 정신방a
9/30	Pul. 부염방×2 + 정신방a [1]
10/1	Pul. 부염방×2 + 정신방a
	어제 선지국 먹고 속이 답답함.
10/4	Pul. 부염방×2 + 살균방
	자침 후 답답함 풀림.

---

[1] 이것은 藥疹이므로 장염방(×3) + 정신방a 으로 계속 치료하는 것이 합당했을 것이다.

남양주에 있을 때, 결과적으로는 금양체질인 분을 목양체질로 보고 오래도록 치료한 적이 있다. 약물 투여는 없이 주로 근골격계질환을 치료했는데, 자주 오신 것은 아니지만 거의 1년 이상을 치료했다. 하지만 그 분이 별다른 부작용을 호소하지는 않았다.

그런데 도중에 태음인 갈근해기탕 Ex.산제를 드린 적이 있다. 그랬더니 환자분이 "이 약에 살구씨가 들어갔나요?" 했던 것이다. 자신은 살구씨에 알레르기가 있다는 것이다. 그런데도 그때 그 말씀을 대

10월 4일에 太陽人 獼猴桃植腸湯으로 약을 다시 해드렸습니다.

수롭지 않게 넘겼다.

이후에 치매를 앓던 고령의 시어머니께서 별세하신 후에 오셔서, 보약을 드시고 싶다고 하였다. 그래서 녹용대보탕을 드렸다. 이 약을 네다섯 봉 드시고 "머리가 아파서 도저히 약을 못 먹겠다."고 하셨다. 금양체질이었던 것이다. / 20171231

▣ 關節紅腫熱痛

신○○	여	1953년생	Pan.

P/H : 2011년 9월 28일, 30일 콧물감기를 치료했다.

Pan. IXoIVoIII'. 涼膈散火湯 4봉

2012년 6월 22일에 엄지손가락 마디가 아프다고 하여 치료했다.

Pan. IXoIIIoIII'.

2012년 6월 25일에 아침에 일어날 때 왼쪽 위쪽 눈꺼풀이 잘 안 떠진다고 하여 치료했다.

Pan. IXoVoIII'. + IXqVIa,

2012년 8월 29일에 내원하여 오른쪽 엄지발가락이 붓고 열이 나면서 몹시 아프다고 하였다. 병원에 갔더니 수술해야 한다고 겁을 주었다고 한다.

안○○	남	1961년생	Hep.

P/H : 2013년 9월 16일에 실족하여 왼쪽 발목을 삐었다고 하였는데, 병력을 보니 요추디스크가 있다고 한다. 그래서 척추 치료를 하였다.

Hep. IoVIIoIII". + IoVIIc.

다음날 붓기가 나아진 것 같지 않아서 발목에 집중하여 치료했다.

Hep. IoVoIII". + IoVIIc.

2013년 9월 23일에 등이 결린다고 하였다.

Hep. IoVIoIII". + IqVIIIa,

2013년 12월 23일에 왼쪽 대퇴부로 방사감이 있다고 하여 척추를 치료했다. 24일과 26일에도 동일하게 치료하였다.

Hep. IoVIIoIII".×3 rt

2014년 3월 4일에 왼쪽 엄지발가락 本節이 붓고 열이 나면서 아프다고 하였다. 통증 때문에 지난밤에 잠을 설쳤다고 한다.

치료경과

신○○ Pan.		안○○ Hep.	
2012. 8. 29	VIIoIIIoIII'. lt	2014. 3. 4.	IoVoIII". rt
獨活地黃湯 2봉		淸肺瀉肝湯 6봉	
2012. 8. 30.	VIIoIIIoIII'. lt	2014. 3. 5.	IoVoIII". rt
통증 호전. 獨活地黃湯 5봉		發赤, 熱感 소실. 붓기 약간 남음.	
2012. 9. 3.	VIIoIIIoIII'. lt		
2012. 9. 4.	VIIoIIIoIII'. lt		
증상 소실됨			

고찰 및 의견

신○○ 씨는 봉사단을 이끌고 있는 활동적인 분이다.

안○○ 씨는 우리 조합의 치과 원장님이다.

이 두 분의 증상은 양상으로 보아 痛風과 유사하다. 통풍일 수도 있고, 단순한 관절 염증일 수도 있다. 하지만 통풍의 확진 여부를 떠나서 發熱, 紅腫, 痛症을 나타내는 제반 관절염증에는 기본적으로 KFP를 551로 시술하면 치료할 수 있다. 陽體質의 오른쪽 관절에 나타난다면 DFP 551로 한다.[2]

아울러 이 처방은 치료 반응이 비교적 빠른 편이므로, 상기 증상에 이 처방으로 반응이 밋밋하다면 그것은 체질감별이 잘못된 것이다.

---

[2] KFP551 또는 DFP551을 관절이 紅/腫/熱/痛한 경우에 운용하면 효과가 빠르다. 紅과 熱은 필수 증상은 아니다. 이 3단방을 통풍방이라고 부르지만 이 처방을 통풍방으로 한정할 필요는 없다. 囊腫에도 운용할 수 있다. 그 외에도 응용할 수 있는 범위는 넓다. / 20171231

◾ 一鍼二藥三食

한의학에 일침이구삼약(一鍼二灸三藥)이라는 말이 있다. 이 말은 해석하는 사람에 따라 여러 가지 의미로 푼다. 질병을 치료할 때 선택하는 순서로 보기도 하고, 급한 병과 만성병에 대처하는 방법의 순서이기도 하며, 침과 뜸 약이 하늘과 땅 그리고 사람을 상징한다는 천지인(天地人) 사상을 동원하기도 한다. 나는 침과 뜸 그리고 약이 치료 효과를 나타내는 신속함의 순위를 매긴 것이라고 이해한다.

8체질의학의 치료 도구는 체질침과 체질한약 그리고 체질영양 이렇게 세 가지이다. 그래서 나는 일침이구삼약을 변형해서 일침이약삼식(一鍼二藥三食)이라고 해 보았다. 물론 이것은 각각의 치료법이 나타내는 치료효과의 빠르기 순서이다. 하지만 세 번째에 놓인 체질영양법이 세 번째로 중요하다는 의미는 아니다.

체질침을 시술하는 행위는 우리 몸에 대한 가장 적극적인 개입이다. 우리 몸의 면역 체계를 조절하기 때문이다. 체질침은 우리 몸이 처한 불균형을 해소하는 방법인 억강(抑强)과 부약(扶弱)을 동시에 수행할 수 있다. 즉 보법(補法)과 사법(瀉法)의 두 가지 치료가 가능한 것이다.

체질약물이나 체질영양법에는 사법이 없이 보법만 있다. 그러므로 체질침에 비해서 치료 속도가 상대적으로 느리다. 그런데 우리는 침을 맞지 않고도, 약을 먹지 않아도 살 수 있지만 영양을 섭취하지 않고는 살 수 없다. 8체질 치료에 있어 영양법은 선택이 아니라 필수인 것이다. 침과 약으로 제 아무리 훌륭한 치료를 한다고 해도 체질영양법 즉 체질식사법을 잘 지키지 않으면 그 치료효과를 지속시키기가 어렵다. 장기적인 치료가 필요한 만성병, 난치병일수록 체질식사법을 철저하게 지켜야 한다.

만약 체질식사법을 잘 지키는 바탕 위에서 체질침과 체질약물 치료를 받으면, 침과 약과 밥이 삼위일체가 되어 그의 몸을 근본적으로 변화시키게 된다.[3]

여기에 소개하는 정○○ 님의 치료사례는 위에서 말한 8체질의학의 세 가지 치료도

---

3 『8체질이 뭐지? 내 체질은 뭘까?』 p.30,31

구가 아주 적절하게 적용된 모범적인 사례라고 자평한다. 무엇보다도 치료하는 전 기간에 걸쳐서 환자와 보호자가 제출한 식이점점표는 이 자체로 훌륭한 임상텍스트이다. 체질침과 체질약물 체질영양의 삼위일체와, 치료자와 환자 그리고 보호자의 삼위일체가 이루어낸 성과이다.

▣ 알콜성 肝炎으로 유발된 腹水

▣ 알콜성 肝炎으로 유발된 腹水 ▣		
정○○	남	34세

[1] 초진일 : 2011년 11월 11일

[2] C/C : 腹水

기침(가래), 잦은 코피, 泄瀉, 짙은 小便, 숨이 차서 바로 누워 자지 못하고 안마의자에서 잠(睡眠 불규칙). 下肢浮腫 甚.

[3] P/H : 2011년 5월에 腹水 認知함.

알콜성 간염이고 건강검진센터에서 실시한 초음파 검사에서 간경화 소견이 있다고 하였다.

직업이 검찰 수사관인 관계로 평소 飮酒량이 아주 많았다. 그런데다가 부인이 임신 중에 두 번이나 流産을 겪으면서 스트레스가 너무 심했다. 2010년 말에는 不眠症이 심했었다.

발병 전 평소 체중은 90~100kg이었다.

高血壓이 있고 부친도 고혈압이 있다.

* 내원 전 검사 소견

방사선 검사	인하대병원 GI 소화기내과 / Liver CT
검사일	2011-11-09
판독결과	1. 복막강(腹膜腔) 내 다량의 복수(腹水) 2. 복벽(腹壁)의 부종성(浮腫性) 변화 3. 양측 흉막(胸膜)과 심막(心膜)에 삼출(滲出) 4. 폐렴(肺炎) 가능성 있음 5. 간(肝)에 분명한 덩어리는 없고, 문맥(門脈) 주위 부종 있음. 6. 담낭(膽囊)에 1cm 미만의 담석(膽石)들 있음

환자의 배우자가 촬영한 2011년 6월 30일 복수 상태	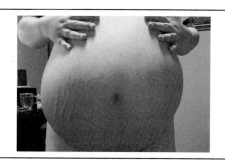

[4] 감별체질 : 금양체질(Pul.)

[5] 치료 개요

1) 치료도구

체질침, 체질 약물, 체질 식이요법

2) 월별 내원일

월별	내원일	내원회수
2011. 11.	11, 14, 16, 18, 19, 22, 23, 25, 26, 28, 30	11
12.	2, 5, 7, 9, 12, 14, 16, 19, 21, 23, 26, 28, 30	13
2012. 1.	2, 4, 6, 9, 11, 13, 16, 18, 20, 21, 25, 27, 30	13
2.	1, 3, 6, 8, 10, 13, 15, 17, 20, 22, 24, 27	12
3.	2, 3, 5, 7, 9, 10, 12, 14, 19, 21, 23, 26, 28, 30	14
4.	2, 4, 6, 9, 11, 13, 16, 18, 20, 23, 25, 27, 30	13
5.	2, 4, 7, 9, 11, 14, 16, 18, 21, 23, 25, 30	12
6.	1, 4, 7, 9, 11, 13, 15, 18, 20, 22, 25, 27, 30	13
7.	2, 4, 6, 9, 11, 13, 16, 18, 20, 23, 25, 27	12
8.	6, 8, 10, 16, 21, 23, 27, 29, 31	9
9.	4, 7, 11, 13, 18, 20, 24	7
10.	4, 8, 11, 16, 19	5
11.	13	1
내원 회수 누계		135

[6] 치료 경과 및 반응

1) 2011년 11월

침 치료

침 처방	11	14	16	18	19	22	23	25	26	28	30
IoVII.×3 + IoIII"a.	●										
IqVqIII", + IqVIc,							●	●			
IXoVIIoIII"oVoIo		●				●			●	●	●
IoVIoIII". + IoVIIc.			●								
IoVIoIII". + IoVa,				●							
IqVIIa,×2 + IqVIa,					●						

치료 반응

11	주말에 코피가 많이 났다. (밤에 났다.)
14	아침에 코피가 4시간 정도 흐름. 감기 걸림. 상열 상기 심. 기침.
16	금양체질 섭생표와 식단 줌
18	열은 없고 기침, 가래.
19	가래가 붙어있는 느낌이라 자꾸 기침을 하게 된다. 어제 저녁에 만두를 두 개 먹고 체함.
22	어제 부페 가서 과식함.
23	침 후에 가스가 배출되면서 계속 설사를 했다. 배가 아래로 처졌다. 앉아 있으면 다리가 저리다.
30	어제 아침 메밀밥, 기침 소실. 메밀 2kg 드림.

2) 12월

침 치료

침 처방	2	5	7	9	12	14	16	19	21	23	26	28	30
IoVII.×3 + IoIII"a.	●										●		
IqVqIII", + IqVIc,		●											●
IXoVIIoIII"oVoIo				●	●								
IoVIoIII". + IoVIIc.						●	●	●	●	●		●	
IoVIIoIII"oVoIXo			●										

치료 반응

7	케일 신선초 미나리 오이 파인애플 / 120cc 1일 3회 대변이 시원하게 안 나온다. 커피 관장 함.(매일) 1개월 집에서 풍욕 함.(창문 서쪽 북쪽) 2개월 정도 매일. 2일간 컨디션 不好. 숨참.
14	藥이 효과가 좋더라. 腸鳴이 나면서 泄瀉가 나왔다. 소변량도 늘었다.
16	소변량이 늘었다. 泄瀉. 腹水가 輕減된 것이 느껴짐.
19	식사 밥(메밀/보리) 양배추/굴/메밀가루 전. 미나리/굴전 노가리말린 것(구운 것) 카카오(100%) 메밀차 보리차 파인애플/오이/미나리 갈아서(120cc×3) 대변회수 : 설사 10여 회 소변 : 대변 때 함께 봄 근래는 잠들기가 어렵다. 허벅지 안쪽이 부드러워졌다.
21	어제는 밤에 잠을 잤다.
23	BP 140/80 꽃게를 쪄서 먹음. (꽃게를 먹으면 전에도 좋지 않았다.)
26	26일 침 후에 대변이 굳게 나왔다.
30	2일간은 설사를 안 했는데, 어제 저녁에 과일 쥬스(키위 얼음) 먹고 잤는데, 새벽 4시 반에 설사를 많이 했다.

3) 2012년 1월

침 치료

침 처방	2	4	6	9	11	13	16	18	20	21	25	27	30
IoVII.×3 + IoIII"a.						●							
IoVIIoIII". + IoVIIc.	●												
IoVIIIoIII".													●
IXoVIIoIII"oVoIo		●	●				●	●	●	●	●	●	
IqVqIII". + IqVIa,				●	●								
I6									●				

치료 반응

2	맥이 좀 안정됨.
4	소변이 좀 덜나오는 것 같다. 설사는 하지 않는다.
6	이마에 발진이 많이 돋았다. (9시쯤 밤 늦게 김밥을 먹었다.) 돌침대에 잔다.
9	꽃게를 조금 먹었는데, 속이 불편하다. 이마와 두피에 발진. 대변 2-3회/일
13	잠을 잘 잔다.(자는 시간이 길다. 잠이 빨리 든다.) 파인애플 키위 갈아서 먹음. 허벅지 쪽은 좀 빠짐.
18	소변 2-3시간마다.
20	코피
21	대변 소변 양호. 엉덩이 쪽으로부터 부기가 빠지고 있다.
25	소변이 잘 나오는 것 같다. BP 140/90 (16:55)

4) 2월

침 치료

침 처방	1	3	6	8	10	13	15	17	20	22	24	27
IoVII.×3 + IoIII"a.										●		
IqVqIII",×2 +IqVIc,											●	
IqVqIII", + IqVIc,												●
IoVIIIoIII". + IoVIIc.	●	●	●	●	●		●	●				
IXoVIIoIII"oVoIo						●						
Gas. VoIX.×3 + VoIII".									●			

치료 반응

1	예전 찍어놓은 사진에 비해 엉덩이 부분이 많이 빠졌다. 藥이 전보다 달다.
3	소변이 확실히 잘 나온다. 잔변감도 덜 하다. 종아리부분과 대퇴후면이 부드러워지고 있다.
6	하퇴 내측과 후면으로 부드러워지고 있다.
13	스파케티 / 식빵
17	비타민C 다량복용 > 설사 어제
20	소변은 전보다 비교적 양호.
22	20일에 관장하고 배가 편했는데, 복부에 피부 발진 발열.
24	22일 침 맞은 후에 放氣 惡寒 좌하복부 쪽이 열감 압통. 아침에 일어날 때 소변색 갈색 진하게 나옴.
27	복부에 열감과 압통이 좀 있다.

5) 3월

침 치료

침 처방	2	3	5	7	9	10	12	14	19	21	23	26	28	30
IoVII.×3 + IoIII"a.						●				●				
IqVqIII". + IqVIc.				●	●									
IqVqIII".×2 +IqVIc.	●	●	●											
IoVIIIoIII". + IoVIIc.							●	●						
IoVoIII". + IqVIc.									●					
IoVoIII". + IoVIIc.											●	●	●	
IXoVoIII". + IoVIIc.														●

치료 반응

2	복부가 부드러워짐. 좌하복부 경결 압통
3	어제 가서 소변을 많이 봤다.
5	소변 잘 나옴. 양이 많다. 수분섭취는 오히려 줄었는데, 오히려 소변량은 는 것 같다. 배가 말랑말랑해짐.
9	wt : 96.3kg (12/15 105kg) 허리둘레 3일 사이에 10cm 감소.
10	wt : 94.7kg
12	400g 감량. BP 140/90 (17:45)
14	wt 91.8kg BP 140 /90 (17:40)
19	wt 90.2kg (오늘 2시) 허리둘레 113cm 右耳 强壓鍼
21	wt 89.8 > 90.1kg 종아리로 몰림
23	2시간 걸었다. wt 90.2kg 허리둘레 111cm 左耳 강압침 BP 150 /100 (11:20)
26	식욕이 너무 당긴다. wt 87.8 kg 허리둘레 111cm 右耳 강압침 BP 150 /100 (17:40)
28	wt 86.9 kg 허리둘레 109cm 左耳 강압침 BP 150 /100 (16:55)
30	wt 85.7 kg 허리둘레 109cm 左耳 강압침

6) 4월

침 치료

침 처방	2	4	6	9	11	13	16	18	20	23	25	27	30
IoVII.×3 + IoIII"a.			●										
IoVIoIII". +IoVoIII".											●	●	
IXoVIIoIII"oVoIo								●	●				
IXoVoIII". + IoVIIc.	●	●											
IoVoIII". + IoVIIc.				●	●	●	●			●			●

치료 반응

2	wt 84.2kg 허리둘레 108cm 야채샐러드 右耳 강압침 BP 130/90(18:06)
4	wt 83.2kg 허리둘레 106cm BP 130/90(11:20)
6	wt 82.3kg 허리둘레 106cm BP 130/90(14:25)
9	wt 80.3kg 허리둘레 102cm BP 130/90(18:35)
11	wt 79.8kg 허리둘레 102cm BP 130/90(12:52)
13	wt 77.8kg 허리둘레 99cm BP 130/90(12:30)
16	wt 76.4kg 허리둘레 98cm BP 130/90(12:45) / 左耳 강압침
18	체중 : 76.2kg 허리둘레 : 98cm 혈압 : 140/90(16:25) 수면시간 : 취침 10-11 ; 기상 4-6 대변 : 3-4회/일
20	체중 : 75.8kg / 허리둘레 : 98cm 혈압 : 140/90(10:30) 18일에 바닷가재 많이 먹음. 대변이 조금 되게 나온다.
23	체중 : 74.7kg / 허리둘레 : 95cm 혈압 : 140/90(14:30) 비타민C 복용 중지 권고. 식욕이 계속 는다.
25	체중 : 75kg / 허리둘레 : 95cm 혈압 : 140/90(12:40) 어제 감기 듬. 발열
27	체중 : 73.9kg / 허리둘레 : 94cm 혈압 : 140/90(12:40) 잘 때 기침. 대변 硬
30	체중 : 73.4kg / 허리둘레 : 94cm 혈압 : 130/90(14:45)

7) 5월

침 치료

침 처방	2	4	7	9	11	14	16	18	21	23	25	30
IoVII.×3 + IoIII"a.		●	●	●	●	●						
IoVIoIII". + IqVa.									●			
IoVIIoIII". + IoVIIc.							●					
IXoVIIoIII"oVoIo											●	●
IoVIoIII". +IoVoIII".								●				
IoVoIII". + IoVIIc.	●									●		

치료 반응

2	wt 72.3kg 허리둘레 94cm BP 130/90(14:45) 배꼽 아래 하복부로 많이 빠짐.
4	wt 71.3kg 허리둘레 92cm BP 130/90(10:35) 4/26 혈액검사. 11월말 검사보다는 전반적으로 회복. 소변량이 많았다. 右眼 충혈.
7	wt 71.5kg 허리둘레 92cm BP 130/90(15:15) 대변불호
9	wt 71.4kg 허리둘레 92cm BP 130/90(14:05)
11	wt 70.3kg 허리둘레 89cm BP 120/80(12:05) 소변을 많이 봄.
14	wt 70.2kg 허리둘레 89cm BP 120/80(16:27) 筋力에 신경 쓰자. 소변 양호. 잠을 많이 자야 몸무게가 잘 빠진다.
16	wt 69.6kg 허리둘레 89cm BP 120/80(12:45)
18	wt 69.6kg 허리둘레 89cm BP 120/80(12:40) 콧물
21	wt 68.8kg 허리둘레 88cm BP 120/80(12:40) 맑은 콧물 계속
23	wt 68.2kg 허리둘레 87cm BP 120/80(15:30) 콧물 호전. 上膊部 근육 회복이 관건.

25	wt 67.7kg 허리둘레 87cm BP 120/80(15:40)
30	wt 67.5kg 허리둘레 86cm 대소변 호전.

8) 6월

침 치료

침 처방	1	4	7	9	11	13	15	18	20	22	25	27	30
IoVII.×3 + IoIII"a.					●								●
IqVqIII", + IqVIc,												●	
IoVIIoIII". + IoVIIc.						●	●	●					
IXoVIIoIII"oVoIo				●									
IoVoIII". + IoVIIc.	●	●	●						●	●	●		

치료 반응

1	wt 68.2kg 허리둘레 86cm
4	wt 67.9kg 허리둘레 85cm BP 120/80(16:45)
7	wt 66.2kg 허리둘레 83cm BP 120/80(09:30) 일찍 잤더니 살이 잘 빠졌다. 6월중 혈액검사 권고
9	wt 66.6kg 허리둘레 83cm BP 120/80(11:25)
11	wt 67.1kg 허리둘레 83cm BP 120/80(10:20)
13	wt 66.9kg 허리둘레 83cm BP 120/80(12:45) 大便硬 好. 근래에(1주일 전) 오래 앉아 있다가 일어나서 발 디딜 때 발바닥이 아프다.
15	wt 66.7kg 허리둘레 83cm BP 120/80(12:35) 어제 동태찜(매운 것) 먹고 설사함. 발바닥은 좀 덜 한 듯함. 소변색은 별 차이 없다.
18	wt 66.9kg 허리둘레 83cm BP 120/80(14:35) 대변이 되게 나오고 한번 보는 양이 많아짐.
20	wt 66.8kg 허리둘레 83cm BP 120/80(10:20) 발바닥은 좀 호전됨. 藥은 혈액검사 후에

22	wt 66.1kg 허리둘레 83cm BP 120/80(17:10) 21일 혈액검사
25	wt 65.8kg 허리둘레 81cm BP 120/80(10:05) 발바닥 증상 거의 소실
27	wt 66.2kg 허리둘레 81cm BP 120/80(10:05) 식욕이 당겨서 잘 먹는다. 파인애플+키위 쥬스를 안 먹었더니 대변이 잘 안 나옴.
30	wt 67.3kg 허리둘레 83cm BP 120/80(10:33) 식욕조절 필요

9) 7월

침 치료

침 처방	2	4	6	9	11	13	16	18	20	23	25	27
IoVII.×3 + IoIII"a.	●	●	●	●	●							
IoVoIII". + IoVIIc.						●	●	●	●	●	●	●

치료 반응

2	wt 68kg BP 120/80(15:40) 손님을 치르느라 많이 먹었다.
4	wt 66.8kg 허리둘레 82cm BP 120/80(14:10) 수면 시간 : 취침 10-11시 / 기상 4-5시
6	wt 66.9kg 허리둘레 82cm BP 120/80(11:25)
9	wt 66.3kg 허리둘레 82cm BP 120/80(10:00)
11	wt 67.1kg BP 120/80(09:30)
13	wt 67.3kg BP 120/80(12:11)
16	wt 66.7kg 허리둘레 80cm BP 120/80(09:35)
18	wt 67.0kg 허리둘레 80cm BP 120/80(09:35) 월말에 혈액검사와 상복부초음파검사 권고
20	wt 68.1kg BP 140/90(14:05) 〉 右耳 강압침 130/90(14:10)

23	wt 67.5kg 허리둘레 80cm BP 150/100(17:30) 左耳 강압침 140/90(17:37) 만년필 동호회 문제로 열이 오름.
25	wt 67.7kg 허리둘레 81cm BP 130/80(10:20) 식이체크 결과 볶음밥, 탕수육, 짬뽕밥, 머핀, 치킨, 피자, 미역국, 우동, 오렌지쥬스, 감자, 삼계탕, 콜라
27	BP 130/90(12:20)

10) 8월

침 치료

침 처방	6	8	10	16	21	23	27	29	31
IqVqIII", + IqVIa,					●	●			
IXoVIIoIII"oVoIo		●	●	●					
IoVoIII". + IoVIIc.	●						●	●	●

치료 반응

6	wt 67.9kg 허리둘레 79cm BP 110/80(14:10)
8	wt 68.7kg 허리둘레 80cm BP 120/80(11:15)
10	wt 68.3kg BP 120/80(15:00)
16	wt 67.8kg BP 120/80(17:50)
21	코다리찜(매운 것) 먹고 속이 아픔. 얼굴 발진. wt 69.2kg BP 120/80(18:25)
23	wt 69.7kg 허리둘레 82cm BP 120/80(10:55)
27	wt 69.9kg 허리둘레 82cm BP 120/80(17:10)
29	대소변 상태 좋음. 수면시간 : 11시~3시, 3시~6시 wt 69.9kg 허리둘레 82cm BP 140/90(11:15)
31	wt 69.2kg 허리둘레 82cm BP 130/90(15:30)

11) 9월

침 치료

침 처방	4	7	11	13	18	20	24
IoVII.×3 + IoIII"a.				●			
IoVoIII". + IoVIIc.	●	●	●		●	●	●

치료 반응

4	wt 69.6kg 허리둘레 82cm BP 150/90 〉130/90(15:10)
7	wt 69.6kg 허리둘레 82cm BP 130/90(14:00) 운동 안 하고 있다.
11	wt 69.4kg 허리둘레 82cm BP 130/90(10:50)
13	wt 70.5kg BP 130/90(16:15) 운동 강력 권고. 체중은 69kg 정도로 유지할 것.
18	wt 70.3kg BP 130/90(18:35) 맥에 힘이 생겼다.
20	wt 70.3kg BP 130/90(16:50)
24	대구에 다녀옴 wt 70.6kg 허리둘레 82cm BP 130/90(18:10)

* 복직 기한 : 12월 13일
* 운동 권고, 예약 문자

12) 10월

침 치료

침 처방	4	8	11	16	19
IqVqIII". + IqVIa,					●
IoVII.×3 + IoIII"a.	●			●	
IoVoIII". + IoVIIc.		●	●		

치료 반응

4	wt 71kg　　　BP 130/90(18:25) 몸에 열이 난다. 후발제 발진
8	wt 70.4kg　　BP 130/90(18:46) 발진 호전.
11	wt 70.4kg　　BP 130/90(11:40)
16	wt 72.2kg　　BP 130/90(17:30)
19	wt 72.6kg

13) 11월

침 치료

침 처방	13
IoVII.×3 + IoIII"a.	●

치료 반응

13	wt 72kg 11월 5일 혈액검사(간기능검사) 결과 모두 정상범위로 회복되었다.
	12월 13일이 복직 예정일이다. 체중관리를 적극적으로 하고 차근차근 복직 준비를 하면 될 것 같다.

4

4　이 환자에게 적용된 많은 처방 중에서 가장 효율적이었던 처방은 [KFP551 + KZc(×3)]라고 생각한다. 동일한 조건으로 이 환자를 처음부터 다시 치료한다면 KFPZD가 합당할 것이라고 판단한다. 그렇게 한다면 치료 기간도 훨씬 단축되었을 것이다. / 20171231

[7] 腹水 변화

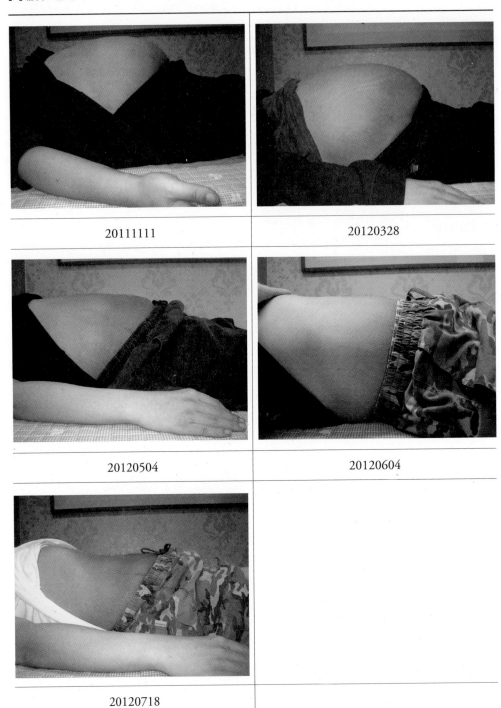

20111111

20120328

20120504

20120604

20120718

[8] 하지부종 변화

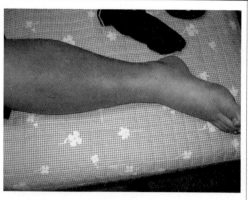 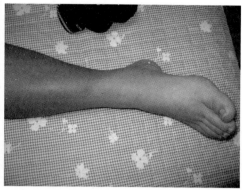

20111111	20120328

[9] 한약 처방 운용

처방일	처방 내용		분량 및 용법
12/13	오가피 포도근 모과 미후도 숙지황 산수유 노근 송절 앵도육 교맥 어성초	150 g 100 g 50 g	20p 2회/일 (아침/저녁)
12/20	오가피 포도근 모과 미후도 숙지황 산수유 노근 송절 앵도육 교맥 어성초	300 g 200 g 100 g	40p 2회/일 (아침/저녁)
1/5	오가피 포도근 모과 미후도 숙지황 산수유 노근 송절 앵도육 교맥 어성초	300 g 200 g 100 g	40p 2회/일 (아침/저녁)
1/26	오가피 포도근 모과 미후도 숙지황 산수유 노근 교맥 어성초 송절 앵도육	300 g 200 g 150 g 100 g	60p 3회/일
3/2	오가피 포도근 모과 미후도 숙지황 산수유 노근 교맥 어성초 송절 앵도육	300 g 200 g 150 g 100 g	60p 3회/일

4/2	오가피 목통 포도근 모과 미후도 노근 교맥 차전자 숙지황 산수유 송절 앵도육	240 g 160 g 120 g 80 g	60p 3회/일 5
5/7	오가피 목통 포도근 모과 미후도 노근 교맥 차전자 숙지황 산수유 송절 앵도육	240 g 160 g 120 g 80 g	60p 3회/일
7/2	오가피 목통 포도근 모과 미후도 노근 교맥 차전자 숙지황 산수유 송절 앵도육	240 g 160 g 120 g 80 g	60p 3회/일

[10] 초음파 사진

2011년 10월 31일	2011년 10월 31일

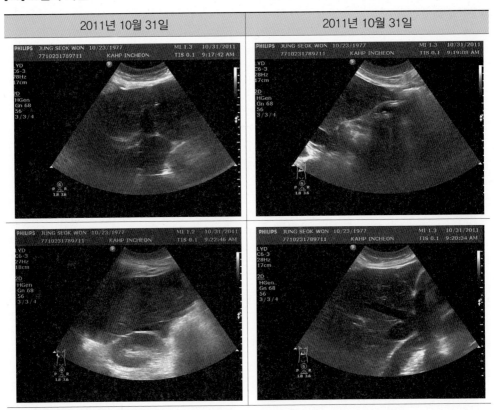

---

5   木通과 車前子를 더 가미한 것은 腹水가 잘 배출되도록 하기 위함이다. / 20171231

2011년 11월 2일	2011년 11월 2일
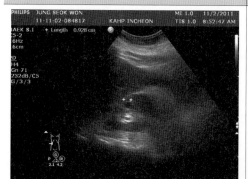	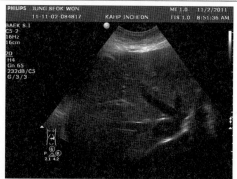

2012년 8월 1일	
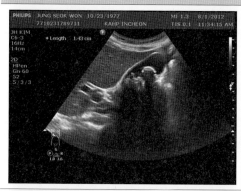	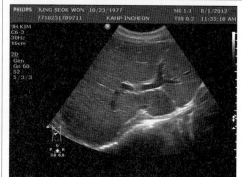
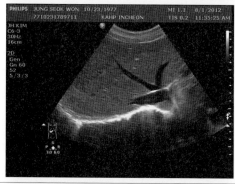	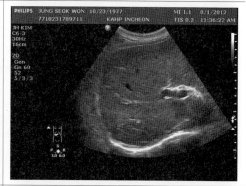
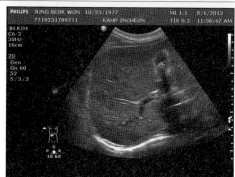	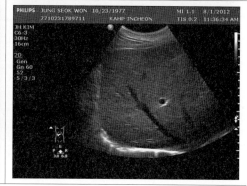

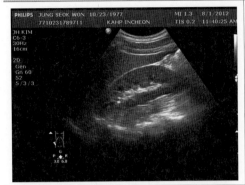
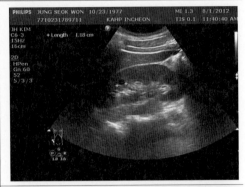
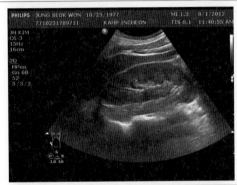
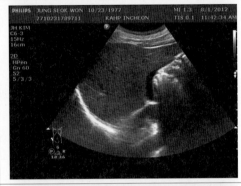
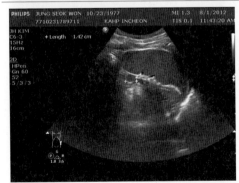
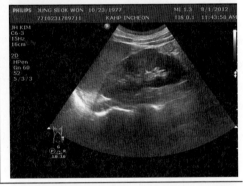

[11] 최종 초음파 소견

■ 상복부초음파
  결론) 1. 14mm크기이하의 여러개의 담낭결석들
       2. 11mm 우신낭종
       3. 14mm 부비장
       4. 복수 (Morrison's pouch)- 과거에 비해 현저히 양이 감소됨.
  - 만성 간질환을 완전 배제하지 못함. 간담도 전문의 진찰 바람.

방사선전문의 백 승 일

2012년 8월 1일

[12] 혈액검사 변화

항목	2011년	2012년				기준범위
	10. 31	4. 26	6. 21	8. 1	11. 5	
AST	31	12	18	17	16	0-33 (IU/L)
ALT	38	8	11	8	12	0-38 (IU/L)
ALP [6]	460	388	251	105	142	77-293 (IU/L)
총빌리루빈	1.8	1.9	1.2	0.9	1.6	0.3-1.7(mg/dl)
r-GTP	235	158	73	66	49	0-56 (IU/L)
총단백	7.4	8.7	8.4	9.0	7.7	6.4-8.4 (g/dl)
알부민	3.1	3.9	3.9	4.4	4.2	3.8-5 (g/dl)
글로불린			4.5			2.4-3.5 (g/dl)
A/G 비율			0.9			0.9-2.2 (%)

2012년 11월 5일 검사에서 이상 범위에 있었던 수치들이 모두 정상 범위로 회복되었다.

---

[6] [참고] ALP 증가
간담도 질환 : virus성 간염(정상치의 2-3배 정도), 약물성 간장애, alcohol성 간장애, 간경변증, 간내 담
즙울체, 간세포암, 폐쇄성황달

[13] 식이요법 점검

2011년 12월 15일 체중 : 105.6kg

님의 식이요법 체크표

2012.   .   .

날짜	아 침	점 심	저 녁	운 동	음 료	
1 / 11	메밀묵·메밀쌀 고등어구이·취포	X	메밀묵, 메밀쌀 갓겉절임	X	옥초,단감두,한약, 파인애플,커피 쥬스, 매실야채,우엉차,백주	비타민C, E, 스피루리나
1 / 12	X	김밥(메밀밥,양상, 어묵,시금치,무우,김치) 김치찌개, 취포	메밀밥, 일엽두, 죽기, 김치찌개	X	옥초, 단감두,한약 파인 커피 쥬스, 하죽야채, 메밀차	비타민C, E 스피루리나, 초록입홍합
1 / 13	X	김밥(메밀밥, 양상, 어묵,시금치,무우,김치) 김치주먹밥, 취포	전치 메밀수제비, (감치,어묵,서운운어) 카카미,고등어구이	X	〃	〃
1 / 14	X 샐러야채	메밀밥, 연어, 고등어,일엽두,감치 김치야구이,새싹	점심저로 김밥	X	〃	〃
1 / 15	X	메밀야채, 취포	녹즙전(녹두,김치,새싹 유,새싹),우엉운어우 백주(커피,자연,뽑)	X	〃	〃
1 / 16	초치겉절,메밀밥 서금치된강치	X	어묵탕, 메밀밥 카카야구이	도보 30분	〃	〃
1 / 17	X	김밥(메밀밥,연어, 감치,무우,서금치) 4가지	메밀수태, 조개구이	X	〃	〃
1 / 18	메밀밥,시금치된장치, 고등어구이,떡치묵볶	X	어개점,메밀밥	X	메밀 복가스	〃
1 / 19	X	X	겉겉치,양밥,새우튀김, 육운어	X	〃 사이다, 현미녹차	〃
1 / 20	메밀(2대,김치치겉밥	X	메밀밥,코너,죽기, 김치,아이스크림	X	옥초,단감두,한약, 파인애기쥬스,하유차체 메머차,메티백가스	〃

이 점검표 한 장을 모두 작성하실 때마다 한의원으로 방문하여 제출해 주십시오.

환자분의 건강과 삶의 질을 책임지는 **행복주치의**

희망한의원

금, 土

水

님의 식이요법 체크표

2012.   .   .

날짜	아침	점심	저녁	운동	음료	
1/21	X	우뭇(찬밥,생선구이, 젓갈,보리밥,깍뚜기, 계맛,푸딩)	아이스크림 ✓	X	한약,호박차, 파인카주스, 사이다.하루야채	비타민C,E 은여호르나
1/22	국바이,감자구이, 계란볶음밥.	아이스크림 ✓	해물,메밀국수 쌈밥,딸기	X	한약,메빌차.음료. 파인커피쥬스. 무알콜맥주	"
1/23	에밀밥,조비구이, 뷰전,과일,녹차. 딱국	X	해물,메밀자장면, 냉수(팥파전,계미), 아이스 ✓	X	한약,메빌차,음료 파인커피쥬스	"
1/24	해물야박자짬면, 고등어구이,오렁무국	X	김밥(메빌밥,오뎅이, 멸치,김치,과일,사이다), 냉수(꽁,파전,계기)	X	한약,메빌차,음료, 파인커피쥬스, 하루야채,식혜	"
1/25	X	X	계맛밥,과일, 꽁치김치찌개, 도터전	X	한약,메빌차,음료 계미,파인쥬스	"
1/26	X	참치주먹밥	꽁치김치찌개, 국이,가자미구이, 과일,김치.	X	한약,메빌차,음료, 커피파인쥬스, 하루야채	비타민C,E 스틱초거4. 약주요
1/27	계미,딸기	해장취,오뎅이 보리밥,경우밥	어묵탕,김치 가자미,조렁삼	X	한약,메빌차,음료, 커피파인쥬스. 사이다,무알콜맥주	"
1/28	가시,딸기	과애기,상추,배추, 김,바늘,고추,에밀밥	녹즙취,오렁어 팔맹깅	X	한약,메빌차,음료, 커피파인쥬스 무알콜맥주	"
1/29	가시,딸기	선야구이,잠밥 (과애기,시금치,과일 겉치)	X	X	한약,메빌차,음료, 커피파인쥬스. 하루야채	"
1/30	X	X	고등이,이면수구이 혜밀밥,메일밥.	X	한약,메빌차,음료.	

이 점검표 한 장을 모두 작성하실 때마다 한의원으로 방문하여 제출해 주십시오.

환자분의 건강과 삶의 질을 책임지는 **행복주치의**

희망한의원

님의 식이요법 체크표

2012.   .   .

날 짜	아 침	점 심	저 녁	운 동	음 료	
1/31	연어구이쌈	청국주먹밥, 라메이·샐러드	메밀전병, 족편당, 북어찜, 명란젓	X	한약, 메밀차, 파인애플쥬스, 홍초	스피루리나 익수효모 비타민C
2/1	연어회쌈, 딸기	X	참돔이, 장만젓, 아귀찜, 조개탕, 메밀쌈	X	한약, 메밀차, 파인애플쥬스, 홍초	"
2/2	조개탕, 고등어구이, 젓갈, 김치, 메밀쌈	학꽁치, 오징어	메밀, 쏘바	X	한약, 메밀차, 파인애플쥬스, 홍초, 무알콜맥주	"
2/3	X	바닷가재구이, 재첩국, 유부초밥, 야채밥	팥빙수 (팥, 딸기, 바나나, 허밀아포, 키위)	X	한약, 메밀차, 파인애플쥬스, 홍초	"
2/4	학꽁치, 오징어	라메기, 삶아채, 조개탕, 젓갈, 팥죽, 라우나	메밀비빔면	X	한약, 메밀차, 파인애플쥬스, 홍초, 무알콜맥주	"
2/6	딸기,	메밀밥, 꽁치, 병어구이, 참게요리 찌개,	메밀칼국수, 육	X	한약, 메밀차, 파인애플쥬스, 홍초	"
2/16	학꽁치, 오징어, 야채국	메밀쏘바	꽁치, 고등어구이, 젓갈, 메밀쌈	X	한약, 메밀차, 파인애플쥬스, 홍초, 무알콜맥주	"
2/17	젓갈김밥	X	메밀밥, 조개 조개구이, 새우덤장국	X	한약, 메밀차, 파인애플쥬스, 홍초, 숭늉	"
2/18	오징어, 학꽁치, 새우샐러드	X	라메기(김밥), 들깨전, 해물쌀국수	X	한약, 메밀차, 파인애플쥬스, 홍초, 무알콜 백주	"
2/19	참치김밥, 오징어, 감자구이	새우샐러드	메밀비빔면	X	한약, 메밀차, 파인애플쥬스, 홍초	스피루리나, 맥주효모, 비타민 C

이 점검표 한 장을 모두 작성하실 때마다 한의원으로 방문하여 제출해 주십시오.

환자분의 건강과 삶의 질을 책임지는 **행복주치의**

희망한의원

님의 식이 체크 포인트

2012. 2. 20.

날 짜	아 침	점 심	저 녁	운 동	음 료	
2 / 10	참치회, 어묵탕 김치구이	X	새우느파기다, 식빵	X	홍초, 한약, 메밀차, 커피,	맥주효모, 스피루리나, 비타인C,E
2 / 11	X	참치회, 김치국	참치김치볶음밥, 참치김치찌개, 토마토	X	홍초, 한약, 메밀차, 파인애플쥬스	"
2 / 12	멸치, 회, 김치, 김치, 회, 낙지볶음밥 해물샤브죽	X	해물전골밥, 계란후라이,	X	홍초, 한약, 메밀차, 파인애플쥬스, 녹차약차	"
2 / 13	포항이, 메밀밥	X	낙지 대구볶음 해물동그랑땡, 메밀밥,	X	홍초, 한약, 메밀차, 파인애플쥬스	"
2 / 14	X	X	꼬들이, 약탕, 메밀밥	X	홍초, 한약, 메밀차, 녹차약차, 무안군보리차	"
2 / 15	X	떡방어구이	해물동그랑땡, 참치까스, 해물야채죽	X	홍초, 한약, 메밀차, 파인애플쥬스	"
2 / 16	X	약꽁치, 오징어	대구자미, 메밀밥, 해물동그랑땡	X	홍초, 한약, 메밀차, 파인애플쥬스	"
2 / 17	X	참치회, 어묵탕, 해물죽, 꽁치구이	참치회, 김치콩나물 장국	X	홍초, 한약, 메밀차	"
2 / 18	X	새우, 참치초밥, 참치김치찌개	X	X	홍초, 한약, 메밀차	"
2 / 19	낙지볶음, 해물동그랑땡, 메밀밥,	X	해물해물동그랑땡, 메밀밥, 아이스크림	X	홍초, 한약, 메밀차	"

이 점검표 한 장을 모두 작성하실 때마다 한의원으로 방문하여 제출해 주십시오.

환자분의 건강과 삶의 질을 책임지는 **행복주치의**

희망한의원

2012.   .

날 짜	아 침	점 심	저 녁	운 동	음 료	
2 / 20	X	주먹밥 (메밀밥 김. 명란젓)	산채밥	X	한약, 홍초 파인애플키위쥬스	비타민C
2 / 21	X	모밀소바	알탕. 메밀밥 참치젓	X	한약, 홍초 메밀차	비타민C 스피루리나
2 / 22	메밀묵밥 : 메밀밥.메밀묵 김치.김.	X	배추된장국 고등어구이 메밀밥, 송능	X	한약. 홍초 메밀차	비타민C
2 / 23	X	X	메밀묵밥 조기. 삼사모구이	X	한약. 홍초 메밀차 파인애플키위쥬스	비타민C 스피루리나
2 / 24	X	생선회 (광어.우럭) 새우구이, 오징어 메밀밥	X	X	한약. 홍초 메밀차, 파인홍초 파인애플키위쥬스	비타민C 스피루리나
2 / 25	X	메밀밥. 배추된장국 임연수. 조기구이	모듬회. 모듬초밥 (광어.연어.고등어 참치. 새우)	X	한약. 홍초 메밀차 파인애플키위쥬스	비타민C 스피루리나
2 / 26	X	광어매운탕 명란.낙지젓 백김치	초코케익 딸기생과일쥬스	X	한약. 홍초 메밀차, 생수 파인애플키위쥬스	비타민C 스피루리나
2 / 27	X	X	전복죽 낙지김치죽	X	한약. 홍초 파인애플키위쥬스	비타민C
2 / 28	낙지김치죽 김밥(백김치.멸치 양배추. 명란.우엉)	김밥2조각 초코렛	전복죽 고등어구이	X	한약. 홍초 메밀차 파인애플키위쥬스	비타민C
2 / 29	X	찹쌀야채죽, 오징어. 학꽁치	참치회 생선.해물짜스 토스트	X	한약 메밀차 파인애플 키위쥬스	비타민C

이 점검표 한 장을 모두 작성하실 때마다 한의원으로 방문하여 제출해 주십시오.

환자분의 건강과 삶의 질을 책임지는 행복주치의

희망한의원

님의 식이 체크 포인트

2012. 3. 12.

날 짜	아 침	점 심	저 녁	운 동	음 료	
3 / 12	메밀밥. 참치구이 해물전. 냉이된장국 멸치. 백김치	X	참치회·초밥 졸복이묵전·백김치	X 94.3 kg	한약 파인애플키위쥬스 메밀차	비타민C 맥주효모
3 / 13	X	X	장어회·쟁반국수 족발	X 93.8 kg	한약 파인키위쥬스 메밀차	비타민C 맥주효모
3 / 14	X	X	참치김치찌개 메밀밥·굴전	X 91.8 kg	한약 파인키위쥬스 메밀차	비타민C 맥주효모
3 / 15	X	햄치즈토스트 다꽝야끼	연어스테이크 샐러드·스프	X 91.5kg / 118cm 콜라. 생수	한약 파인키위쥬스 메밀차	비타민C
3 / 16	X	짚장비·숙주나물 삼추. 흰밥	참치회·유온지 우동	X	한약 오과차·핫초코 생수·다가페인커피 사이다	
3 / 17	북어지리·흰밥 조기구이	순대국·김치 흰밥. 초코릿·과자	자장면·짬뽕 간쫑기	X	한약 보리차	
3 / 18	X	메밀냉면·주먹밥 녹두비빔떡·고구마 돈까스규동·포테이토	X	X 90.5 / 116cm	한약 파인키위쥬스 메밀차	비타민C
3 / 19	X	X	산오징어·장어회 가리비·새우·소라	X 90.2 / 113cm	한약 파인키위쥬스 메밀차·사이다	비타민C
3 / 20	X	X	고등어·가자미구이 복어국·전갈·멸치 김치·메밀밥	X 89.8kg	한약 파인키위쥬스 메밀차	비타민C 맥주효모
3 / 21	냉이된장국·메밀볶음밥 가자미김치조림	생선초밥, 우동 회문칭·콩감	X	X 90.2kg	한약 파인키위쥬스 메밀차	비타민C 맥주효모

이 점검표 한 장을 모두 작성하실 때마다 한의원으로 방문하여 제출해 주십시오.

환자분의 건강과 삶의 질을 책임지는 **행복주치의**

희망한의원

님의 식이 체크 포인트

2012. 3. 12.

날 짜	아 침	점 심	저 녁	운 동	음 료	
3/22 목	새우김밥	메밀우동 계란말이김밥	팥죽	도보 90분 90.5kg	파인애플키위쥬스 메밀차, 한약 생수, 모과차	비타민C 액수효모
3/23 금.한의원	X	참치회, 초밥, 무침 카나페, 어묵탕 야채쌈	아이스크림, 와플	도보 80분 90.3kg	파인애플키위쥬스 메밀차, 한약	비타민C 액수효모
3/24 토	X	참치회, 무침, 유리 오징어튀김, 참치죽 묵은지, 쌈야채	꽁치회, 구이	도보 70분 90.2kg	파인애플키위쥬스 신선초파인애플즙 메밀차, 한약	비타민C 액수효모
3/25 일	X	참치회, 멸치 쌈야채, 쌀밥	메밀우동, 김치	도보 70분 X	파인애플키위쥬스 신선초파인애플즙 메밀차, 한약	비타민C 액수효모
3/26 월.한의원	X	X	광어, 연어회, 초밥 우동	러닝머신 40분 87.8kg	신선초파인애플즙 한약, 생수	
3/27 화	바나나 생선초밥, 참치구이 쌀국수	팥죽		도보 120분 87.4kg	파인애플키위쥬스 메밀차, 한약 생수	비타민C 액수효모
3/28 수.한의원	쌀국수	바나나 메밀냉면	생러두부찌개	X 86.9kg / 109cm	파인애플키위쥬스 신선초파인애플즙 메밀차, 한약 라임에이드	비타민C 액수효모
3/29 목.	X	X	참치, 광어회 볶음우동, 계란말이 고등어이	X 86.11kg	신선초파인애플즙 한약	X
3/30 금.한의원	X	광어, 연어, 새우 초밥 양배추볶음(멸강비)	X	X 85.11kg	파인애플키위쥬스 한약, 사이다 유자차, 웰치스	비타민C
3/31	바나나	아구탕, 메밀육방 꼴뱅이 야채무침 김	양장피, 깐쇼새우 잡채밥, 자장면	X 85.11kg / 108cm	신선초파인애플즙 메밀차, 한약 아이스초코	액수효모

이 점검표 한 장을 모두 작성하실 때마다 한의원으로 방문하여 제출해 주십시오.

환자분의 건강과 삶의 질을 책임지는 **행복주치의**

희망한의원

님의 식이 체크 포인트

2012. 3. 12.

날 짜	아 침	점 심	저 녁	운 동	음 료	
4/1	X	메밀야채비빔면 참치까나페	갈초비비프 치킨베이크	5보 70분 84.8kg/108cm	파인애플키위쥬스 메밀차. 한약	비타민C 맥주효모
4/2	X	X	무침회. 쌀국수 볶음밥. 김치	X 84.3kg	파인애플키위 바나나 메밀차. 한약	맥주효모
4/3	X	X	쭈꾸미볶음·볶음밥 바지락된장 야채쌈	X 83.1kg	신선초파인쥬스 파인애플키위쥬스 메밀차. 한약	비타민C
4/4	X	산나물비빔밥 산나물과 녹두전 숭늉	무침회	5보 20분 83.2kg	신선초파인쥬스 파인애플키위바나나 녹차. 한약	비타민C
4/5	X	햄버거 한입 메밀물냉면 바쑥김치	치킨	X 82.9kg	신선초파인쥬스 메밀차. 한약 보리음료	
4/6 대구	X	X	아구찜. 북어튀김 북어 사브사분 햄버거(행사)	X 82.3kg	파인애플키위바나나 한약, 사이다	비타민C
4/7 대구	북어국. 조기구이 김치. 청방	산채비빔밥 산나물전 조기구이	X	5보 150분 —	한약 숭늉 디카페인커피	
4/8	X	구운우동 보리떡 옥수수과자	해물메밀만두 당면. 찜닭조금	X 80.9kg	파인애플키위쥬스 한약	비타민C
4/9	X	보리떡 옥수수과자	샐러드위퍼 (야채비빔밥. 샐러드. 과일)	X 80.3kg/102cm	신선초파인쥬스 두유. 딸기에이드 한약	
4/10	X	X	해물만두. 어묵탕 오징어볶음면	X 79.8kg	신선초파인쥬스 파인애플키위쥬스 메밀차. 한약	비타민C 맥주효모

이 점검표 한 장을 모두 작성하실 때마다 한의원으로 방문하여 제출해 주십시오.

환자분의 건강과 삶의 질을 책임지는 행복주치의

희망한의원

님의 식이체크

2012. 4. 23.

날 짜	아 침	점 심	저 녁	운 동	음 료	
4/11	허니브레드 X	옥수수스프. 밥 샐러드. 볶음밥 고구마	게맛살 한쪽	X 79.8kg	파인애플 키위쥬스 한약, 이탈리안소다 파인애플 에이드	비타민C
4/12	X	참치회. 무침. 김치 오징어튀김 시금치된장국	게맛살 1개	X 79.3kg	신선초파인애플즙 한약, 메밀차 파인애플키위쥬스	비타민C 맥주효모
4/13	X	새우샐러드, 밀전병 쌈야채	X	도보 1시간 77.8kg/99cm	키위음료, 한약 신선초파인 애플즙	비타민C
4/14	X	떡볶이. 볶음밥 와플	참치회.초밥.죽 김	산보 10분 러닝머신 30분 77.1kg	한약. 생수 파인애플키위쥬스 메밀차	비타민C
4/15	X	떡볶이. 볶음밥 토스트 와플.아이스크림	X	도보 2시간 76.9kg	메밀차. 한약 미니파인 즙	
4/16	X	메밀물냉면. 김치 수육 4,2각 케익	X	76.4kg	미니파인즙 한약, 메밀차	
4/17	X	스프. 밥. 샐러드 볶음밥. 밀전병 쌈야채	X	도보 2시간 76.3kg	파키쥬스, 한약 딸기에이드 메밀차 애플콜라라	비타민C
4/18	X	바게트치즈구이 샐러드, 볶음밥 전골, 면	X	반식 30분 야경 76.2kg	한약, 메밀차 파인애플키위쥬스	비타민C
4/19	X	X	참치회. 초밥. 샐러드 볶은지.김	X 76.9kg	한약. 생수 미니파인즙 메밀차	맥주효모
4/20	X	메밀물냉면	메밀밥.전.샐러드 메밀묵.된장 야채.쌈	도보 3시간 40분 75.8kg	메밀면수. 한약 미니파인애플즙 생수	

이 점검표 한 장을 모두 작성하실 때마다 한의원으로 방문하여 제출해 주십시오.

환자분의 건강과 삶의 질을 책임지는 **행복주치의**

희망한의원

님의 식이체크

2012. 5. 4.

날짜	아 침	점 심	저 녁	운 동	음 료	비타민C 복용 중지
4/21	X	볶음밥. 참치회 짬뽕	아이스크림(소프)	X 75.3kg / 95cm	메밀차 한약	
4/22	X	꽃게찜. 닭꺼장 알무침. 어묵 샐러드	와플, 빵	X 75.1kg	파인애플키위즙 한약 탄산음료. 커피.	비타민 C
4/23 한의원	알무침. 성게알. 김. 멸치	김치전골. 샐러드 나물무침. 라면	라면. 김치	걷기 1시간40분 74.7kg	파인애플 키위즙 메밀차. 한약 숭늉	비타민 C 맥주효소
4/24	X	참외. 청포도	샐러드바 (샐러드, 볶음밥 과일, 비빔밥)	러닝머신 60분 줄넘 60분 74.7kg	죽차. 탄산음료 한약. 메밀차	
4/25 한의원	X	알무침. 고사리나물 깻잎장. 김치 오이소박이	X	X 74.7kg	신선초오이파인즙 메밀차. 한약	
4/26	X	샐러드바 (횟초밥. 샐러드 케잌)	X	X 74.8kg	생수. 키위쥬스 키위 슬러시 한약. 파인애플구위즙	
4/27 한의원	X	죽밥. 샐러드	X (치킨조각)	X 73.9kg / 94cm	신선초오이파인즙 한약. 메밀차 탄산음료	
4/28	X	참치회. 우칭 샐러드,	X (감자과자)	X	메밀차. 한약	
4/29	X	팥빙수. 샐러드. 볶음밥	검은여밥. 계란찜 찰밥. 멸게	X 73.7kg	탄산음료 , 한약 , 생수	
4/30 한의원	X	오징어불고기 나물. 샐러드	아이스크림 참외. 청포도 복숭아	X 73.5kg	생수. 한약	

이 점검표 한 장을 모두 작성하실 때마다 한의원으로 방문하여 제출해 주십시오.

환자분의 건강과 삶의 질을 책임지는 행복주치의

희망한의원

님의 식이 체크

2012. 6 . 1 .

날짜	아침	점심	저녁	운동	음료
5 / 21	X	오징어 불고기. 상추 야채샐러드. 우렁 된장찌개. 새우 튀김나물	X	X 68.8kg	신선초파인애플즙 한약. 생수 메밀차 파인애플키위즙
5 / 22	X	샐러드. 스프 빵 볶음밥	X	도보 60분 68.4 kg	신선초파인애플즙 한약. 탄산음료 파인애플키위즙 메밀차
5 / 23	X	야채. 나물.된장국 잡곡밥.	X (어묵구이)	X 68.2kg/87cm	파인애플키위즙 홍초. 생수. 한약 팥빙수
5 / 24	X	참치회. 초밥 구이. 묵은지 어묵구이. 초코렛	떡볶이, 튀김 어묵	X 68kg	메밀차. 한약 파인애플키위즙 생수
5 / 25	X	샐러드. 케익 볶음밥.	X	도보 90분 67.7kg	메밀차. 한약 탄산음료
5 / 26	X	참치회. 김치찌개 참치샐러드. 메밀밥 김. 탕국 아이스크림	참치샐러드 메밀우동. 김치	도보 180분 68.7 67kg	메밀차. 생수 신선초 파인애플즙
5 / 27	X	쌀국수. 볶음밥 새우튀김 떡볶이	X (어묵구이)	도보 30분 69kg	메밀차. 생수 한약 파인애플키위즙
5 / 28	X	샐러드 , 피자	X	도보 90분 69.3kg	메밀차. 탄산음료 한약 파인애플키위즙
5 / 29	X	참치구이. 김치찌개 젓갈. 메밀밥	X (치킨조금)	68.3kg	신선초 파인애플즙 한약. 메밀차
5 / 30	X	쌀국수. 볶음밥	X	도보 30분 67.6kg/86cm	파인애플키위즙 생수. 메밀차 한약

운동한 시간을 반드시 기록하십시오.

이 점검표 한 장을 모두 작성하실 때마다 한의원으로 방문하여 제출해 주십시오.

환자분의 건강과 삶의 질을 책임지는 행복주치의

희망한의원

님의 식이 체크

2012. 6. 11.

날짜	아 침	점 심	저 녁	운 동	음 료
5/31	X	현미밥. 샐러드 모밀국수	X	도보 2시간 68.2kg	파인애플키위쥬스 한약, 탄산음료 메밀차
6/1	X	짬뽕밥. 짜장 (볶음밥) (탕수육)	X	X 68.2kg	파인애플키위쥬스 한약, 가스오스 메밀차
6/2	X	낙지볶음. 메밀밥 야채쌈장.김	참치초밥. 냉모밀 새우튀김, 김치	X 68.3kg	파인애플키위쥬스 한약, 메밀차 생수
6/3	X	구이/샐러드바/ 샐러드.(볶음밥) 스프. 빵. 쥬스	장어회. 콘샐러드 새우, 소라	도보 40분 67.9kg	메밀차 (홍차) 한약
6/4	X	물냉면 물만두	장어회. 콘샐러드 새우, 소라	도보60분 67.9kg	메밀차, 한약 비타500 사이다, 생수
6/5	참치샐러드	(스테이크) 샐러드 메밀차	X 66.9kg	도보 85분	한약, 메밀차 딸기레몬웨이드 파인애플키위쥬스
6/6	X	참치회. 쌈야채 오징어볶음. 참치 볶음. 메밀밥	X 66.1kg	X	파인애플키위쥬스 메밀차. 한약 팥빙수
6/7	콩나물해장죽 김. X 김치	샐러드바/ 샐러드.피자.스프 (빵).볶음밥.비빔밥	X 66.2kg, 83cm	도보 60분	한약. 생수 홍초. 탄산음료 메밀차
6/8	X	현미밥. 샐러드 볶음밥. 아이스크림	X 66.8kg	도보120분	파인애플키위쥬스 탄산음료. 메밀차. 한약
6/9	X	물냉면 (만두) 열무김치	(치킨)2종	도보110분 66.6kg	파인애플키위쥬스 생수. 냉면온육수 메밀차. 한약

운동한 시간을 반드시 기록하십시오.

이 점검표 한 장을 모두 작성하실 때마다 한의원으로 방문하여 제출해 주십시오.

환자분의 건강과 삶의 질을 책임지는 **행복주치의**

희망한의원

님의 식이 체크

2012. 6 . 20 .

날 짜	아 침	점 심	저 녁	운 동	음 료
6 / 10	X	참치·굴비구이 샐러드, 메밀밥 김.	떡볶이	X 67kg	메밀차, 한약 파인애플쥬스
6 / 11	X	피자·샐러드 토마토스프	X	50분 67.1kg	메밀차, 한약 탄산수, 홍초
6 / 12	X	찜닭, 찜닭덮밥 냉면, 김치 떡볶이, 떡꼬치	X (야밥)	X 66.8kg	메밀차, 한약 파인애플쥬스 생수, 빙수
6 / 13	참치·굴비구이 두릅전, 김 해물경단	떡	X	155분 66.9kg	메밀차, 한약 녹차, 탄산음료
6 / 14	참치샐러드 빵	동태찜 볶음밥.	X	X 66.6kg	한약, 비타민음료 생수, 메밀차 파인애플쥬스
6 / 15	꽁치·참치구이 두릅전, 김치 떡·메밀만두국	물냉면, 비빔냉면	바나나	70분 66.1kg	한약, 메밀차
6 / 16	바나나	굴비·참치구이 메밀밥, 김치찌개	치킨 바나나	X 66.6kg	한약, 메밀차 탄산음료
6 / 17	바나나 빵·과자	참치·연어구이 생선가스 볶음밥 오징어·해물안주	메밀우동 떡볶이 빵	50분 66.8kg	한약, 메밀차 파인애플 키위쥬스
6 / 18	바나나 유부초밥·김초밥	떡·생선가스 연무비빔메밀면 해물경단	X	120분 66.8kg	파인애플키위쥬스 한약·메밀차 홍차.
6 / 19	바나나	떡·생선가스 연무비빔 메밀면 해물전·해물만두	X	X 66.8kg	한약, 생수 메밀차 파인애플키위쥬스

운동한 시간을 반드시 기록하십시오.

이 점검표 한 장을 모두 작성하실 때마다 한의원으로 방문하여 제출해 주십시오.

환자분의 건강과 삶의 질을 책임지는 **행복주치의**

희망한의원

님의 식이 체크

2012. ~~6~~ 7. 2.

날 짜	아 침	점 심	저 녁	운 동	음 료
6/20	바나나	샐러드. 연어 볶음밥	X 경기경기 금식	X 66.8kg	탄산음료 메밀차
6/21	X 경기경기 금식	참치회. 흰밥 어묵우동. 김 묵은지	X	도보 30분 66.6kg	생수. 메밀차 파인애플키위쥬스 팥빙수
6/22	X	바나나. 라면 참치회. 구이 쌈밥. 묵은지	김밥. 라볶이	X 66.1kg	메밀차. 생수
6/23	X	참치(김치찌개 참치구이. 모듬전 쌈밥	X	X 66.4kg	메밀차. 한약
6/24	쭉밥, 돈까스 쟁반국수, 야채쌈 골뱅이무침	피자. 치킨	X	X —	메밀차 탄산음료 파인애플키위쥬스
6/25	X	샐러드. 스프 빵. 토마토스파게티	X (간식: 뭉어구이)	X 65.8kg / 81cm	메밀차 탄산음료
6/26	모밀국수 생선까스	샐러드. 스프 빵. 크림스파게티	X (간식: 아이스크림) 66.1kg		메밀차. 한약 탄산음료
6/27	바나나	샐러드. 스프 빵. 토마토스파게티	콩나물불고기 볶음밥. 우동	도보40분 66.2kg	메밀차 탄산음료. 생수
6/28	X	샐러드. 스프	X	도보 1시간50분 —	메밀차 탄산음료
6/29	X	떡볶이. 볶음밥 김치	X	도보 ~~1시간20분~~ 2시간 67.2kg	파인애플키위쥬스 탄산음료 생수

운동한 시간을 반드시 기록하십시오.
이 점검표 한 장을 모두 작성하실 때마다 한의원으로 방문하여 제출해 주십시오.

환자분의 건강과 삶의 질을 책임지는 **행복주치의**

희망한의원

님의 식이요법 체크

2012. 7 / 11 .

날 짜	아 침	점 심	저 녁	운 동	음 료
6 / 30	X	간짜장 짬뽕밥 간풍기	쌀짜장면 김치	X 67.3kg	파인애플키위쥬스 메밀차
7 / 1	X	샐러드, 초밥 란티브, 커리	볶닭밥, 오코노미 계란찜	X x	파인애플키위쥬스 메밀차 파인애플쥬스, 생수
7 / 2	X	간장게장, 김치 양념게장, 밥 샐러드	X (가물어, 백죽)	도보 1시간 30분 68.1kg	한약, 메밀차 파인애플키위쥬스 생수
7 / 3	X	떡, 문어, 오징어 샐러드, 피자	X	도보 30분 66.8kg	한약, 메밀차 탄산음료, 옥수수염차
7 / 4	X	샐러드, 빵 파스타	X	X 66.8kg	한약, 메밀차 보리차, 생수 탄산음료
7 / 5	X	샐러드, 흑임자죽 산초쌈 저육 돈가스, 고추전	X	도보 90분 66.6kg	한약, 식혜
7 / 6	X	샐러드, 초밥	X (빵팥)	도보 150분 66.9kg	한약, 메밀차 파인애플키위쥬스 탄산음료
7 / 7	X (바나나)	초밥, 회, 샐러드 새우구이 쭈꾸미볶음	X (바나나, 피자 치킨)	X —	한약, 메밀차
7 / 8	X	참치회, 새우구이 쭈꾸미볶음, 김 메밀밥, 묵은지	X	X —	한약, 메밀차 파인애플키위쥬스 탄산수
7 / 9	X	산국수, 볶음밥 스프링롤	샐러드, 상추김치 고기구이	도보 나5분 66.3kg	한약, 메밀차 파인애플키위쥬스 쥬스외, 보리차

님의 식이요법 체크

2012. 7. 23.

날 씨	아 침	점 심	저 녁	운 동	음 료
7 / 10	X	스프, 생선까스 양배추샐러드, 밥	생선초밥, 우동 모밀, 생선구이 밥, 나물	도보 95분	메밀차, 생수 한약
7 / 11	X 바나나 한개	바지락칼국수 김치, 보리밥 팥빙수, 시루떡	크림크림 쌀밥	X 67.1kg	한약, 생수 파인애플키위쥬스 메밀차
7 / 12	X	X 건오징어, 바나나	생선까스, 해물전 오징어바, 해물만두 메밀 비빔면	X 67 kg	한약, 메밀차 파인애플키위쥬스 메밀음료, 탄산수
7 / 13	X	샐러드, 스프 또떠아, 감자	X 건어물구이	X 67.3kg	한약, 메밀차 파인애플키위쥬스 탄산음료
7 / 14	X	꽁치김치찌개 생선까스, 메밀밥, 해물전	카페 메밀밥 미역국 건어물구이	X —	한약, 메밀차 보리맥주
7 / 15	X	팥빙수, 쌈야채 샐러드, 오징어바 생선, 새우까스 메밀밥, 카페	X 아이스크림	도보 120분 67.6kg (81cm)	한약, 메밀차 파인애플키위쥬스
7 / 16	X	볶음밥, 짬뽕밥, 탕수육	샐러드 치킨 2쪽 피자 2쪽	X 66.7kg	한약, 메밀차 파인애플키위쥬스 콜라
7 / 17	X 바나나 한개	샐러드 비빔밥, 나물 한식	X 건어물구이	X 67.4kg	메밀차, 한약 식혜
7 / 18	X	삼계탕, 김치 커피빙수, 머핀	X 오징어구이, 팝콘	X 67kg	한약, 메밀차 파인애플키위쥬스 포도쥬스, 생수
7 / 19	X	흰밥, 냉모밀 새우튀김, 생선까스 전복죽, 샐러드	냉면	X 66.8kg	한약, 메밀차 파인애플키위쥬스 생수, 초코 오렌지쥬스

님의 식이 체크

2012. . .

날 짜	아 침	점 심	저 녁	운 동	음 료
7 / 20	X	브로콜리스프, 샐러드, 볶음밥	샐러드, 새우까스, 해물전, 오징어바, 해물완자	X / 68.1 kg	파인애플에이드, 메밀차, 한약, 파인애플키위쥬스
7 / 21	X	낙지해물, 메밀전, 가자미구이, 간장, 메밀밥	샐러드, 오징어바, 떡볶이, 어묵	X / 67.5kg	한약, 메밀차
7 / 22	X	초밥, 샐러드	X	X / 67.5kg	파인애플키위쥬스, 메밀차, 탄산수
7 / 23	내장탕, 김치, 흰밥	샐러드, 초밥, 냉모밀, 대게, 떡 (시루떡)	X	X / 67.5kg /80cm	한약, 메밀차, 탄산음료, 생수
7 / 24	X	샐러드, 새우, 양파스프, 밥, 꽃게	X (은어또)	도보 150분 / 68.4kg /82cm	한약, 메밀차, 파인애플키위쥬스, 탄산음료
7 / 25	X (은어또)	냉면, 만두, 녹두전, 아이스크림	은어또, 가문어구이, 북어해물메밀전	X / 67.8kg /81cm	한약, 메밀차, 냉면육수
7 / 26	X	팝콘, 아이스크림, 초밥, 샐러드, 냉모밀, 어묵, 새우	X	도보 60분 / 68kg / 80cm	한약, 메밀차, 페리에 (탄산수), 생수
7 / 27	X	홍어자족, 샐러드, 가자구이, 저금, 양밥, 멸조금	X	X / 68kg	한약, 메밀차, 파인애플키위쥬스, 생수, 탄산수, 오미자차
7 / 28	X	양파스프, 샐러드, 밥, 잔뜩	샐러드, 냉면, 야채 겉절이, 돼지갈비 몇점	X / 68kg	한약, 메밀차, 파인애플키위쥬스, 생수, 키위음료
7 / 29	X	샐러드 잔뜩, 피자, 치킨	X (가문어구이)	X / 67.5kg	한약, 메밀차, 파인애플키위쥬스

모든 음식과 과일을 드실 때는

님의 식이 체크

날짜	아 침	점 심	저 녁	운 동	음 료
한의원休 7/30	✕ 딸빙수. 식빵	비빔모밀	떡. 오징어바 생선까스	✕ 67.3kg	메밀차. 한약 비타민음료
7/31	✕	샐러드, 스프, 빵 감자튀김	금식	✕ 68.2kg	메밀차. 한약 탄산음료 파인키위음료
한의원休 8/1	금식 (간기능검사)	✕	샐러드. 볶음밥	✕ 67.1kg	메밀차. 생수 탄산음료. 보이차 파인키위쥬스
대구① 8/2	✕	✕ (오징어. 두루지)	딸빙수. 물냉면 야채쌈. 불고기 대구포. 치킨	도보60분 —	한약. 메밀차 파인키위음료 탄산. 생수. 흑깨
대구② 8/3	비빔밥(고사리 부추. 콩나물 등) 붕어쥬. 새우구이	복숭아. 크림빵 육개장면. 샐러드 꼬다리열찜	딸빙두. 회덮밥 산오징어회. 튀김 오징어찜	✕	한약. 생수 탄산 키위쥬스
대구③ 8/4	비빔밥 젓구이	✕	잡채비빔. 호만두 오향장육 청포리쌈밥	도보60분 —	한약. 생수 핫초코 디카페인커피
8/5	✕	복숭아 과자	곰장볶음. 볶음밥 떡볶이. 순대 녹두전. 닭갈정	도보30분 67.8kg	메밀차. 생수 파인키위쥬스
임 8/6	✕	딸빙두 샐러드. 스프. 빵	복숭아. 가문어구이	도보30분 —	메밀차. 키위음료.
8/7	✕	새우샐러드 스프. 빵	버거 찧 젓구	도보90분 —	한약. 메밀차 키위음료.
8/8	✕	명동회. 초밥 샐러드. 알밥 매운탕. 완롤	생선회. 콘 초밥. 튀김 생선구이	✕ 68.71영	메밀차. 탄산음료 파인키위쥬스

모든 음식과 과일을 드실 때는

님의 식이 체크

2012. 9. 11.

날 짜	아 침	점 심	저 녁	운 동	음 료
8 / 29	X	샐러드, 오징어링 새우버거 팥빙수	생선초밥, 어묵 된장국, 새우튀김 팥빙수	X 69.9kg	파인애플키위주스 생수, 메밀차 한약
8 / 30	X	모듬빵, 김치 부추우동, 흰밥 새우버거, 샐러드	X	X —	메밀차, 생수 아이스초코
8 / 31	X	새우샐러드 스프, 빵, 떡	X	X 69.7kg	파인애플키위주스 메밀차, 탄산음료
8 / 5 9 / 1	X	샐러드, 참치회 오꼬노미야끼 새우까스, 해물만두	샐러드, 생선초밥 묵밥, 새우튀김	X —	메밀차, 한약 탄산음료
9 / 2	X	카레, 흰밥 새우까스, 샐러드 김치, 계맛살	참치김밥, 어묵 오징어 김밥	X —	메밀차, 한약
9 / 3	X	샐러드 (피자) 아이스크림, 파스타	X	X 71.1 kg	한약, 메밀차 레몬에이드
9 / 4	X	간짜장 짬뽕 밥	오꼬노미야끼 새우튀김	X 69.6kg	한약, 생수 메밀차, 무알콜 맥주
9 / 5	X	오징어, 부추 깻잎 흰밥, 새우볶음 배추김치	샐러드, 해물만두, 새우까스 해물완자, 오징어	X —	생수, 메밀차 콜라 블루베리쥬에그
9 / 6	X	샐러드, 쌀자장 해물만두, 새우까스 해물완자, 오징어	된장찌개 흰밥 참치김밥	X —	메밀차, 콜라 녹차, 보이차
9 / 7	X	떡, 샐러드 떡볶이, 빵, 스프	야채 고로케	나8분 69.6kg	비타민음료 키위에이드 메밀차, 콜라 한약

님의 식이 체크

2012. . .

날짜	아침	점심	저녁	운동	음료
9/8	X	새우, 생선까스 샐러드, 멸치 비빔밥	샐러드 치킨	X —	파인애플키위쥬스 메밀차, 한약 콜라
9/9	오곡밥	해물어묵탕면 병어, 김치무침	X	X —	메밀차, 한약 파인애플키위쥬스
9/10	X	샐러드, 오징어국 두부, 꼬다리조림 잡곡밥, 오징어구이	X	60분 69.7kg	메밀차, 한약 파인애플키위쥬스 생수, 상추 아이스초코
9/11	X	샐러드, 밥, 빙수 굴탕, 당면, 꽃게	생선초밥 회덮밥	X 69.4kg	파인애플키위쥬스 메밀차, 생수
9/12	X	샐러드 쌀국수 피자, 파스타	X	X —	메밀차 콜라, 한약
9/13	X	X	아구찜, 볶음밥 김치전	X 70.5kg	파인애플키위쥬스 메밀차, 한약
9/14	X	찐빵, 만두, 김밥 쭈꾸미, 빵, 케잌	상추 겉절이 된장찌개, 회밥 과자, 초콜렛	X —	탄산음료 녹차, 보이차 메밀차
9/15	X	우거지탕, 쌀밥 볶음밥	X	도보 6분 —	생수, 메밀차 탄산음료
9/16	X	짜장면, 짬뽕면 양꼬치, 만두	빵	도보 30분 —	차, 메밀차 파인애플키위쥬스 한약
9/17	우거지탕, 볶음밥	X	샐러드, 회, 전유어 어묵탕, 김치 생선구이, 밥	X 70.3kg	생수, 메밀차 오미자차

님의 식이 체크

2012.   .   .

날 짜	아 침	점 심	저 녁	운 동	음 료
9 / 18	X	샐러드. 볶음밥 파스타. 피자	떡볶이. 어묵 튀김	X —	탄산음료. 생수 메밀차
9 / 19	X	샐러드. 볶음밥 물채. 야채 돼장국	X	도보 12분 —	생수. 수정과 메밀차
9 / 20	X	X	떡. 우거지탕 볶음밥. 팥빙수	X —	허브티. 생수 탄산음료.
9 / 21	X	정밥	정밥 만두 볶음밥. 김치 상수 라떼. 과자	X —	메밀차. 녹차 탄산음료.
9 / 22	오징어구이	콩나물밥. 동태탕 견근이.	아구찜. 샐러드 붕어. 미나리. 부추 밥	X	탄산음료. 생수
9 / 23	파전. 메밀물무침 야채. 보리밥 된장찌개	생선회, 양배추샐러드 음료	→	X —	생수 탄산음료
9 / 24	X	샐러드, 잡곡밥 가자미조림, 모밀 순두부찌개. 감치	어묵. 떡볶이	도보 30분 70.6kg	수정과. 생수 메밀차. 홍차
9 / 25	X	스프 빵 브라우니 새우샐러드	고구마. 김치	도보 90분 —	파인애플키위쥬스 생수.
9 / 26	청정치찌개 회덮밥. 어묵구이 멸치볶음. 두부채	잔치국수 새우버거 홍게너겟	고구마. 김치	도보 120분 71.3kg	메밀차. 생수
9 / 27	고구마. 김치	자장면. 복숭아 짬뽕밥. 깐풍새우	닭강정. 어묵 양배추샐러드	도보 30분 71.2kg	메밀차. 생수 키위스무디

님의 식이 체크

날 짜	아 침	점 심	저 녁	운 동	음 료
9 / 28	X	멸치김밥 초코렛, 빵	오징어튀김. 오이 천어구이. 양탕5 콩밥이. 김치	X 70.9	메밀차, 녹차 파인애플쥬스 탄산음료
9 / 29	X	참치김치찌개, 김 고등어구이, 두부구이 해물완자. 멸치볶음	나물. 오징어무침 김치. 조기구이 돼지갈비. 무국.	X —	메밀차, 생수
9 / 30	고구마, 김치 오징어무침	산적. 순두부국 오징어채. 메밀밥 고추장불비. 나물	X	X 70.9	메밀차. 식혜 녹차
10 / 1	X	멸치김밥 공갈빵. 월병	참치회. 초밥. 김 메론구이. 돈장죽 옥수수샐러드	X —	생수 녹차 블루베리쉐이크
10 / 2	고구마 , 김치	X	상추무침. 콩나물국 샐러드. 계란찜 치킨	러닝머신40분 기	메밀차 탄산음료
10 / 3	X	야채만두	김치찌개, 김. 상추 김치, 고추장불고기 파무침	러닝머신 60분 도보 30분	메밀차 , 생수 블루베리쉐이크 녹차. 탄산음료
10 / 4	X	회. 초밥, 샐러드 전. 연어회 생선구이	떡볶이. 볶음밥 어묵탕	러닝머신30분 도보50분 기	메밀차. 생수 식혜
10 / 5	빵	X	샐러드, 된장찌개 야병계장. 전 가오리찜. 갈비	X	메밀차. 생수 커피
10 / 6	X	빵	삼각김밥. 양꼬치 야채찐빵. 꽃빵 옥수수국. 해파리냉채	X	메밀차. 탄산음료 생수
10 / 7	X	메밀육밥. 김치. 나물 오징어채. 고추장불비 해물완자. 어묵전	X	X	메밀차

날 짜	아 침	점 심	저 녁	운 동	음 료
10 / 8	X	참치국먹밥, 제맛살, 빵, 또띠아, 샐러드 야채믹스, 새우	어묵, 팥빙수, 떡볶이	X 뇨.4	메밀차, 생수 파인애플키위쥬스 탄산음료
10 / 9	X	배나나, 빵	부추무침, 상추, 김치 양파채, 소막창	X 뇨.4	메밀차, 녹차 탄산음료
10 / 10	X	김치, 고구마 회, 초방, 매운탕 전복, 게장, 오징어 새우, 호떡, 찰도너츠	저또, 꽃추기 멸치 볶음	도보 20분 —	메밀차, 생수 파인애플키위쥬스
10 / 11	쥐포 볶음	바다가재, 샐러드 흑임자죽, 알밥, 칼국수	김치, 상추, 고기 당근정	77시간!! 뇨.4	메밀차, 생수 석류차, 아이스티 탄산음료
10 / 12	X	생선까스, 메밀밥 멸치볶음, 낙지젓 두부	냉면, 만두 오징어회무침	X 뇨.4	메밀차
10 / 13	X	생선까스, 샐러드 메밀밥, 김치어묵찌개 멸치볶음, 저또, 굴비	양배추샐러드 치킨	X —	메밀차 탄산음료
10 / 14	X	메밀밥, 샐러드 생선까스, 김치 멸치, 저또, 젓갈	X	X	메밀차, 포도즙
10 / 15	X	초밥, 우동, 샐러드 새우튀김, 된자녹죽 아이스크림	X	도보 150분	생수
10 / 16	토묘	고다리조림, 잡곡밥 상추쌈, 샐러드 자치국수, 계란말이	밥, 짜장밥, 짜장	X 72	포도즙, 생수 수정과
10 / 17	X	밥, 해물 자장면 짬뽕국물, 탕수육	생선회, 김치전 꼼치구이, 오징어볶음 홍태포, 미역국, 치킨	X	메밀차, 생수 녹차 탄산음료

님의 식이 체크

2012. . .

날 짜	아 침	점 심	저 녁	운 동	음 료
10/18	X	외씨쿤, 샐러드 흰밥, 토마토샐러드 황태포, 젤리	X	도보50분	메밀차, 생수 요거트
10/19	X	X	샐러드, 초밥 케익, 파자 또가니탕	도보60분	포도즙, 키위쥬스 생수, 홍차(녹차) 탄산음료
10/20	초코렛	X	상추겉절이, 콩나물 김치찌개, 양파절임 잉밥, 어묵, 쫄면	도보40분	생수, 보이차 보리차, 녹차
10/21	X	황태포구이, 고구마 김치볶음, 양갱	생선회, 상추 샐러드, 밥, 매운탕 오징어, 낙지 등	X	보리차, 생수 보이차 탄산음료
10/22	황태구이	샐러드, 고다리 상추, 잔치국수 잡곡밥, 계란찜이	파이, 치킨	X	보이차, 식혜 보리차 탄산음료
10/23	떡편	야채샌드위치	샐러드, 야채스프 야채볶음, 고라탕 흥합밥, 오뎅 크림파스타	X	메밀차, 홍삼스 생수(녹차), 홍
10/24	X	밥, 김치, 두부나물 오이무침, 부추전 행제찌개, 라면	양배추샐러드 초코케익, 케익 족발	X	생수, 메밀차 녹차
10/25	빵	샐러드, 야채 양파스프, 빵 또띠아	황태포구이	X	메밀차 키위음료, 탄산
10/26	어묵, 빵 모밀국수	비빔냉면, 샐러드 야채무침, 밥 된장찌개, 갈비	회, 야채, 밥 생선조림 감자구이	도보120분	메밀차, 생수 에스프레소
10/27	X	만두, 두부, 김치 메밀밥, 젤포볶음 라면	양배추샐러드 치킨	X	메밀차 탄산음료

님의 식이 체크

2012.　.　.

날 짜	아 침	점 심	저 녁	운 동	음 료
10 / 28	X	메밀냉면, 쥐포, 멸치, 낙지전, 초밥, 오징어볶기	황태구이	X	생수, 포도즙
10 / 29	X	김치콩국수, 샐러드, 쫄면	샐러드, 상추, 묵국수, 꾀기(매운탕)	걷기80분 72.4	생수, 보리차, 사이다, 홍차
10 / 30	X	샌드위치(새우), 빵	회, 매운탕, 초밥, 미역국, 겅치국수	도보 100분 72.8	옥수수염차, 생수, 탄산음료
10 / 31	X	된장찌개, 만두, 숙주나물, 오이무침, 두부전	떡볶이, 오뎅국, 치킨	✕ —	옥수수수염차, 생수, 보리음료
11 / 1	X	샐러드, 양파스프, 새우, 빵	오뎅탕, 갈기구이, 김치전, 회, 과자볶음	X —	키위생과일, 홍차, 탄산음료
11 / 2	X	과자	샐러드, 볶음밥, 치킨, 피자, 파스타	X	메밀차, 녹차, 탄산음료
11 / 3	X	생선, 새우까스, 오징어젓, 해물전, 샐러드, 젓갈, 상추	알탕, 모듬전, 계란말이	도보6분	생수, 메밀차, 탄산음료
11 / 4	X	된장찌개, 상추쌈, 메밀밥, 고등어구이, 젓갈, 쥐포구이	금식	X —	메밀차
11 / 5	X <간기능검사>	양장피, 흰밥, 짜장면, 짬뽕	고구마, 도너츠	도보6분 —	보이차, 메밀차, 생수
11 / 6	X	생선조림, 샐러드, 볶음밥, 숙주나물, 빵	오뎅탕, 해물파전, 감자전, 잡채	도보60분 —	메밀차, 탄산음료

님의 식이 체크

2012.

날 짜	아 침	점 심	저 녁	운 동	음 료
11 / 7	X	잡선회, 춘권, 매운탕, 샐러드, 회, 튀김	떡볶이, 오뎅, 순대, 야채, 튀김, 곱창, 계란찜	러닝머신 40분, 도보 100분	메밀차, 생수, 딸기쥬스, 탄산, 녹차
11 / 8	X	샐러드, 카레밥, 떡볶이, 돈까스, 츄스, 쫄면	생선구이, 파전, 홍합탕, 계란말이, 우동	러닝머신 30분 —	메밀차, 탄산음료
11 / 9	X	~~돈까스~~ 피자, 파스타	X	도보 120분 —	메밀차, 딸기음료
11 / 10	X	X	생수, 깻잎, 김치, 양파절임, 고기	도보 60분 —	메밀차, 탄산음료
11 / 11	X	샐러드, 새우버거, 치즈스틱, 머핀	김밥, 오뎅전, 떡볶이, 어묵, 김치	도보 180분 —	메밀차, 생수, 탄산음료
11 / 12	바나나	샐러드, 머핀, 피자, 파스타	오뎅	X 74.8 kg	메밀차, 포도즙, 사과음료
11 / 13	머핀	샐러드, 볶음밥, 떡볶이, 돈까스, 츄스	바나나	도보 60분 —	메밀차, 포도즙, 녹차
11 / 14	X	샐러드, 바나나, 빵	떡볶이, 어묵, 튀김, 생수, 부추무침, 김치, 삼겹살, 계란말이	X	메밀차, 녹차, 바나나우유, 탄산음료
11 / 15	X	바나나, 빵	야채, 쟁반국수, 김밥, 김치, 순대, 족발, 보쌈	X	메밀차, 식혜, 생수, 녹차
11 / 16	X	샐러드, 씨리얼, 스테이크	아이스크림	도보 30분 —	생수, 둥굴레차, 보이차

한의원

▣ 정반대 체질로 치료할 때의 반응

▣ 정반대 체질로 치료할 때의 반응 ▣		
장○○	여	1976년생(37세)

[1] 초진일 : 2012년 3월 22일(木) / 2014년 4월 11일(金)

[2] C/C : 20120322_腰痛 / 20140411_回首不利

[3] P/H :

[4] 감별체질 : 금음체질(Col.) 〉 목음체질(Cho.)

[5] 치료경과

  *2012년

회수	날짜	치료 및 경과	
1	3. 22.	서 있기가 힘들다. 오른쪽 다리 저리고 발목이 불편하다. 출산한지 3개월 되었다. 변비 있음.	Col. VIIoIoIII'. lt.
2	3. 23.		VIIoIIoIII'. lt.
3	3. 24.		VIIoIIoIII'. lt.
4	3. 26.		VIIoIoIII'. lt.
5	3. 27.		VIIoIIoIII'. lt.
6	3. 28.		VIIoIoIII'. lt.
7	3. 29.		VIIoIoIII'. lt.
8	3. 30.	오른쪽 발목이 저리다.	VIIqIqIII'. lt.
9	4. 2.		VIIqIqIII'. lt.

회수	날짜	치료 및 경과	
10	4. 5.		VIIqIqIII', lt.
11	4. 6.		VIIqIqIII', lt.
12	5. 24.	23일 밤에 갑자기 오른쪽으로 허리가 기울었다.	VIIoIIoIII'. lt.
13	5. 25.	좋아졌다.	VIIoIIoIII'. lt.
14	6. 7.	목이 뻣뻣하고 고개를 돌리기가 어렵다.	VIIoIIoIII'. lt.
15	6. 8.		VIIoIIoIII'. lt.

* 2014년

회수	날짜	치료 및 경과	
1	4. 11.	2주 전부터 뒷목이 뻣뻣했는데 오늘 갑자기 고개를 돌리기가 어렵고 오른팔이 저리다.	Cho. VIIoIoIII'oIVo lt.
2	4. 12.	많이 좋아졌다. 고개 돌리기 수월하다.	VIIoIoIII'oIVo lt.
3	4. 14.	고개 돌리는데 불편 없다. 오른팔이 저리다.	VIIqIqIII'qIIq lt.

[6] 고찰

이 환자는 2012년 3월 22일부터 6월 8일까지 금음체질로 보고 요통과 경추의 증상으로 15회 치료를 하였다. 그런데 이번에 4월 11일에 내원하고 보니 목음체질이었다. 정반대의 체질은 사용하는 혈자리는 동일하고 迎隨만 반대이다. 그러므로 2012년의 치료에서 일정 부분 효과가 있었던 것 같다. 하지만 치료 효과가 그리 뚜렷하지는 않았다.

이 환자는 요추와 경추의 디스크 증세가 진행되어 만성화되어 있는 상태라고 판단한다. 2012년에는 다리 저림이 있었고 이번에는 팔 저림을 나타내고 있다.

[7] 처방해설

근래의 자료[7]에 의하면 이런 처방을 응용할 수 있다.

1) KZP 551 + KVa

2) KZP 551 + KVc

3) KZP 551 + KVP 442

---

7   2014년 권도원 박사 '스승의 날' 행사 자료

■ 嗅覺의 回復

■ 嗅覺의 回復 ■		
이○○	남	60세

[1] 초진일 :   2012년 8월 3일(金)

[2] C/C :   코 막힘, 嗅覺 상실.

[3] P/H :   20대 초중반에 副鼻洞炎을 앓고 嗅覺을 잃었다.

늘 코가 막혀 있어서 답답하다.

밤에 잘 때 코를 심하게 곤다.

腰椎의 이상으로 왼쪽 종아리의 筋肉이 조금 萎縮되어 있다.

8월 3일 이전에 요통치료를 9회 받았다.

[4] 감별체질 : 토양체질(Pan.)

[5] 치료경과

* 내원일

월	내원일	회수
8	3, 9, 11, 13, 14, 16, 17, 18, 21, 23, 24, 27, 29, 31	14
9	3, 6, 10, 12, 14, 17, 18, 19, 20, 21, 22, 24, 25, 26, 27, 28	16
10	4, 6, 9, 11, 13, 15, 16, 18, 19, 20, 26, 29	12
11	1, 2, 3, 5, 8, 9, 28	7

＊침처방의 변화

내원일				처방	사용회수
8월	9월	10월	11월		
3, 9, 11	22, 24, 26, 28	4, 6, 9, 18	1, 5, 8, 9, 28	VIIqIIIqIII'qVIq	16
	21	26		VIIqIIIqIII'qIVq	2
	18, 19, 20			VIIoIIIoIII'oIVo	3
13, 14, 16, 17, 18, 21, 23, 24, 29, 31	3, 6, 10, 12, 14	19		VIIoIIIoIII'oVIo	16
27				VIIoIIIoIII'oVIoVo	1
	17		3	IXoIVoIII'.+IXqIIIa,	2
			2	IXoV.×3+IXoIII'a.	1
		29		XoIVoIV'oIIIo	1
		20		XoIVoIV'.+IXqIIIa,	1
		16		IXqIIIqIII',+IXqIV,	1
		13, 15		VIIoVoIII'oIIIo	2
		11		VIIqVqIII'qIIIq	1
	25			IXoIVoIII'. + VIIoIIIoIII'.VIo	1
	27			IXoIVoIII'.+VIIoVIoIII'.	1

＊경과 및 반응

날짜	반응
8/14	누가 옆에서 씹는 껌 냄새를 맡았다.
8/16	청국장 냄새가 났다.
8/17	코가 덜 막힌다.
8/18	파김치 냄새.
8/21	카레 냄새.

날짜	반응
8/24	생마늘 냄새.
8/27	부추 냄새.
9/10	과음하여 속 쓰림.
9/17	목이 칼칼하고 재채기 심함.
9/24	목이 약간 칼칼함.
9/25	몸살기 있음.
10/13	재채기 남.
10/16	점심에 닭고기육개장 먹었다.
10/19	코감기.
11/2	몸살기가 있다.
11/3	감기 증세.
11/5	오징어 냄새.
11/8	떡국 냄새를 맡음.
11/9	갈치 젓갈 냄새를 맡음.

[6] 고찰

크게 기대하지 않았는데, 놀라운 변화이다. 환자 본인은 奇蹟이라고 말하고 있다. 음식점을 경영하시는 분이라 기쁨이 더 큰 듯하다.

處方 중에서는 VIIqIIIqIII'qVIq 이 適方인 것 같다. 좀 더 세밀한 냄새까지 회복할 수 있도록 치료를 계속하고 있다.

환자에게 禁煙하라고 강조하고 있으나 作心하기를 계속 反復하고 있다.

/ 20121129

◼ 주부습진

◼ 주부습진 ◼		
이○○	여	1972년생

[1] 초진일 : 2012년 8월 20일

[2] C/C : 주부습진

[3] P/H : 양쪽 손에 주부습진이 있었다. 한 달 전에 남편이 TV에서 보았다면서 쇠비름을 찧어서 붙여보라고 권하였다. 그래서 산에 가서 쇠비름을 뜯어다가 찧어 붙였는데 증상이 손 전체로 퍼지면서 아주 심해졌다. 피부가 벗겨지고 수포가 생기면서 진물이 나고 몹시 가렵다. 평소 금속 알레르기가 있고, 갑각류 알레르기도 있다. 대장이 예민한 편이다. 월경은 정상적이다.

[4] 체질감별 : 금양체질(Pul.)

[5] 치료경과

차례	내원일	치료 및 경과	
1	8. 20.	소고기, 밀가루음식, 우유, 커피 금지	Col. VIIIqIIIqIV', ×2 lt
2	8. 22.	더 심해지는 것 같다고 하여 첫날 얘기한 음식주의를 보류하고, 갑각류에 알레르기가 있다고 해서 Hep.로 치료했다.	Hep. IIqVqIV"qVIq rt
3	8. 24.	병의 기세가 좀 숙었고 피부가 꼬들꼬들해지는 느낌이라고 한다. Hep.에 맞추어 음식주의를 일러주었다.	Hep. IIqVqIV"qVIq rt 환부의 사진 촬영
4	8. 25.	Cho.인 것 같아서 Cho.로 치료했다.	Cho. VIIIqIVqIV'qIIIq lt

차례	내원일	치료 및 경과	
5	8. 27.	다시 목양체질로	Hep. IIqVIqIV"qVq rt
6	8. 29.	식이를 체크하였더니, 멸치, 가지, 참치, 낙지, 꽁치, 가자미, 복숭아, 포도, 참외 같은 것을 먹었다. 그런데 증상은 좋아지고 있다. 太陰人 葛根解肌湯 40봉을 주었다.	Hep. IIqVIqIV"qVq rt 사진 촬영
7	8. 31.	Hep. 치료 4회로 호전되는 것 같았는데 다시 나빠지고 밤에 잘 때 통증이 있다. 그래서 다시 흔들렸다.	Cho. VIIIqIVqIV'qIIIq lt
8	9. 3.	악화되었다. 약 복용을 중지시켰다.	Col. VIIIqIVqIV'qIIIq lt
9	9. 4.	붉은 기운이 좀 숙었다. 처방을 단순하게 적용해보았다.	Col. VIIqIIIa,×2 + VIIqIVa,
10	9. 6.	손바닥이 두꺼워지는 느낌이고 건조해지고 갈라진다. 염증은 좀 숙었다.	Col. VIIqIIIqIII', + VIIqIVa,
11	9. 8.	상동 치료	Col. VIIqIIIqIII', + VIIqIVa,
12	9. 10.	한약을 獼猴桃植腸湯으로 교환해주었다. 그리고 금음체질 섭생표로 바꿔 주었다.	Col. VIIqIIIqIII', + VIIqIVa,×2
13	9. 13.	오른손의 느낌이 이제 내살 같다고 한다.	Col. VIIIqIVqIV', + IXqIIIqIII',
14	9. 15.	쑥 150g을 주고 달여서 손을 담그라고 하였다.	Col. VIIqIIIa,×2 +VIIqIII'a,

2012년 8월 20일	
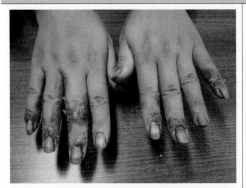	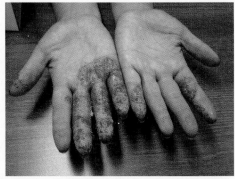

2012년 8월 24일	
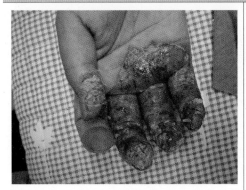	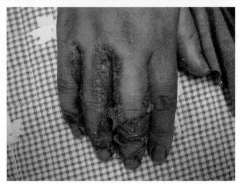

차례	내원일	치료 및 경과	
15	9. 17.	쑥물에 하루 두 번씩 담그고 있다. 맹물에 넣으면 따가운데 쑥물에 담그니 따갑지 않다. 그런데 호전되던 손바닥에 다시 수포가 생기기 시작한다. 다른 지방으로 이사를 가야 해서 스트레스가 있다. 좋아지다가 다시 나빠지기를 반복하고 있는 것은 체질 감별의 문제라고 비로소 인식하였다. 그간의 과정을 궁리하여 금양체질이라는 결론을 도출했다.	Pul. IIqVIqIV'', + IXqVqIII'',
16	9. 19.	붉은 기가 숙고 한약을 먹기도 괜찮으며 밤에 잘 때 가려운 것도 호전되었다.	Pul. IIqVIqIV'', + IXqVqIII'',

차례	내원일	치료 및 경과	
17	9. 21.	상동 치료	Pul. IIqVIqIV", + IXqVqIII",
18	9. 24.	처방의 단계를 높여 보았다.	Pul. IIqVIqIV"qVq rt
19	9. 26.	이사 갈 곳에 다니러 간다고 함.	Pul. IIqVIqIV"qVq rt
20	10. 4.	상동 치료	Pul. IIqVIqIV"qVq rt
21	10. 6.	아침에만 조금 가렵다.	Pul. IIqVqIV"qVIIq rt
22	10. 8.	부드러운 살이 나오지 않고 지지부진한 상태이다. 지난 처방으로 복귀.	Pul. IIqVIqIV", + IXqVqIII",
23	10. 11.		Pul. IIqVIqIV", + IXqVqIII",×2
24	10. 13.		Pul. IXqVqIII", + IIqVIqIV"qVq
25	10. 15.	사진 촬영. 금양체질 섭생표를 주었다.	Pul. IXqVqIII", + IIqVIqIV"qVq
26	10. 23.	원주 가서 소고기 먹고 좀 나빠졌다.	Pul. IXqVqIII", + IIqVIqIV"qVq
27	10. 25.	많이 좋아졌다.	Pul. IXqVqIII", + IIqVIqIV"qVq
28	10. 31.	11월 말에 원주로 이사 간다.	Pul. IIqVIqIV"qVq rt
29	11. 3.	커피를 끊기가 어렵다고 한다.	Pul. IIqVIqIV"qVq + IXqVqIII",

2012년 8월 29일

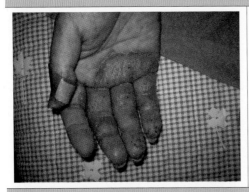 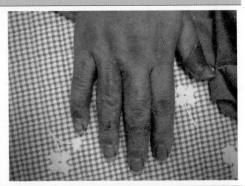

2012년 9월 10일

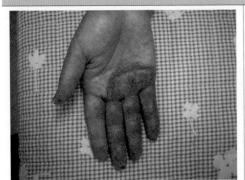 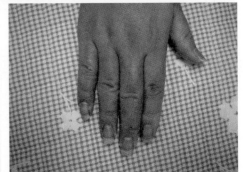

2012년 10월 6일

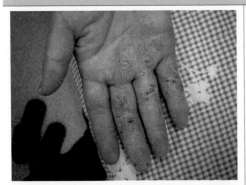 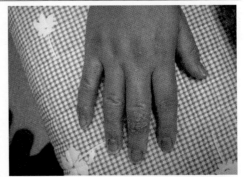

2012년 10월 15일

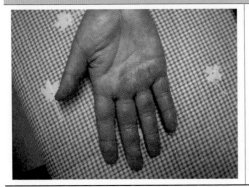 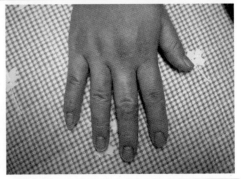

[6] 고찰 및 분석

이 당시에는 처방 선정에 대한 명확한 기준과 이해가 없이 시술했다. 전반 부분의 치료에서는 환자의 인상과 태도 같은 것에 휘말려서 太陰人일 거라는 선입견이 강하게 작용했다.

이 케이스뿐만 아니라 여러 케이스를 통해서 경험한 결과 주부습진은 금양체질에서 많이 관찰되는 것 같고, 아토피성 피부염에 준해서 치료해야 한다고 스스로 결론지었다.

쇠비름(馬齒莧)은 淸熱解毒하는 효능이 있다고 하는데, 위 금양체질 환자에게 심각한 부작용을 나타낸 결과로 추리해본다면 마치현은 목양체질의 피부염에 효능을 발휘할 가능성이 있다.

결과는 좋았지만 치료 과정에서 너무 중구난방으로 대처한 것이, 지금 정리하면서 보니 참 부끄럽다.

날짜	체질	치료회수
2012. 8. 20.	Col.	1
2012. 8. 22.	Hep.	2
2012. 8. 25.	Cho.	1
2012. 8. 27.	Hep.	2
2012. 8. 31.	Cho.	1
2012. 9. 3.	Col.	7
2012. 9. 17. ~ 11. 3.	Pul.	15
치료회수 합계		29

▣ 고혈압

▣ 고혈압 ▣		
안○○	남	1942년생

[1] 초진일 :   2012년 12월 17일

[2] C/C :   양쪽 손이 떨린다. (7-8개월)

[3] P/H :   전립선비대증이 있다.

어릴 때 오른쪽 귀에 중이염을 앓아서 청력을 잃었다. 왼쪽에도 염증이
있다.

[4] 체질 :   토양체질(Pan.)

[5] 치료경과

1) 먼저 양손의 떨림을 치료하는 처방을 선정하였다.

차례	날짜(2012년)	치료 및 경과	
1	12. 17.	VIIoVoIII'oIXo lt.	
2	12. 20.	VIIoVoIII'oIXo lt.	
3	12. 21.	VIIoVoIII'oIXo lt.	Pan. 섭생표 줌
4	12. 24.	VIIoVoIII'oIXo lt.	

2) 고혈압 약을 복용하다가 임의로 중지한 상태였다. 그래서 고혈압을 치료해보기로
했다. 환자에게는 고혈압을 치료하겠다는 말을 하지 않았다.

차례	날짜(2012년)	치료 및 경과	
5	12. 26.	IXoIIIoIII'oVIIo rt.	140/90(16:45)
6	12. 31.	IXoIIIoIII'oVIIo rt.	

차례	날짜(2013년)	처방	침 치료 후의 혈압 변화
7	1. 3.	IXoIIIoIII'. rt.	150/100 (13:35) 〉130/90 (13:43)
8	1. 8.	IXoIIIoIII'oVIIo rt.	150/100 (09:50) 〉120/80 (09:55)

3) 네 번의 치료에서 반응이 있었으므로 고혈압 약을 복용하지 말고 치료해보자고 권고하였다.

차례	날짜(2013년)	처방	혈압
9	1. 10.	IXoIIIoIII'oVIIo rt.	120/80 (09:30)
10	1. 14.	IXoIIIoIII'oVIIo rt.	120/80 (10:34)
11	1. 17.	IXoIIIoIII'oVIIo rt.	120/80 (09:50)
12	1. 21.	IXoIIIoIII'oVIIo rt.	
13	1. 24.	IXoIIIoIII'oVIIo rt.	120/80 (10:15)
14	1. 28.	IXoIIIoIII'oVIIo rt.	130/90 (10:20)
15	1. 31.	IXoIIIoIII'oVIIo rt.	120/80 (10:00)

4) 예전에 다른 곳에서 지은 한약을 오래도록 냉장고에 보관하고 있었는데, 문득 그 약이 생각이 나서 먹었더니 두드러기가 생겼다고 한다.

차례	날짜(2013년)	치료 및 경과	
16	2. 4.	IXqIIIqIII',×2 rt.	120/80
17	2. 7.	IXoIVoIII'. rt. + IXqIIIa, lt.	감기 기운이 있다.
18	2. 12.	IXqIIIqIII',×2 rt.	120/80
19	2. 15.	IXqIIIqIII',×2 rt.	

5) 두드러기는 소실되었다.

차례	날짜(2013년)	치료 및 경과	
20	2. 18.	IXoIVoIII'. rt. + VIIoVIoIII'. lt.	감기 기운

6) 2월 22일에 내원하여 중이염 수술을 받은 오른쪽 귀가 마치 압박을 받는 것처럼 아리다고 하였다.

차례	날짜(2013년)	치료 및 경과	
21	2. 22.	VIIoVoIII'oIVo lt.	
22	2. 25.	VIIoVoIII'oIVo lt.	

7) 중간에 나타났던 증상들이 소실되었으므로 다시 고혈압 치료를 계속하였다. 2월 28일에 내원하여 양쪽 손과 발목 부위가 무엇이 빠져나가다 멈춘 것처럼 부은 것 같다고 하였다.

차례	날짜(2013년)	치료 및 경과	
23	2. 28.	IXoIIIoIII'oVIIo rt.	120/80 (09:40)
24	3. 4.	IXoIIIoIII'oVIIo rt.	120/80 (09:45)
25	3. 8.	IXoIIIoIII'oVIIo rt.	120/80 (15:35)
26	3. 13.	IXoIIIoIII'oVIIo rt.	130/90 (09:50) 手指指節痛
27	3. 18.	IXoIIIoIII'oVIIo rt.	120/80 (17:05)
28	3. 23.	IXoIIIoIII'oVIIo rt.	140/90 (10:50) 凉膈散火湯 3봉
29	3. 25.	IXoIIIoIII'oVIIo rt.	120/80 (11:15)

8) 3월 30일에 내원하여 머리가 아프고 가슴부위가 편하지 않다고 하였다. 그리고 전립선비대증을 치료하고 싶다고 하였다.

차례	날짜(2013년)	치료 및 경과	
30	3. 30.	VIIqVqIII'qIVq lt.	120/80
31	4. 1.	VIIqVqIII'qIVq lt.	
32	4. 2.	VIIqVqIII'qIVq lt.	120/80 (14:25)

차례	날짜(2013년)	치료 및 경과	
33	4. 5.	VIIqVqIII'qIVq lt.	
34	4. 8.	IXoIVoIII'. + IXqIIIa,	감기 기운이 있고, 눈에 열감

9) 다시 고혈압 치료를 하였다.

차례	날짜(2013년)	치료 및 경과	
35	4. 12.	IXoIIIoIII'oVIIo rt.	흉부 불쾌, 荊防導赤散 1봉
36	4. 15.	IXoIIIoIII'oVIIo rt.	
37	4. 18.	IXoIIIoIII'oVIIo rt.	
38	4. 25.	IXoIIIoIII'oVIIo rt.	

10) 전립선 치료를 위해 5단방을 사용하여 보았다.

차례	날짜(2013년)	치료 및 경과	
39	4. 26.	IXoIIIoIII'oVoVIIo rt.	110/70(17:18)
40	4. 30.	IXoIIIoIII'oVoVIIo rt.	120/80(11:25)
41	5. 7.	IXoIIIoIII'oVoVIIo rt.	120/80(10:05)

11) 다시 고혈압 치료를 하였다.

차례	날짜(2013년)	치료 및 경과	
42	5. 10.	IXoIIIoIII'oVIIo rt.	
43	5. 13.	IXoIIIoIII'oVIIo rt.	
44	5. 18.	IXoIIIoIII'oVIIo rt.	
45	5. 21.	IXoIIIoIII'oVIIo rt.	130/80(11:02)
46	5. 23.	IXoIIIoIII'oVIIo rt.	
47	5. 28.	IXoIIIoIII'oVIIo rt.	120/80(12:30)

12) 2012년 12월 26일부터 2013년 5월 28일까지 고혈압 처방으로 28회 치료하였다. 5개월 동안 혈압약을 복용하지 않고 120/80 정도를 유지하였다. 8월과 9월 내원 시에 혈압을 체크하였더니 그 상태로 유지하고 있음을 확인하였다.

차례	날짜(2013년)	치료 및 경과	
48	8. 6.	IXoIIIoIII'oVIIo rt	120/80(11:45)
49	8. 8.	IXoIIIoIII'oVIIo rt	
50	9. 11.	VIIoVoIII'oIIIoIXo lt	110/80(14:10)

13) 환자분은 개신교의 목사님이다. 정년으로 은퇴한 후에 아들이 있는 미국에 가서 머물다가 미국생활에 적응하기 힘들어, 내외분이 귀국하여 후배의 교회에서 다시 목회를 하고 있다.[8]

[6] 고찰 및 처방 해설

토양체질은 통상적인 평균치보다는 낮은 저혈압인 것이 좋다. 이 환자는 120/80에서 유지되었는데, 더 낮춘다면 좋겠지만 병력과 현재의 병증과 나이를 고려한다면 더 낮추는 것은 어려울 것 같다.

8　근래의 통계에 의하면 장수하는 직업군 1위가 종교인이라고 한다.

3

2013년

시흥희망의료사협에서 2011년 7월에 시작한, 일반인을 대상으로 한 '체질학교'에서 아이디어를 발전시켜서 2011년 2월에 「의료인 및 예비의료인을 위한 체질학교」를 시작했다. 그리고 체질침 고단방의 구조에 대한 이어지는 깨달음을 정리해서 2011년 10월에 『학습 8체질의학 II_체질침 처방에 관한 궁리』를 출간했다.

「의료인을 위한 체질학교」는 기초반을 끝낸 팀과 6월 23일에 심화반을 시작했다. 일반인을 위한 '체질학교'도 쉬지 않고 계속 진행했으므로 어떤 때는 주 4일을 강의하기도 했다. 그래서 늦가을에 된통 앓았다. 목이 가라앉아서 며칠간 발성을 못했다.

내가 지닌 열정만큼 내 몸이 따라가지를 못했다. 워낙 약골로 태어나기도 했고, 체질적인 문제도 있었다. / 20171230

구분	초진일	질병/증상
1	1. 8.	호통치기 전략
2	1. 11.	요각통
3	2. 23.	토음체질 과민성 방광증상
4	3. 11.	위염
5	4. 6.	골다공증
6	6. 8.	탈피
7	7. 17.	부작용에서 배운다
8	9. 2.	안면신경마비
9	9. 3.	기관지확장증
10	9. 14.	통풍
11	9. 24.	알레르기성 피부염 & 요통
12	10. 30.	배한증
13	11. 20.	제 체질 찾아가기
14	12. 11.	체질침 부작용
15	12. 12.	돌발성 난청
16	12. 14.	아토피성 피부염
17	12. 18.	월경통
18	12. 24.	모낭염
19	12. 28.	월경불순

▣ 호통치기 전략

▣ 호통치기 전략 ▣		
김○○	여	38세

　김○○님은 38세의 여성이다. 2011년 9월에 첫 아이를 얻었다. 2012년 12월 27일에 성당 교우의 소개로 내원하였다. 전신무력감, 두통, 현훈, 이명, 수면장애, 소화불량을 호소하였다. 신장이 162cm인데, 체중은 44kg라고 했다. 20대 이후로는 최저 체중이라고 한다.

월별	내원일	내원회수
2012. 12.	27	1
2013. 1.	8, 14~19, 21~26, 28~31	17
2.	1, 2, 5, 7, 8, 12~14, 16, 18~20, 22, 23, 25, 26, 28	17
3.	2, 4, 6, 8, 9, 11, 13, 15, 18, 20, 22, 25, 28	13
4.	1, 5 ,8, 10, 12, 15, 19, 22, 30	9
5.	3, 6,1 3	3
내원 합계		60

　병원에 입원했다가 나왔다고 하면서 2013년 1월 8일에 다시 왔다. 심장이 심하게 뛰고 죽을 것 같은 공포감이 엄습하면 응급실에 가곤 한다는 것이다. 병원에서 공황장애로 진단을 받고 약을 복용하고 있지만 발작이 오면 아무런 소용이 없다는 것이다. 성당 교우들과 주변 분들이 도와주려고 애를 쓰고 있다.

　1월에 17회 치료를 하였다. 올 때마다 인터넷을 통해 알게 된 자신의 병에 대한 지식들을 장황하게 늘어놓고, 삶이 힘들다고 푸념을 하면서 자주 눈물을 쏟는다. 또 자신을 도와주는 주변 사람들에게도 계속 전화를 걸어 똑같은 짓을 반복한다. 병원에서 퇴원한 후에는 아이를 데리고 있지도 못하고 다른 집에 맡기고 있다. 낮에만 잠시 아이를 보러 간다. 1월 28일에는 자기가 다른 사람을 해칠 것 같은 마음이 생긴다면서 두렵다고 하였다. 마치 자신이 아기를 스스로 어떻게 해 버릴까봐 무섭다는 것이다. 2월 1일, 심장이 쿵쾅거린다면서 한의원에 와서 펑펑 울었다.

2월 2일, 환자가 마치 '나는 약하고 힘이 없는 사람이고, 그래서 아이를 혼자서 볼 수도 없는 사람'이라고 주변 사람들에게 자신을 이해해 달라고 광고를 하고 있는 것 같다는 생각이 들었다. 자신의 병을 고칠 의지는 있는지 궁금해서, 환자분을 소개한 분에게 환자의 남편을 한의원에 다녀가도록 연락을 해 달라고 했다. 남편과 얘기를 나눠보니 이 분은 원래 타인에게 의지하려는 경향이 강한 사람이라는 판단이 생겼다. 연애를 할 때는 그것이 남자의 보호본능을 자극하는 매력으로 보였을 수도 있다고 생각했다. 하지만 출근하는 남편에게 집에서 나간 지 5분도 안 되어 전화를 해서 언제 퇴근하느냐고 다그친다고 하니 문제가 심각했다.

1월의 치료에서 전혀 진전이 없었으므로 이 분을 치료하려면 전혀 다른 전략이 필요하다는 생각이 들었다. 다행히도 퇴원 후에 치료를 받으면서는 양약을 전혀 복용하지 않고 있었다. 남편은 나와 면담하면서 그것을 많이 걱정했다. 약도 안 먹으면서 어떻게 병을 고칠 거냐며.

2월 5일, 진료실에 불러놓고 호통을 쳤다. '내가 계속 궁리를 해 보니 당신은 스스로 이 병을 고치려는 의지가 전혀 없다. 그러니 나도 더 이상 당신을 치료해 줄 생각이 없다. 이곳에서 나가라!' 당연히 그 자리에서 눈물을 줄줄 흘리면서 예의 나약한 태도를 보이는 것이다. '나는 당신 우는 거 봐주는 사람이 아니니, 여기서 울지 말고 성당에 가서 수녀님 잡고 울어라!' 하면서 쫓아 버렸다. 우리 조합의 상임이사님이 옆방에서 큰소리를 듣고는 놀라서 내게 왔다. 누군가 이 사람을 이겨낼 존재가 필요하다고 판단한 충격 요법이라고 설명해주었다. 누가 봐도 '참 모진 의사로구나' 했을 것이다. 환자는 눈을 무섭게 흘기면서 갔다.

한참 지나서 올 거라고 예상했는데, 이틀 후에 왔다. 진료실에 들이지 않고 대기실에

세워 놓고 일부러 음성 톤을 격앙해서 큰소리를 쳤다. '세 가지를 약속하면 계속 치료해 주겠지만 내가 제안하는 것을 지키지 못하면 치료를 계속 할 수 없다.'

세 가지는 이렇다.

1. 절대 내 앞에서 울지 않기.
2. 내 앞에서 푸념하지 않기.
3. 따지지 않기.

나와 약속한 이후에 환자분은 그 약속을 철저하게 지켰다. 양약은 계속 먹지 않았다. 3월 10일쯤부터는 아이를 저녁에 데리고 와서 밤에는 데리고 잔다고 했다. 4월 9일에는 아이를 집으로 완전히 데리고 왔다. 5월 13일(월)에 와서, 주말에 아이를 데리고 용산에 가서 기차를 타고 청주에 있는 친구 집에 가서 하룻밤을 묵고 왔다고 하였다.

아직 아이를 돌보는 데는 힘이 많이 부치지만 아이엄마의 자리로는 확실하게 돌아온 것 같다. 다음에 오면 남편을 함께 오라고 해서 얘기를 좀 나눠봐야겠다는 생각이 든다.

서비스업은 친절이 우선이다. 의료업도 서비스업이니 친절은 중요한 원칙임에 틀림이 없다. 의료생협은 조합원을 위한 조직이니 더욱 그렇다. 의료계에서 친절이 화두로 떠오른 때는 의료시장의 포화와 깊은 관계가 있다. 치열한 경쟁에서 살아남기 위한 전략으로 채택된 일면이 있다는 것이다.

하지만 친절과 만족스러운 치료는 별개라고 나는 생각한다. 의사는 환자 앞에서 다양한 인상으로 변모해야 한다고 믿는다. 자상하고 상세한 설명과 태도가 늘 좋지만은 않다. 때로 엄숙하고 무뚝뚝하며 또한 무서울 필요도 있는 것이다.[1]

---

[1] 나는 이 환자를 神이 내게 내준 2013년의 숙제라고 생각했다. 그런 심정으로 이 환자를 대했다.
   이 환자의 체질은 금음체질이고 주로 사용한 처방은 [IVqIIqIV',]이다.
   『8체질이 뭐지? 내 체질은 뭘까?』 p.81~83

■ 요각통

<table>
<tr><th colspan="3">■ 요각통 ■</th></tr>
<tr><td>김○○</td><td>남</td><td>1934년생(80세)</td></tr>
</table>

[1] 초진일 :   2013년 1월 11일

[2] C/C :   왼쪽 다리가 무척 아프다. (다리를 끌면서 들어 옴.)

[3] P/H :   1년 전부터 아팠다.

일요일에 3~4km 떨어진 교회에 걸어서 가는데, 아픈 이후로는 교회 가는 길이 너무 힘들다. 보훈병원에서 약을 타서 먹고 있는데 효과가 없다.

혈압강하제를 40년간 복용 중이고, 전립선 약도 복용한다.

평소 소화가 잘 안 된다.

동네에서 이발관을 65년간 운영하였다.

[4] 감별체질 : 토양체질(Pan.)

[5] 치료경과

회수	날짜	치료 및 경과	
1	1. 11.	자침 후에 다리를 끌지 않고 걸음.	IXoIIIoIII'oVoVIIo rt.
2	1. 12.	저림과 통증이 감소되었다.	IXoIIIoIII'oVoVIIo rt.
3	1. 14.	통증과 걷는 것이 많이 좋아졌다.	IXoIIIoIII'oVoVIIo rt.
4	1. 15.	소양인 少陽補胃湯 加味方 1개월분	IXoIIIoIII'oVoVIIo rt.
5	1. 21.		IXoIIIoIII'oVoVIIo rt.
6	1. 24.	대변이 약간 묽다.	IXoIIIoIII'oVoVIIo rt.
7	2. 1.	전반적으로 좋아졌다.	IXoIIIoIII'oVoVIIo rt.

[6] 고찰

환자는 경기도 남양주시 조안면에 살고 있다. 雲吉山 자락이다. 동네에서 먼 거리인 양수리에 있는 교회까지 걸어서 다녔다. 그런데 아픈 이후로 교회 다니는 것이 너무 힘들어서 그게 제일 불편한 일이라고 했다.

환자의 딸이 먼저 한의원에서 치료를 받고 있었는데 아버지를 모시고 왔다.

진찰 받으러 들어올 때 다리를 심하게 끌었다. 그래서 의자에 앉히지 않고 바로 침대에 눕혀서 진찰을 했다. 그리고 침을 놓고 침대를 내리고 걸어 보게 하였을 때, 나도 놀라고 환자도 놀라고 딸도 놀랐다.

오늘(2016. 4. 22.) 척추관협착증에 운용하는 高段方[2]에 관해서 궁리하다가 문득 이 환자가 생각이 나서 전자차트를 뒤졌다. 다행히도 한의맥에 주소 검색 기능이 있어서 찾을 수 있었다. 오래 되어 어떤 처방을 썼는지 기억이 가물가물했었다.

차트 내용을 보니 오늘 내가 떠올린 아이디어가 더 선명해졌다. 오늘 생각한 것은, '체질침 고단방은 疾病에 고정되지 않는다. 체질침 고단방은 個人에 고정된다.'이다. 이것은 "체질침은 질병(disease)을 치료하는 것이 아니라 증후군(syndrome)을 치료한다."는 「62 논문」[3]의 언급과 통한다.

환자의 主訴가 요각통이고, 토양체질이고 왼쪽 병이므로 처음에 쉽게 생각나는 처방은 당연히 척추방(KZP)이다. 하지만 나는 KFPZD를 썼다. 그리고 그 처방이 주효했다.

지금 생각해보니 나는 환자의 병력에 주목했던 것 같다. 환자는 혈압강하제를 40년간 복용하고 있었다. 토양체질은 본디 저혈압인 편이 좋다. 그래서 장기간 고혈압인 상황이 이 환자의 질병 조건에서 중요한 요소라고 판단했던 것 같다.

그래서 KFPset로 처방을 구성했다. 토양체질에서 ZD는 瀉土補金하여 補水를 목표로 한다. / 20160422

2　DZPFK / DZPFK' / DZPVK / DZPVK'
3　「The Constitutional Acupuncture」 1962. 9.

▣ 토음체질 과민성방광증상

▣ 토음체질 과민성방광증상 ▣		
김○○	남	25세

김○○ 님은 현재 공익근무 중인 25세의 남성이다.

2013년 2월 23일에 내원하였는데, 과민성 방광 증상을 호소하였다. 소변이 늘 불안해서 일상생활에 불편을 겪고 있고, 밤에도 실례를 한다는 것이다. 배뇨 후에는 늘 잔뇨감이 있다. 25세의 청년이 이런 상황이니 보기에도 안색이 무척 어두웠고 21세 이후로는 우울증세도 있다고 했다. 고3때 자퇴를 한 후에 검정고시를 거쳤고, 대학에서는 기계공학 전공이라고 했다.

초진에서는 이 청년이 가진 '내성적'인 경향에 집중했다. 하지만 결과적으로 이것은 섣부른 판단이었다. 초진에서는 수양체질(Ren.)로 보고, 일단 좀 안정시켜줄 목적으로 자율신경치료[IXoV.+IXoIII'a.]를 하였다.

공익근무 중이라서 내원할 수 있는 날이 토요일뿐인데, 2주가 지나서 3월 9일에 왔다. 전립선을 목표로 치료[IXoVc.+IXoIVc.]했다. 3월 16일, 세 번째 내원에서 부친을 먼저 진찰했는데 토양체질(Pan.)로 감별되었다. 모친의 체질로 보아서도 수양체질은 나올 수가 없으므로 맥진을 집중해서 오래 했다. 세 번째 온 週에는 밤에 오줌을 두 번이나 쌌다는 것이다. 세 번째 만남에서 이 환자를 토음체질(Gas.)로 감별하고 보니 환자가 지닌 증상과 성품이 비로소 이해되기 시작했다. 세 번째는 방광에 힘을 주는 치료[VqIc,+VqXc,× 2]를 했다.

3월 23일에 왔을 때는 1주일간 밤에 실례를 하지 않았다고 했다. 밤에 불안한 느낌도 덜 했다는 것이다. 환자분의 구취가 심해서 胃 치료[VqIqIII",+VqII,]를 했다. 그리고 체질을 확정하기 위해 소양인 荊防導赤散을 6봉 주었다. 3월 30일에 왔을 때, 그 주에 치킨을 먹고 설사를 심하게 했다고 한다. 물론 3월 9일에 처음 토음체질로 감별했을 때 닭고기에 대한 주의를 일러주었었다. 胃와 腸 치료[VqIqIII",+VqIIc,]를 했다.

4월 6일에 부모님과 함께 내원하라고 하였는데, 설사와 소변이 좋아졌다고 하였다. 토음체질(Gas.) 섭생표를 주고, 앞 주와 동일한 치료[VqIqIII",+VqIIc,]를 하였다. 그리고 소양인 형방도적산 20일분을 처방하였다. 4월 13일에는 위와 膀胱을 치료[VqIqIII",+VqXc,]하였다. 4월 20일에 내원하여 대변이 묽고 腸鳴이 있다고 하여 다시 위와 장을 치료[VqIqIII",+VqIIc,]하였다. 5월 4일에 내원하여 밤에 허기가 지고 자꾸 과식하게 된다고 해서 위 치료[VqIqIII",+VqII,]를 하였다. 藥을 加味獨活地黃湯으로 바꾸어 20일분을 처방하였다.

5월 11일에는 위와 방광을 치료[VqIqIII",+VqXc,]하였다. 5월 18일에 내원하였다. 설사는 호전되었다. 토음체질로 감별한 이후에는 밤에 한 번도 실례하지 않았다고 한다. 하지만 불안한 기분은 아직 있다고 한다. 간혹 소변을 본 후에 조금 새는 경우가 있다는 것이다. 그래서 下焦에 힘을 주는 치료[VoIXc.+VoXc.×3]를 했다.

현재까지 11회 침 치료를 했다. 얼굴도 밝아졌고 여유가 생겼으며 살도 쪘다. 음식을 철저하게 지키고, 주 1회이긴 하지만 침 치료를 꾸준히 받는다면 자신감을 더 회복할 수 있을 것이다. 현재는 한약 이외에 양약은 복용하지 않고 있다.

[내원일 표시]

월별	내원일
2	23
3	9, 16, 23, 30
4	6, 13, 20
5	4, 11, 18

▣ 위염

▣ 위염 ▣		
김○○	여	1932년생(82세)

[1] 초진일 : 2013년 3월 11일(月)

[2] C/C : 胃痛

[3] P/H : 속이 아프고 머리도 아프다. 속이 화끈거린다.

2012년 11월 24일에 교통사고로 좌측 대퇴골을 다쳐서 1개월 입원했었다. 그때 洋藥을 오래 먹어서 속을 버린 것 같다.

[4] 감별체질 : 금음체질(Col.)

[5] 치료경과

[2013년]

회수	날짜	치료 및 경과	
1	3. 11.		IXqIIIqIII',×2
2	3. 12.	지난밤에 잠을 잘 잤다. 침을 맞으면 속이 금방 시원해진다.	IXqIIIqIII',×2
3	3. 13.		IXqIIIqIII', + VIIqIV,
4	3. 14.		IXqIIIqIII', + VIIqIV,
5	3. 15.	혓바늘이 돋았다.	IXqIIIqIII', + VIIqIVa,
6	3. 16.		IXqIIIqIII', + VIIqIVa,
7	3. 19.	친구들이 얼굴이 좋아졌다고 한다.	IXqIIIqIII', + VIIqIVa,

회수	날짜	치료 및 경과	
8	3. 21.		IXqIIIqIII', + VIIoIVa.
9	3. 23.		IXqIIIqIII', + VIIoIVa.
10	3. 25.		IXqIIIqIII', + IXqIIqIII',
11	3. 28.		IXqIIIqIII', + IXqIIqIII',
12	3. 30.		IXqIIIqIII', + IXqIIqIII',
13	4. 2.		IXqIIIqIII', + VIIqIV,
14	4. 4.		VIIqIIIqIII', + VIIqIV,
15	4. 8.		VIIqIIIqIII', + VIIqIV,
16	4. 12.		VIIqIIIqIII', + VIIqIV,
17	4. 13.		VIIqIIIqIII', + VIIqIV,
18	4. 15.	살이 찌고 힘이 생겼다.	VIIqIIIqIII', + VIIqIV,
19	4. 19.		VIIqIIIqIII', + VIIqIV,
20	4. 22.	주말에 좀 불편했다.	VIIqIIIqIII', + VIIqIV,
21	4. 24.		VIIqIIIqIII', + VIIqIV,
22	4. 30.	감기 기운이 있다.	VIIIoIVoIV', + VIIqIIIa,
23	5. 18.	손가락에 쥐가 난다.	IXqIIqIII', ×2
24	5. 20.	쥐나는 것은 좋아졌다. 속이 뜨겁다.	VIIqIIIqIII', + VIIqIV,
25	5. 22.	침 맞고 이틀간 좋았다.	VIIqIIIqIII', + VIIqIV,
26	5. 28.		VIIqIIIqIII', + VIIqIV,
27	6. 5.		VIIqIIIqIII', + VIIqIV,
28	6. 8.		VIIqIIIqIII', + VIIqIV,
29	6. 12.		VIIqIIIqIII', + VIIqIV,
30	6. 24.	속이 아프다.	VIIqIIIqIII', + VIIqIV,
31	8. 28.	여름에 무척 아팠다. 위내시경, 대장내시경 검사를 했다.	VIIqIIIqIII', + VIIqIV,
32	9. 12.	면을 드시고 체함.	VIIqIIIqIII', + VIIqIV,
33	9. 13.	침을 맞으면 금방 시원해진다.	VIIqIIIqIII', + VIIqIV,

회수	날짜	치료 및 경과	
34	1. 23.	복부 산통, 灼熱感	IXqIIIqIII', + VIIqIV,
35	6. 30.	灼熱感	IXqIIIqIII', + VIIqIV,
36	7. 2.	근래에 내시경 했는데 별 이상 없다고 했다	IXqIIIqIII', + VIIqIV,
37	7. 5.		IXqIIIqIII', b
38	7. 8.		IXqIIIqIII', b
39	7. 11.		IXqIIIqIII', b
40	7. 15.	밥맛이 조금 생긴다.	IXqIIIqIII', b

[6] 고찰

이 어르신은 탈이 날 때마다 위가 아프고 화끈거리는 증상을 늘 가지고 있다. 그런데 내시경 검사에서는 매번 말짱하다는 것이다. 자신은 癌이라도 걸린 것처럼 심각한데 병원에 가서 검사를 하면 나오는 게 없다고 한다.

친구 분의 소개로 처음 오시게 되었는데, 체질침을 맞으면 금방 시원해지신다고 한다. 내게, 혹시 침 끝에 아편이라도 묻혀서 놔주느냐고 우스개소리를 하신다. 성미가 급하시고 약간 괄괄하셔서 대기실에 오신 것을 진료실에서 금방 알 수 있다. 脈을 보지 않았다면 토양체질이라고 할 만하다. 침을 맞고 나면 '시원하네' 하시고 급히 휙 나가신다.

위궤양으로 진단을 받지는 않았지만 증상을 봐서는 궤양방을 써야 할 것 같아서 처음부터 궤양방을 主方으로 운용하였다.

생선을 좀 많이 드시라고 오실 때마다 잔소리를 하지만 혼자 사시는 분이라 그것을 지키기가 쉽지는 않은 것 같다. 친구 분들하고 맛난 것만 드시면 꼭 탈이 난다.

■ 골다공증

■ 골다공증 ■		
이○○	여	1934년생

[1] 초진일 :   2013년 4월 6일(土)

[2] C/C :   왼쪽 무릎 통증

[3] P/H :   왼쪽 무릎이 아프고 오금도 당기면서 아프다. 왼쪽 손이 저리고 떨린다.
혈압강하제와 골다공증 藥을 복용 중이다. 평소에 생선을 좋아한다.

[4] 감별체질 : 토양체질(Pan.)

[5] 치료경과

회수	날짜	치료 및 경과	
1	4. 6.	Pan.도 고려할 것.	Hep. IoVoIII"oIXoVIIo rt.
2	4. 20.		Pan. IXoIIIoIII'oVoVIIo rt.
3	5. 4.	토양체질 섭생표 드림.	Pan. IXoIIIoIII'oVoVIIo rt.
4	5. 11.	무릎 통증이 감소되었다.	Pan. IXoIIIoIII'oVoVIIo rt.
5	5. 18.	여행 가서 계단 올랐는데 좋았다.	Pan. IXoIIIoIII'oVoVIIo rt.
6	5. 25.		Pan. IXoIIIoIII'oVoVIIo rt.

[6] 고찰

이 어르신은 손자가 치료받으러 올 때[4] 따라 오셨다가 치료를 받기 시작했다. 치료 빈도나 횟수가 많지 않았는데도 치료 반응이 좋았다. 환자분은 원래 춘천에 거주하고 있는데, 효과가 좋다면서 아들 집이 있는 부천에 머무르면서 몇 번 치료를 받았고, 춘천에 갔다가 일부러 치료를 받으러 오기도 했다. 고혈압이 있어서 KFPset[IXIIIIII']를 선택했고, 4_5th formula의 목표는 瀉土補金으로 補水이다. 이상의 치료결과로 보면 KZPB+KFPD도 가능할 것 같다.

---

4 『학습 8체질의학 II』 p. 162, 163

▣ 脫皮

▣ 脫皮 ▣		
도○○	남	14세

틱 장애(Tic disorder)를 의학교육연수원의 편자는 '대부분 일시적'이라며 비교적 가볍게 썼다.

틱이란 뚜렷한 목적 없이 어떤 근육군이 갑작스럽게 연속적으로 움직이는 것을 말하는데, 흔히 눈을 깜빡거리거나, 안면근육의 수축, 머리를 흔들거나 하는 증상으로 나타나며, 여러 가지 증상들이 한꺼번에 나타날 수도 있고, 증상이 바뀌어 나타날 수도 있다. 보통 7~9세에 가장 흔하며 대부분은 일시적이나, 만성화될 수도 있다. 원인은 내적 또는 외적인 스트레스와 관련된 경우가 많다.[5]

경희대학교 한의과대학에서 한방신경정신과를 맡았던 황의완 교수는 '재발하기 쉽고 치료가 어렵다'고 좀 무겁게 썼다.

남아에게 많고 학동기에 증가한다. 틱을 가진 어린이는 신경과민의 경향이 있고, 부모는 간섭이 심하고, 엄격할 때가 많다. 그리하여 예의범절이나 공부 등에 지나치게 관여하므로 긴장과 갈등이 자주 일어나게 된다. 이 병은 의지적인 힘으로 어느 정도는 참을 수 있다. 하지만 참고 있는 동안에 긴장은 높아져서 불안이 더해진다. 일단 치료되어도 재발하기 쉬우며 치료가 어려운 병이다. 부모가 아이를 대하는 태도를 바꾸는 것이 중요하다.[6]

---

5   의학교육연수원 編 『家庭醫學』 서울대학교출판부, 1987. p.708.
6   黃義完 『心身症』 행림출판, 1985. p.138, 139.

남이 고친 환자는 대부분 일시적이었던 증상이었고, 내가 고쳐준 환자는 재발하기 쉽고 치료가 어려운 경우였다고 말하고 싶은 것인지 모르겠다. 한의사 면허를 가진 지 25년이 넘었는데 중학교 1학년인 도○○ 군을 만나기 전엔, 창피스럽게도 '틱 장애'를 목표로 제대로 치료했던 환자는 거의 없었다. 'Vocal Tic'의 일종으로 '지친(至親)에게 아무런 이유 없이 욕을 뱉는 상황을 스스로 통제하지 못하는', 한국교원대학교에 다니던 청년을 상당 부분 호전시킨 적은 있었으나 확실하게 마무리하지는 못했다.

2013년 6월 8일에 도○○ 군을 처음 만났다. 이 아이는 내 방에 들어왔을 때, 비염 환자가 後鼻漏 증상 때문에 기침을 뱉어내는 것처럼 연신 컥컥거렸다. 그러면서 간혹 얼굴근육을 실룩거리고 목과 어깨를 묘하게 비틀었다. 그래서 틱인 것을 알고 함께 온 어머니에게도 '댁의 아드님이 틱이군요.' 하였다. 하지만 결과적으로 나는 초진에서 이 아이의 병에 어떻게 접근해야 하는지 개념이 없었다. 아이가 보여주는 주된 증상은 헛기침과 같은 컥컥거림, 얼굴을 실룩거리거나 찡그림, 목을 비틂, 어깨와 팔을 긴장시키면서 비틂, 이렇게 네 가지였다.

초진에서 아이를 금양체질로 감별하고 부염방과 살균방을 놓았다. 6월 15일에는 처음과 같은 치료를 하였고, 세 번째 온 6월 22일에, 금양체질 섭생표와 권장식단을 주고 4단방으로 치료했다. 하지만 엉뚱한 치료였다. 6월 26일에는 副鼻洞炎에 쓰는 처방으로 치료했다. 치료를 지속할수록 증상의 양태가 점점 심해졌다.

아이의 증상은 심해지고 있었지만 정작 아이 자신은 이것이 질병이라고 인식하지 않았다. 자신이 일으키고 있는 이상행동으로 인해 주변 사람들을 불편하게 하고 피해를 주고 있다는 자각이 거의 없었다. 마치 '나는 아무렇지도 않은데 왜들 그러는지 모르겠다'는 태도였다. 그래서 자신이 왜 한의원이란 곳에 와서 침 치료, 식이요법, 한약 복용, 상담 치료 등의 절차를 따라야 하는지 긍정하지 못하고 있는 듯 했다. 아이의 어머니는 담임선생님의 호출을 받고 학교에 갔고, 여러 교과 선생님들과 급우들의 염려와 호소를 전해 들었다. 그리고 병원에 데려가 치료받도록 하라는 권고를 들었던 것이다.

6월 28일부터는 자율신경 치료를 해야겠다고 생각했다. 이때 자율신경 치료는 신경 안정이 목적이다. 7월 3일에 와서, 계속 더 심해져서 학교에서 급우들이 불편해 한다고 담임선생님이 또 전화를 했다는 것이다. 헷갈려서 체질을 잘못 본 것인가 의심되어 토음체질로 치료했다. 7월 6일에는 다시 금양체질로 자율신경 치료를 하고, 10일과 13일에는 5단방으로 자율신경 치료를 했다. 5단방은 무리한 시도였다. 이때까지 체질침으로 아홉 번 치료했지만 나아지는 기미가 전혀 없었다.

2013년의 전반기에 공황장애를 포함한 불안장애 환자들을 비교적 많이 만났다. 지금 돌이켜보니 나는 이 아이와 비슷한 나이였을 때 한동안 손톱 주위를 물어뜯는 버릇이 있었다. 아마도 2년 정도는 지속했던 것 같다. 그 시기는 내가 꽤 오래 살았던 고장을 떠나 낯선 곳으로 전학을 가서 적응하던 시기였다. 오래 사귄 친구도 없고, 아버지는 내가 다니던 중학교에 근무하고 있었다. 선생 아들이라고 동급생들로부터 주목 받고, 거기에다가 선생님들로부터도 호감과 과잉관심[7]을 모두 받던, 학교에서의 모든 생활이 참으로 부담스럽던 시기였다. 이미 지나온 결과를 가지고 하는 추리이긴 하지만, 그런 부담감이 손톱을 물어뜯는 행동으로 표출되었는지도 모른다. 그래서 이 아이가 보여주는 틱도 이제 막 사춘기에 진입한 아이의 다양한 심리적, 환경적 불안감의 표출일지도 모른다고 생각했다.

7월 17일부터 치료를 종료한 9월 7일까지, 열네 번 치료하는 동안은 동일한 침처방을 썼다. 7월 26일 열세 번째 만난 날, 꿈이 무어냐고 물었더니 어머니가 옆에서 건축가라고 일러주었다. 그런데 아이는 대뜸 '태권도 4품까지 따는 거'라는 것이다. 무슨 뜻인지 몰라 '도장에 다니냐'고 했더니 지금 3품이란다. 그러고 보니 호리호리한 몸매에 금양체질이니 꽤 잘할 것 같은 짐작이 들었다. 그런데 왜 4품까지만 따야 하느냐고 했더니, 나중에 커서 정 할 것이 없으면 태권도장 관장을 하려고 그런다는 것이다. 4단이 되어야 태권도장을 차릴 수 있다고 한다.

8월 9일에 왔을 때 아이가 의식적으로 참으려고 한 것인지, 치료를 받는 동안 틱 증상이 전혀 없었다. 그리고 아이의 상태가 눈에 띄게 호전되던 8월 하순 어느 날, 퇴근길에 문득 '脫皮'라는 단어가 머리에 떠올랐다. 여름철이니 길을 지나다 나무에서 간혹 매미의 탈피인 蟬退[8]를 보곤 해서인지는 모르겠다. 이 아이가 어느 순간 탈피하듯이 틱을 벗어버리게 될 거라는 생각이 들었다. 그래서 아이를 따라 온 어머니에게 내 생각을 전했다. 그랬더니 근래에는 담임선생님에게서 전화가 오지 않았다는 것이다.

아이가 사는 동네가 같은 市界 안에 있기는 하지만 좀 멀고, 한의원이 있는 동네는

---

7 아버지와 같은 과목을 가르치던 선생님 시간에, 사소한 잘못으로 몽둥이로 엉덩이를 40대 맞은 적이 있다. 도덕 수업 시간이었다.

8 선퇴(蟬退)는 한약재로 피부질환에 쓰인다.

아이에게 익숙하지 않아서, 아이는 거의 어머니[9]가 운전하는 차를 타고 치료를 받으러 다녔다. 아버지와 함께 온 적은 몇 번 없었다. 9월 7일에 와서 상당히 오랜 시간을 대기실에서 기다렸는데 그 아이가 왔다는 신호가 전혀 들리지 않았다. 그리고 마침, 내가 하는 치료에 별로 호의적이지 않은 것처럼 느껴졌던 아버지랑 같이 온 것이다. 좀 더 지켜보면서 상담을 더 해주어야겠다고 작정하기도 했었지만, 어머니보다는 아버지를 향해서 치료종료 통보를 하고 싶다는 욕구가 불쑥 솟았다. 침 치료를 끝내고 아버지를 들어오라고 해서 치료를 종료하겠다고 말했다. 아이를 치료한 체질침 처방[10]으로, 올해에 치료한 불안장애 환자가 여섯 명이다. 그렇다면 틱 장애도 불안장애의 범주에 넣어서 살펴볼 필요가 있을 것 같다.[11]

---

9   아이의 어머니는 '한발두발놀이협동조합'의 일원이다.
10   D'VP' 442
11   『8체질이 뭐지? 내 체질은 뭘까?』 p.57~61

◪ 부작용에서 배운다

◪ 부작용에서 배운다 ◪		
이○○	여	49세

체질침은 면역치료라고 하고, 흔히 부작용(副作用)의 의학이라고 부른다. 체질침은 인체가 가진 면역 시스템에 작용한다. 그래서 체질감별이 잘못되거나 혹여 처방 단위의 선택이 적절하지 못하면 부작용을 유발한다. 임상에서 오래 수련한 8체질의사도 여전히 체질감별은 어려운 숙제다. 그런데 환자로부터 얻게 되는 정보 중에 치료 부작용 정보는 아주 유용한 체질 감별의 도구가 될 수 있다.

신장 160cm / 체중 64kg (20대 이후 최고 체중 67kg / 최저 체중 55kg)

1) 2013년 7월 17일(水)

지난 1년간[12] 신촌 8+1 한의원과, 대치동의 전○○ 클리닉, 그리고 부천의 K한의원에서 거의 수음체질(Ves.)로 치료를 받았다고 한다. 신촌에서 전○○ 원장에게 치료받을 당시에 다른 젊은 의사가 단 한번 목양체질로 감별한 적이 있다고 한다.

주소증은 수지지절통(手指指節痛)으로 아침에 심하다고 한다. 모친이 류마티스성 관절염을 앓았는데, 본인에게서는 아직 혈액검사로 류마티스 인자가 검출되지는 않았다고 한다. 조소(彫塑)를 전공하였고, 학교에서 미술 특별활동을 지도하고 있으므로 평소에 손가락을 많이 쓴다고 한다.

이곳 시흥에 거주하고 있는데, 가까운 곳에서 치료를 받고 싶어서 인터넷을 검색하여 우리 한의원을 찾게 되었다고 한다.

초진에서 보니 외형으로는 전혀 수음체질이 아니다. 환자 앞에서 이런 표현은 잘 안 쓰는데, "절대로 수음체질은 아닙니다."라고 하였다. 맥진을 하니 우수(右手)의 2지에 맥이 있는데, 좌수(左手)의 맥은 명확하지 않다.

---

12 '증상이 심할 때마다' 정도의 빈도로

외형을 참고하여 목양체질로 판단하고[13], [Hep. IoVoIII"oIXo]를 시술하였고 환자는 돌아갔다.

2) 2013년 7월 18일(木)

어제 침을 맞은 후에 기분이 좋았고, 잠도 잘 잤다고 한다. 그런데 오늘 아침에 손가락 증상은 별 변화가 없었다. 환자의 혈압을 측정해보니 100/60이었다. 그래서 류마티스 처방의 1단과 2단을 바꾸어서 [Hep. VoIoIII"oIXo]를 시술하였다. 목양체질에서 [IVIII"]은 고혈압 처방이다. 그래서 혈압이 낮으면 [IVIII"set]를 [VIIII"set]로 바꾸어 써야 한다.

두 번째로 "절대로 수음체질은 아닙니다."라고 하였다.[14]

침을 맞고 나간 후에 얼마간 있다가 환자가 몸이 불편하다면서 다시 왔다. 침을 맞고 한의원을 나가는데, '갑자기 허기가 졌다.'는 것이다. 생협 매장에 들렀는데 마침 시식 코너가 있어서 급하게 이것저것 집어 먹었다는 것이다. 그런 후에 속이 아프고 머리가 어지럽고 띵하면서 식은땀이 흐르더니 머리가 아파오기 시작했다는 것이다. 전동베드에 눕히고 이마를 짚어보니 싸늘하고 식은땀이 맺힌 게 보였다.

과연 무엇이 잘못되었을까 궁리를 했다. 내 진료현장을 보러 온 두 원장도 있고, 환자는 누워 있고, 빨리 이 상황에 대한 대책을 도출해야만 한다.

첫 번째로 든 생각은 '환자는 목양체질이 아니다.'였다. 그 다음은 '그렇다면 무슨 체질일까?'로 이어졌고, 오늘 쓴 처방을 생각했다. 선두방이 췌보방(膵補方,V)으로 보토(補土)가 된 상황이었다. '보토'와 '갑자기 허기가 졌다.'는 환자의 호소가 연결되었다. 그렇다면 환자는 보토로서 토(土)가 더 촉발된 것이다.

그리고 환자가 지난 1년간 수음체질로 치료를 받지 않았던가? 아무런 효과도 없이 그렇게 지속적으로 치료를 받지는 않았을 것이다. 자침할 때 침을 날리는 시술자라면 영수(迎隨)를 제대로 지키기는 어렵다.

내 진료실의 공기는 잔뜩 긴장되어 있고 시간이 흐르고 있다. 빨리 결정해야만 한다. 토음체질로 [Gas. VoIX.× 3 +VoIII"a.]를 놓았다. 일단은 토(土)를 안정시키려는 목적

---

13 컨디션 여하에 따라 맥의 선명도가 달라질 수 있으므로
14 이 날은 '의료인 체질학교'에서 강의를 받고 있는 서지용 원장과 문경도 원장이 점심시간 이후에 와서, 내 방에서 진료를 참관하며 맥진도 함께 하고 있었다.

이었다. 사토보수(瀉土補水)를 3배로 하였다. 또한 이 처방은 자율신경조절방이기도 하니 환자의 몸을 리셋(Reset)한다는 의도도 있었다.

침을 맞고 환자가 좀 진정되는 기미가 있어서 치료실 침대로 옮겨 눕히고 냉장고에 보관하고 있는 소양인 양격산화탕(凉膈散火湯) 1봉을 천천히 먹였다. 환자의 이마가 좀 따뜻해졌고 기분도 좀 안정된다고 하였다. 하지만 머리는 여전히 양쪽 태양혈(太陽穴) 부위로 아프다고 했다. 약을 먹은 후에는 속쓰림이 사라졌다. 양격산화탕을 두 봉 더 드리고 집에 가시라고 했다.

3) 2013년 7월 19일(金)

진료실로 들어오는 환자분의 표정이 밝다. 어제 증상은 잘 회복되었다고 한다. 약은 한 봉만 먹고 한 봉은 남겼다고 한다. 하지만 아침에 손가락 증상은 여전했다고 한다. 물론 어제 다시 시술한 토음체질 처방이 류마티스를 겨냥한 것은 아니었다.

세 번째로 "절대로 수음체질이 아닙니다."라고 힘주어 말하였다.

그런 후에 첫날부터 어제까지의 상황과 나의 인식을 있는 그대로 설명해 주었다. 일단은 체질을 확정하는 것이 중요하므로 토음체질로 하여 류마티스 처방인 [Gas. VoIoIII"oVIIo]을 자침했다.

하지만 환자는 아직 나의 인도에 선뜻 동참하지 못하겠다는 태도다. 오늘도 지난 1년에 미련을 두고, 수음체질로 계속 치료받고 싶어서 내원했었다고 속내를 보여준다.

내일 아침이 이분과 나와의 관계 정립을 위한 두 번째 고비가 될 것이다.

4) 2013년 7월 22일(月)

토요일에 오지 않았다. 그 분을 생각하며 나는 조급해졌다. 주말에 '의료인 체질학교' 강의를 하면서 목요일에 방문했던 두 원장에게 아쉬움을 토로했다. 다시 오지 않을지도 모른다는 막연한 두려움이 있었다.

그러는 데, 다른 여성 원장이 "뭐, 결혼식에 갔겠죠." 하면서 나를 위로해 주었다.

월요일에 아침부터 계속 기다렸는데 소식이 없다가, 퇴근 시간에 임박해서 마지막 환자로 그분이 왔다. 학교에서 수업을 마치고 오느라고 늦었단다.

앉으시라고 하고 토음체질로 감별한 결과를 알려드리고 섭생표를 드렸다. 그리고 내가 그동안 경험했던 두 케이스[15]에 대하여 진지하게 설명을 하였다.

나는 "제가 이 선생님이 지닌 수음체질이라는 관념을 깨뜨려드려야, 저와 치료를 지속할 수 있습니다. 저를 믿으십시오!"라고 강조하며 말했다. 환자분은 금요일에도 역시 잠을 푹 잤다고 하였다. 하지만 토음체질 섭생표[16]를 받게 된 이 상황은 그저 황당할 뿐이라고 했다. 비슷한 체질도 아니고 정반대라니 물론 황당할 것이다. 하지만 어쩌겠는가. 나는 나의 신념을 환자에게 제공할 의무가 있다.

나는 이제 그분의 마음 안으로 한 계단 올라섰다. 계속 전진할 수 있을지 정말 잘 모르겠다.[17] [18]

---

15 1. 다른 곳에서 수음체질로 치료받다가 와서, 토음체질로 결정되었으나 그 사실을 받아들이지 않은 환자. 이 분은 전남 고흥에 사시고 목사님의 사모님이다.
    2. 8체질 하는 친한 동료에게 목양체질로 3년간 치료받았던 환자에게 토음체질 섭생표를 주었던 케이스. 이분은 음식조리 수업을 하시는 분이다.
16 이 분은 내가 올해(2013년)에 7월까지 진료실 안에서 토음체질로 감별한 열세 번째 환자이다.
17 이 환자분을 통해 목양체질처럼 통통하게 생긴 체형의 토음체질도 있다는 중요한 정보를 얻었다.
18 『학습 8체질의학 II』 p.164~167

▣ 안면신경마비

▣ 안면신경마비 ▣		
권○○	여	57세

[1] 초진일 :   2013년 9월 2일(月)

[2] C/C :   왼쪽 안면신경마비

[3] P/H :   내원일 아침에 마비된 것을 알게 됨.

왼쪽 下眼瞼과 觀骨부위 마비됨

오른쪽 눈이 充血되어 2개월간 眼科 치료를 받았다.

위장장애가 있고 속이 쓰리다.

[4] 감별체질 : 토양체질(Pan.)

[5] 치료경과

회수	날짜	치료 및 경과	
1	9. 2.		IXoVoIII'. rt. + IXoIVoIII'. lt.
2	9. 3.	어제보다 호전됨	IXoVoIII'. rt. + IXoIVoIII'. lt.
3	9. 4.	하안검 약간 호전됨	IXoVoIII'. rt.
	9. 5.	집안에 일이 있어서 치료 받으러 못 온다고 전화 왔다고 함.	
4	9. 11.	오른쪽 눈 흰자위에 출혈이 있다.	IXoVoIII'. rt. + IXoVa. lt.
5	9. 12.		IXoVoIII'. rt. + IXoVa. lt.
6	9. 13.	오른쪽 눈이 충혈되었다.	IXoVoIII'. rt. + IXqIVa, lt.
7	9. 16.	95% 정도 회복됨	IXoVoIII'. rt. + IXqIIIa, lt.

회수	날짜	치료 및 경과	
8	9. 17.		IXoVoIII'. rt. + IXqIIIa, lt.
9	9. 23.	98% 정도 회복됨	IXoVoIII'. rt. + IXqVIa, lt.
10	9. 24.		IXoVoIII'. rt. + IXqVIa, lt.
11	9. 25.		IXoVoIII'. rt. + IXqVIa, lt.
12	9. 26.		IXoVoIII'. rt. + IXqVIa, lt.
13	9. 27.	완전히 회복됨. 치료 종료함.	IXoVoIII'. rt. + IXqVIa, lt.

[6] 고찰

1) 말초성의 구안와사는 어려운 병이 아니다. 예전에는 일부 한의사들이 中風 온다고 怯을 줘서 한약과 牛黃淸心丸을 환자에게 안겼다. 요즘은 일부 양의사들이 腦에 문제가 있는지 모른다고 겁을 줘서 입원시키고 MRI 같은 고가의 검사료를 안긴다.

2) 이 병은 얼굴의 근육이 일그러지는 것이므로 환자는 자신의 상태에 지극히 민감해진다. 그리고 그런 얼굴을 마주보게 되는 상대방들도 그렇다. 그래서 나는 초진에서 환자에게 꽤 긴 시간을 할애해서 이런 이야기를 한다. '모든 마비성의 질병은 초기 치료가 무엇보다도 중요하다. 발병부터 2주 동안의 치료 성적에 의해서 후유증의 여부가 결정된다. 그런데 당신이 지금부터 만나게 될 사람들이 100명이라면 100가지의 다른 이야기를 듣게 될 것이다. 그러면 당신의 마음은 크게 흔들릴 수밖에 없다. 당연하다. 하지만 이 병은 어려운 병이 아니다. 그런데 이 사람 저 사람 말을 듣고 흔들려서 이곳저곳 돌아다니다 보면 정말 중요한 2주간의 초기 치료에 집중할 수가 없다. 나를 믿고 치료하라.' 이렇게 말하면 환자들은 '원장님을 믿습니다.' 하면서 열심히 치료받겠다고 한다. 하지만 그렇게 하고서 얼마간 치료를 받다가 나를 만나러 오지 않는 사람들이 보통 40%는 되는 것 같다. 보통 발병초기에 10일 정도는 회복 정도가 미미하고, 체질침은 마비가 온 얼굴에 침을 놓아주지 않는다. 그래서 더 그런 것 같다.

3) 이 분은 9월에 인근 중학교에 새로 부임해 온 교장선생님이다. 세 번 치료를 받고, 네 번째 약속된 날 오지 않았는데 확인해보니 데스크에다가 집안에 갑자기 일이

생겨서 오지 못하게 되었다고 연락을 했다는 것이다. 그거야 핑계인 것은 안 봐도 뻔한 거 아닌가. 나중에 알고 보니 서울에 있는 병원에 입원을 했던 것이다. 교장 선생님이라는 분이 거짓말을 했다는 것에 나는 속으로 굉장히 화가 났다. 그래서 혹시라도 다시 찾아오면 돌려보내야겠다고 작정을 했다. 하지만 어찌 그럴 수 있 겠는가. 이 분은 치료가 끝날 때까지 자신이 한 거짓말에 대해 사과하지 않았다.

▣ 기관지확장증

▣ 기관지확장증 ▣		
김○○	여	1950년생(64세)

[1] 초진일 : 2013년 9월 3일(火)

[2] C/C : 기관지확장증에 의한 기침이 오래 지속되고 있다.

[3] P/H : 1984년 난소암 수술, 2009년에 갑상선암 수술

비결핵 항산균 보균(관찰 종료)

기관지확장증

하체 무력감, 변비, 두피 虫行感

Px 갑상선호르몬

BP 110/70(15:14)

[4] 감별체질 : 금양체질(Pul.)

[5] 치료경과

월	날짜	치료 처방
9	3, 5, 6, 9, 12, 13, 14, 16, 21, 24, 27	VIqIIqIV"qVqVIIq BK'P'FZ
10	1, 8, 11, 15, 21, 29	
11	1, 5, 8	

회수	날짜	경과 및 반응
1	9. 5.	기침 회수 감소
6	9. 13.	기침 호전
7	9. 14.	얼굴이 좋아졌다고 미용사가 말했다고 함. 얼굴에 여유가 생김.
9	9. 21.	기침 다시 좀 난다.
12	10. 1.	BP 110/80(10:25)
13	10. 8.	15개월 된 손주를 보느라고 힘들다.
16	10. 21.	감기가 걸렸다.
19	11. 5.	독감 예방접종 함.

[6] 고찰

환자의 혈압이 높지 않았으므로 해당 5단방의 1단과 2단을 바꾸었다. 이 사례는 해당처방이 기관지확장증에 반응하는 것을 검증한 것에 의미를 두고 싶다.

▣ 痛風

이○○	남	34세	Pan.

초진 : 　2013. 9. 14.

P/H : 　2007년에 통풍이 시작되었고, 2009년에 심했었다. 통증이 올 때만 약을
먹는다.

2012년 10월 1일에 왼쪽에 구안와사가 생겼는데, 3개월 이상 침 치료를
받았으나 口角과 뺨에 후유증이 남았다. 간혹 실룩거리고 웃을 때 표정이
일그러진다.

박○○	남	37세	Gas.

초진 : 　2014. 1. 16.

P/H : 　2009년에 토음체질로 감별 받은 이후 소소한 증상으로 꽤 오래도록 치료
를 했다. 근래에는 전립선과 관련된 질환을, [VIIqIXqIII"qIq +VqXc,] 이
처방을 위주로 치료 중이었다.

그러다가 2014년 1월 10일에 내원하여 이틀 전부터 몸살이 났다고 하여
[VIoIIoIV"oVIIoIo]으로 치료했다.

1월 16일에 목발을 짚고 나타났다. 14일부터 왼쪽 발등과 발바닥이 심하
게 부었는데 발등 쪽은 벌겋고 열감이 있으며 압통이 심했다. 병원에 갔는
데 통풍인 것 같다고 하고 혈액검사를 위해 피를 뽑았다고 했다.

이○○	남	66세	Ren.

초진 : 　2013. 9. 21.

P/H : 　2013년 8월 17일부터 오른쪽 중지말단과 왼쪽 손바닥과 발바닥의 저린

증상을 [IXqVqIII'qVIq+IXqVIa,], [IXqVqIII'qVIq+VIIqVqIII'qVIq], [IXqVqIII'qVIq+VIIIqVIqIV',] 이런 처방으로 치료 중이었다. 증상은 상당 부분 호전되었다. 9월 21일에 내원했는데 추석날[9/19] 오른쪽 발등에 통풍이 생겼다고 했다.

치료경과

이○○ Pan.		박○○ Gas.		이○○ Ren.	
13. 9/14	IXoIIIoIII'.×3	14. 1/16	VIIoIoIII".×3	13. 9/21	VIIoIIIoIII'.×3
		3시간 후 가라앉음			
13. 9/21	IXoIIIoIII'.×3	14. 1/18	VIIoIoIII".×3	13. 10/10	VIIoIIIoIII'.×3
좀 시원해졌다.		목발을 안 짚고 왔다.			
13. 9/28	IXoIIIoIII'.×3	14. 1/20	전립선 치료	13. 10/11	저림 치료
21일 이후에 편해졌다.		浮氣 거의 소실. 압통 약간		부기와 痛症이 소실됨	
13. 10/5	IXoIIIoIII'.×3	14. 1/21	VIIoIoIII".×3	14. 1/21	VIIoIIIoIII'.×3
예방 목적 치료				통풍이 오는 것 같다.	
13. 10/12	IXoIIIoIII'.×3	14. 1/22	VIIoIoIII".+VqXc,	14. 1/23	VIIoIIIoIII'.×3
예방 목적 치료				痛症 소실. 개운치는 않음	

고찰 및 의견

이○○(34세) 씨는 경기도 고양시 덕양구에 살고 있어서 주말에만 치료를 받았다. 박○○(37세) 씨는 혈액검사에서 요산수치가 5.0으로 나왔다고 한다.[19] 1월 20일에는 환자 본인이 원하여 전립선 치료를 하였다.

이○○(66세) 씨는 2013년의 경험으로 2014년 1월 21일에 통풍이 오는 것 같다고 호소하였고 해당 치료를 하였다.

痛風은 통증이 극심하므로 3배방으로 운용하였다.

---

[19] 고요산혈증 (hyperuricemia) 이란, 남자는 420 μmol/L (7.0 mg/dL) 이상 여자(월경전)는 380 μmol/L이상으로 정의된다. 이 수치보다 높다하여 누구나 통풍에 걸리는 것은 아니며, 환자의 2/3에서 정상범위의 요산범위에서 발병한다.
[참고] 위키백과_통풍(http://ko.wikipedia.org/wiki/%ED%86%B5%ED%92%8D)

위의 사례처럼 통풍 환자는 남성의 내원 비율이 여성보다 높다. 그런데 체질적으로 이환이 잘 되는 체질이 있는 것 같지는 않다. 위에서 사용한 처방 형식, 즉 KFP와 DFP로 잘 치료된다. 그간의 임상 경험에서 4단방이 필요한 경우는 별로 없었다.

보통은 자침 당일에 통증이 개선된다. 위의 사례처럼 3회 내외에 증상이 소실되는 경우가 많았다. 그러므로 이 처방의 효과 유무로 체질 감별이 제대로 되었는지 판별할 수도 있다.

박○○ 씨 같은 경우는 발병 이전에 꾸준히 체질침 치료를 받았고, 수년간 체질식도 철저히 하고 있던 터라 왜 통풍이 발생했는지 의문이다. 다만 몸이 회복되면서 나타난 일시적인 증상이었을 가능성은 있다.

▣ 알레르기성 피부염 & 요통

▣ 알레르기성 피부염 & 요통 ▣		
조○○	여	1978년생

[1] 초진일 :　2013년 9월 24일

[2] C/C :　알레르기성 피부염

　　　　　심한 곳은 얼굴, 肘窩, 上膊部, 두피, 항문 등이다.

[3] P/H :　금속 알레르기가 있다. 월경은 정상적이다.

　　　　　피자집을 하기 때문에 새벽 2-3시에 잔다. 늘 피곤하다.

[4] 체질 :　토양체질(Pan.)

[5] 치료경과

차례	내원일	치료 및 경과	
1	9. 24.	미후숙산탕 6봉. 식이점검표 줌	Pul. VIoIIoIV"oVoVIIo
2	9. 27.	藥 복용 별무이상.	Pul. VIoIIoIV"oVoVIIo + IoVIoIII".
3	10. 1.	피부가 호전됨.	Pul. VIoIIoIV"oVoVIIo + IoVIoIII".
4	10. 4.	감기에 걸림.	Pul. IoVIoIII". + IqVa,
5	10. 10.	4일 鍼 후에 發熱 심했음. Pan. 섭생표 줌.	Pan. IXoIVoIII'. ×3
6	10. 15.	기침 남. 피부소양감은 호전됨.	Pan. IXoIVoIII'. + IXqIIIa,

차례	내원일	치료 및 경과	
7	10. 18.	콧물과 가래 있음.	Pan. IXoIVoIII'. + IXqIIIa,
8	10. 22.		Pan. IXoIVoIII'. + IXqIIIa,
9	10. 25.	피부의 변화가 별로 없음.	Pan. IVoXoIV'oIIIoVo
10	10. 29.	누웠다 일어날 때 허리가 불편함.	Pan. IVoXoIV'oIIIoVo
11	11. 1.	피부 호전. 좌측 顎관절에 잡음.	Pan. IVoXoIV'oIIIoVo
12	11. 4.		Pan. IVoXoIV'oIIIoVo +VIIoVIoIII'.
13	11. 8.	좌측 악관절에 잡음.	Pan. IVoXoIV'oIIIoVo + IXoIVa.
14	11. 12.		Pan. IVoXoIV'oIIIoVo + IXoIVa.
15	11. 18.	애기 돌잔치 하느라 피곤했다. 項强, 後頭痛. 顎관절잡음 소실됨.	Pan. IVoXoIV'oIIIoVo +VIIoVIoIII'.
16	11. 23.	피부염은 거의 좋아짐. 소양감 소실. 편도염.	Pan. IVoXoIV'oVIIoVo
17	11. 26.		Pan. IVoXoIV'oIIIoVo +VIIoVIoIII'.
18	11. 28.		Pan. IVoXoIV'oIIIoVo +VIIoVIoIII'.
19	12. 3.	피부 많이 좋아짐	Pan. IVoXoIV'oIIIoVo +VIIoVIoIII'.
20	12. 9.	허리 편해짐.	Pan. IVoXoIV'oIIIoVo +VIIoVIoIII'.
21	12. 17.	손끝에 발진이 약간 생김.	Pan. IVoXoIV'oIIIoVo +VIIoVIoIII'.
22	12. 19.		Pan. IVoXoIV'oIIIoVo +VIIoVIoIII'.
23	12. 23.	피부소양감 약간 있다.	Pan. IVoXoIV'oIIIoVo
24	12. 31.	저녁에만 약간 간지럽다.	Pan. IVoXoIV'oIIIoVo

2013. 9. 24 ~ 12. 31. : 24회 치료. 이후 내원하지 않음

[6] 약물 투여

투여일	처방	투여량
2013. 10. 10.	少陽人 荊防敗毒散	40봉
2013. 11. 12.	少陽人 加味地黃湯	40봉

[7] 고찰

환자가 고혈압이 없었으므로 set를 변형하여 VIXIV'[BK'P']로 하였다.[20] 피부염에 대한 본격적인 치료는 9회[10.25.] 이후이다. 환자가 토양체질인데 금양체질 치료로 감기가 걸렸고, 발열이 생겼다고 판단한다. 아마도 [Pul. VIoIIoIV"oVoVIIo]에서 瀉肺方(VIIo) 때문인 것 같다.

---

[20] 나는 한때 K'BP'set이 BK'P'set으로 1단과 2단이 변환되는 이유가 환자의 조건에서 고혈압의 유무라고 생각했다. 한참 set처방에서 1단과 2단의 변환 이유에 대해서 고민할 때였다. 아무리 궁리를 해도 혈압 조건 이외의 이유를 찾아낼 수 없었다.
하지만 혈압이 문제가 아니었다. K'BP'set을 BK'P'set으로 변환하는 이유는 2단에 오는 처방의 의미 때문이다. 2단에 B방이 오면 그 처방은 감염증에 쓰인다는 뜻이다. 알레르기성 질환은 감염증이 아니므로 1단과 2단을 바꿔서 BK'P'set으로 쓰는 것이다. 陽體質의 알레르기성 질환의 경우이다.
/ 20172131

▣ 背寒症

▣ 背寒症 ▣		
박○○	여	1965년생(48세)

[1] 초진일 : 2013년 10월 30일(水)

[2] C/C : 고혈압

[3] P/H : 찬바람이 불면 뒷목과 등이 시리다. 예전에 에어콘을 많이 틀어놓아야 하는 환경에서 오래 지냈다. 눈이 뻐근하다. 다초점렌즈를 쓴다.
帶下가 있다. 설질은 紅하고 齒痕이 있다.
BP : 140/90(14:30)

[4] 감별체질 : 토양체질(Pan.)

[5] 치료경과

회수	날짜	치료 및 경과	
1	10. 30.	鍼 後 BP 120/80(14:36)	IXoIIIoIII'. rt.
2	11. 4.	140/90(14:05)	IXoIIIoIII'.×3 rt.
3	11. 6.	120/80(14:29) 토양체질 섭생표 줌. 소양인 少陽補胃湯 1개월분	IXoIIIoIII'. rt.
4	11. 19.	150/90 〉 130/90 (14:30)	IXoIIIoIII'.×3 rt.
5	11. 22.	120/80(15:05)	IXoIIIoIII'.×3 rt.
6	11. 29.	추운 계절인데도 신기하게도 등이 시린 게 없어졌다. 안구건조증을 고치고 싶다. 120/80(14:09)	IXoIIIoIII'oVIoVIIo rt.

회수	날짜	치료 및 경과	
7	12. 5.	3일 동안 목이 아프고 가래가 있었다.	XoIVoIV'oVIIoVo rt.
2014년			
8	2. 4.	120/80(15:42)	IXoIIIoIII'oXo rt.

[6] 고찰

이 환자는 먼 거리에서 오고, 올 때마다 혈압이 높았으므로 혈압을 내리는 치료에 주안점을 두었다. 혈압이 내려간 것과 등 시림이 소실된 것이 어떤 연관성이 있는지는 얼른 짐작하기 어렵다. 다만 11월 6일에 투여한 少陽補胃湯의 효과라는 생각이 든다. 이 처방은 소양인 寒證[表寒病]의 대표방인 荊防地黃湯[21]에서 熟地黃을 두 배로 增量하고 知母 1돈을 추가한 것이다.

혹시 다음에 내원하면 안구건조증을 고쳐보자고 해야겠다. / 20140425

---

[21] 少陽人 荊防地黃湯
　　熟地黃 山茱萸 茯苓 澤瀉 各 2 돈
　　羌活 獨活 車前子 荊芥 防風 各 1 돈

◉ 제 體質 찾아가기

◉ 제 體質 찾아가기 ◉		
유○○	여	54세

[1] 초진일 :   2013년 11월 20일

[2] C/C :   체질감별

[3] P/H :   惡心, 心煩, 酸痛, 頭暗疼
여성호르몬 복용 중.

[4] 체질 : ?

[5] 치료 및 경과

회수	내원일	치료 및 경과	
1	11. 20	침 후에 心下痞가 풀린 것 같고 기분이 좋다.	Pan. IXqIII,×2 + IXqIV,
2	11. 23.	어제 증상이 심했다.	Pan. IXqIIIqIII', + IXqIV,
3	11. 25.	주말에 어땠냐고 물었더니 토요일 저녁에 아팠다고 답변. 자침 후에 눈이 맑아지는 느낌이다.	Col. VIIqIIIqIII', + VIIqIVc,
4	11. 28.	대변상태가 좋다고 함. Col. 섭생표 줌.	Col. VIIqIIIqIII', + VIIqIV,
5	11. 30.	미열이 있으면서 머리가 아프다.	Col. VIIIoIVoIV'oIIIo
6	12. 2.	계속 두통이 있다.	Col. VIIqIIIqIII', + VIIqIVc,
7	12. 4.	두통	Col. VIIqIIIqIII', + VIIqIVc,

회수	내원일	치료 및 경과	
8	12. 6.	4일 침 치료 후에 왼쪽에 편두통이 생겨서 하루 종일 지속했다.	Pul. IqVqIII″, + IqVIc,
9	12. 9.	침 후에 눈이 맑아짐.	Pul. IoVIoIII″. + IqVa,

[6] 고찰

다른 체질의 섭생표를 주어야 하는데 9일 이후에 오지 않았다.

세 체질의 침 처방이 모두 일정 부분 좋은 반응을 보였으므로 헷갈렸다. 보통 토양체질, 금음체질, 금양체질 사이에서 헷갈리는 경우 토음체질인 경우가 많다.

▣ 체질침 副作用

▣ 체질침 副作用 ▣		
강○○	남	37세

[1] 초진일 : 2013년 12월 11일

[2] C/C : 체질감별

[3] P/H : 엄마와 아이들이 체질을 감별하러 왔었는데, 아이들의 체질 감별을 위해 아빠를 봐야겠다고 하여 왔다.

[4] 체질 : 금음체질(Col.)

[5] 치료경과

회수	날짜	치료 및 경과
1	12. 11.	별달리 아픈 곳은 없고 간혹 소화가 좀 안 되고 心下가 답답하다.
		Hep. IqV, rt. + IqVI, lt.
2	12. 12.	
		Hep. IqV, rt. + IqVI, lt.
3	12. 13.	어제 침을 맞고 몸살이 났다고 잔뜩 화가 났다. 괜히 체질 감별하러 와서 몸살이 났으니 이게 뭐냐는 거다. 앓느라고 밤새 잠도 잘 못 잤다고 한다.
		Col. VIIoI.×3 lt. + VIIoIII'a. rt.
4	12. 16.	13일의 침 치료 반응을 부인을 통해 물어본 후, Col. 섭생표 줌.

[6] 고찰

1) 몸살이 난 것은 11일과 12일의 침 치료가 이 분의 면역체계를 잘못 건드린 결과이다. 체질침을 맞은 후에 감기가 들거나 몸살이 난 것처럼 온몸이 아프게 되는 것은 대표적인 부작용 중의 하나이다.

2) Hep.의 肝瀉방(I)은 [VII'7I'7p IX'9I'9c]이고, 膵補방(V)은 [VII'7V'7p IX'9V'9c]이며 胃補방(VI)은 [VIII'8VI'8p X'10VI'10c]이다. 금음체질(Col.)에게는 강장기인 肺(VII)/大腸(VIII)이 계속 촉진[+]되는 자극을 받게 된 것이다.

3) 잘못 시술된 침 자극은 여타의 어떤 자극보다도 직접적으로 몸의 취약구조를 쉽게 무너뜨린다.

▣ 돌발성 難聽

▣ 돌발성 難聽 ▣		
전○○	남	16세

[1] 초진일 : 2013년 12월 12일(木)

[2] C/C : 돌발성 難聽

[3] P/H : 1주일 전부터 오른쪽 귀가 먹먹하여 이비인후과에 갔더니 돌발성난청이라고 했다. 귀에 간단한 기구[외부의 音을 차단]를 착용했다. 水液을 맞았다.

[4] 감별체질 : 수양체질(Ren.)

[5] 치료경과

회수	날짜	치료 및 경과	
1	12. 12.		IXoVoIII'oVIo
2	12. 13.		IXoVoIII'oVIoXo
3	12. 14.	먹먹한 것 소실됨	IXoVoIII'oVIoXo
4	12. 16.	청력검사 결과 청력 회복됨	IXoVoIII'oVIoXo
5	12. 18.		IXoVoIII'oVIoXo
6	12. 24.		IXoVoIII'oVIoXo

[6] 고찰

환자의 엄마가 12월 11일에 미리 와서 상태를 말하면서 체질침으로 치료가 가능한지를 물었다. 이 환자는 2012년과 2013년 8월 27일까지는 목음체질로 치료했었다. 이번에 다시 보니 체질을 잘못 판단했음을 알았다. 이비인후과에서도 치료를 했고 또 어린 학생이므로 체질침 치료가 청력 회복에 어느 정도 기여했는지 판단하는 것은 쉽지 않다.

[7] 처방해설

陽體質의 耳鳴에 [KZPFK'], 이런 처방 형식을 쓴다고 알려져 있다.[22] 이 환자는 청력이 저하되었으나 이명은 없었으므로, 나는 이 처방을 활용하여 [KZPVK'], 이렇게 4th formula를 변형시켜 보았다. 어떤 원인에서건 청각신경의 장애가 있으므로 KZPset가 필요하고 V方이 필요하다고 판단했다.

[KZPFK']에서는 4_5th formula가 補火瀉水이고, [KZPVK']에서는 4_5th formula가 補土瀉水가 되는데, 두 처방 모두 瀉水로 목표를 설정하는 것이 가능하다.

환자의 엄마가 11일에 미리 왔다. 이게 수양체질의 태도이다. 수양체질은 세상을 살아가는 태도가 이렇다. 돌다리도 두드려보는 거다. 항상 무언가 점검해보는 거다. 그전에 아들을 치료했었다.

그런데 하여튼 자신의 아들이 이런 상태에 있다, 그러니까 선생님이 치료할 수 있느냐, 없느냐고 물어보는 것이다.

첫날에 KZPV를 놨다. 4단으로. 그 이전에 여러 자료를 찾아봤는데 난청에 쓰는 처방이 없었다. 그래서 자료 중에 이명에 쓰는 처방이 KZPFK'가 있어서 이것을 변형을 해서 KZPVK'로 해 본 것이다.

처음에 4단방 놓고 다음부터 5단방을 놓았다. 3회 치료했더니 먹먹한 것이 좀 없어졌다. 4회 치료했는데 16일 청력검사에서 청력이 회복되었다고 판정을 받았다. 왜 KZP냐고 하면 청각신경의 문제로 신경이 제 기능을 못하는 상태이다. 신경이 뭔가 자신의 기능을 하지 못하면 KZP를 쓸 수 있다는 것이다. 어떤 원인에 의해서건 청각신경의 이상이 있으므로 KZPset가 필요하고 V방이 필요하다고 생각했다. 전달이 잘 안 되는 상황이기 때문에 힘을 주는 의미에서 했다.[23]

---

22 陰體質의 이명에는 BK'P'VD
23 5단방에서 4단에 V방을 썼고 이것을 '힘을 주는 의미'라고 썼는데, 이것은 적절한 인식은 아니다.
    / 20171231

▣ 아토피성 피부염

▣ 아토피성 피부염 ▣		
강○○	남	12세

[1] 초진일 : 2013년 12월 14일

[2] C/C : 아토피성 피부염

[3] P/H : 심한 곳 – 팔꿈치, 무릎, 사타구니

피부를 드러내는 것을 꺼리고, 몸과 마음이 많이 위축되어 있다.

택견을 배우고 있다.

[4] 체질 : 금양체질(Pul.) [아빠가 Pul.]

[5] 치료경과

내원일		치료 및 반응	
2013년			
1	12/14	2개월 치료 목표, 겨울방학 집중 치료, 식이점검표	IoVII.+IoIII"a.
2	12/17		IoVII.+IoIII"a.
3	12/19	피부색이 좀 열어짐. 섭생표와 식단 줌.	IoVII.+IoIII"a.
4	12/21		VIoIIoIV"oVIIo
5	12/24		IqVqIII",×2
6	12/26	부드러운 살이 올라오고 있다.	IqVqIII",×2
7	12/28		VIoIIoIV"oVoVIIo
8	12/31	28일과 비교해서 변화가 별로 없음	IqVqIII",×2

	내원일	치료 및 반응	
	2014년		
9	1/2		IqVqIII",×2
10	1/4	새살이 올라와 각질 많이 떨어지고 가려움 심함	IqVqIII",×2
11	1/7	사타구니 쪽이 많이 좋아짐	IqVqIII",×2
12	1/9	머리가 무겁다.	IoVII.+IoIII"a.
13	1/11	가려움 때문에 긁는 것을 통제하기가 어렵다.	IqVqIII",×2
14	1/16	팔꿈치가 좋아짐	VIoIIoIV"oVIIo
15	1/18	무릎 쪽을 많이 긁어서 상처가 생김.	IqVqIII",+IqVIc,
16	1/21	가려움을 참기 힘들어 한다.	IqVqIII"qVIq
17	1/23	밤에 엄마 아빠가 교대로 불침번을 선다.	IqVqIII"qVIq
18	1/25		IqVqIII"qVIq
19	1/28	메밀밥을 먹을 것을 권함.	IqVqIII"qVIq
20	2/4	새살이 완전히 회복된 곳은 더 이상 가렵지 않다.	IqVqIII"qVIq
21	2/6	메밀밥 잘 먹고, 가려움이 줄어서 불침번 안 선다.	IqVqIII"qVIq
22	2/8	치료자 관점 평가. 피부 회복 정도 90점	IqVqIII"qVIq

[6] 체질침 처방 목표

구분	처방	시술회수	목표
1	IoVII.+IoIII"a.	4회	피부 열독을 해독
2	IqVqIII",×2	7회	피부염증 개선, 피부 재생
3	IqVqIII"qVIq	7회	피부염증 개선, 피부 재생, 가려움과 감염 방지

[7] 체질 한약

투여일	처방명	처방 내용	용량
2013. 12. 20.	미후숙산탕 獼猴熟山湯	獼猴桃　400g 木瓜 葡萄根 蕎麥 熟地黃 山茱萸　각 200g 五加皮 蘆根 松節 櫻桃肉　각 100g	90cc 60봉 30일분
2014. 1. 18.	미후숙산탕	상동	90cc 60봉 30일분

[8] 식이 점검표

별첨

[9] 고찰

8체질의학은 節制와 禁止의 의학이다. 8체질의학은 삶의 조건에서 특별히 飲食에 집중한다. 이것은 8체질의학을 다른 의학 유파와 구분하는 뚜렷한 특징 중의 하나 이다. 먹는 것에 대한 탐닉이 심한 한국사회에서 먹을 것을 권장하기보다 우선적 으로 금지시키는 데 치중하는 8체질의학은 그 방면으로 독보적이다. 하지만 이것 이 환자들에게 오히려 큰 부담이 되고, 치료를 지속하지 못하게 하는 요인으로 작 용하기도 한다.[24]

나는 강○○ 군에게 이렇게 말했다. '스무 살이 넘어 어른이 되었을 때도 아토피 성 피부염을 가지고 있다면 그것은 평생을 이 병의 고통 속에서 살아야 한다는 뜻 이다. 아토피성 피부염은 원래 고치기 어려운 병인데, 특히 성인이 된 후에도 남아 있는 아토피는 만성화되고 고질이 된 것이기 때문에 아주 어려운 병이 된다. 그러 니 오늘 나를 만났고, 또 피부를 드러내지 않는 겨울철이니 이번 겨울방학을 통해 서 열심히 치료해 보자. 내가 꼭 고쳐주겠다.'

금양체질이나 금음체질은 자신의 인식 속으로 새로운 체계를 들여놓기가 힘들다. 자신의 인식체계 밖에 있는 것들에 대한 문턱이 높다는 뜻이다. 하지만 일단 그 체 계를 수용하겠다고 마음만 먹으면 그 다음에는 밖에서 별다른 참견을 하지 않아 도 스스로 잘 통제하고 실천하는 경향이 있다. 나는 이 아이가 지금까지 받았을 상

---

24 그렇다고 치료자는 식이지도를 포기해서는 안 된다. 체질식이는 모든 체질치료의 기본이기 때문이다.

처와 아이의 자존심을 고려해서, 치료의 경과를 관찰하기 위해 필요한 사진촬영을 하지 않았다.[25]

내원 첫날에 식이점검표를 주었다. 세 번째 내원하여 금양체질 섭생표를 주기 전까지는 체질에 맞지 않는 음식을 먹었지만 금양체질 섭생표와 식단을 준 이후에는 식사를 철저하게 잘 지켰다. 이런 기반 위에서 체질침 치료가 더욱 큰 효력을 발휘했다.

8체질의학은 새로운 길이다. 이 아이는 이번에 두 달동안 음식을 절제하는 경험을 통해서 앞으로의 삶은 지난 십여 년과는 전혀 다른 새로운 길을 선택해야 한다는 깨달음이 생겼을 것이다. 육류와 밀가루음식과 乳제품을 절대로 먹지 않겠다는 굳은 신념을 지니고 살아가야만 한다. 그것을 이번 치료기간에 자신의 몸이 변화하는 것을 느끼며 관찰하고 겪었고 배웠다. 피부염의 거칠고 딱딱한 딱지로 덮였던 흉한 자신의 몸을 뽀얗고 부드러운 새살이 올라온 매끄러운 몸이 되도록 스스로 구원한 것이다.[26]

8체질의학은 성찰의 의학이다. 영양사인 엄마는 아이와 반대로 고기를 먹어야만 하는 체질인데 아이를 자극하게 될까봐 고기를 계속 먹지 않았다고 한다. 그랬더니 힘이 없고 쉽게 지쳐버린다고 했다. 아이 뿐만 아니라 곁에서 지켜본 부모에게도 잘못된 식생활의 弊害에 대한 성찰의 계기가 되었을 것이다. 그리고 이 세상이 이렇게 서로 다른 개성을 지닌 사람들이 서로 다름에 대해 이해하고 조화를 이루며 살아가야 한다는 이치에 대해서도 알게 되었을 것이다.[27]

나는 2월 8일에, 스물두 번째 내원한 아이에게 엄지손가락을 세워 주면서 90점이라고 했다. 아이는 禁忌를 철저하게 지켰고, 엄마와 아빠는 不寢番을 서면서 아이의 피부를 지켰으며, 나는 열심히 지도하고 鍼을 놓으면서 아이의 새로운 발걸음을 지켜보았다. 사실 이후에는 별다른 치료를 행하지 않아도 자연스럽게 100점이 될 것이다.[28] 2월 19일이 강○○ 군의 열두 번째 생일이다. 특별한 생일선물을 주게 되어 무척 기쁘다.

---

25 금양체질은 근본적으로 수줍음이 많고 노출되는 것을 꺼리며 고집이 세고 자존심이 강하다.

26 8체질의학은 구원의 의학이다.

27 8체질의학은 調和의 의학이다.

28 그래서 오늘 이 글을 쓴다. / 20140208

군의 식이 체크

2013.

날 짜	아 침	점 심	저 녁	운 동	음 료	
12/14	명태 쌀밥	떡국	왕탕 쌀밥	안 함	보리차 물	딸기, 사과 파인애플
12/15	고등어 콩밥 시래기된장국	감자탕 배지밥	돼지고기 김치찌개	안 함	물 두유 보리차	딸기, 귤 파인애플
12/16	돼지고기 김치찌개 견과호밥	쌀밥 김치	황태국밥 견과호밥	택견	물 보리차 매실	단감 귤
12/17	계란후라이쌀밥 김치배추 견과호밥		참치김치찌개 시금치쌀밥	택견	물 보리차 매실	
12/18	참 참치 시금치나물 산채밥	고구마 배추김치 쌀밥	꽁치구이쌀밥 배추나물 오징어국	안 함	보리차 물	단감 키위, 딸기
12/19	쌀밥, 김치 오징어회 갈치	브로콜리초무침 자고밥 배추 파인애플	갈치쌀밥	택견	물, 보리차	
12/20	잡산 밥 시래기된장국 코다리찜무조림	쌀밥, 팥죽 김치 배추	고등어조림 샐러드 쌀밥	택견	물 보리차	
12/21	샐러드 고등어조림 쌀밥	✕	양배추쌈 쌀밥 된장국쌀밥	택견	물 보리차	바나나, 딸기 단감속
12/22	✕	팥죽, 쑥개떡	황태국 코다리조림 보리밥	안 함	보리차, 과자 물과자	백밤밥 바나나, 복숭
12/23	코다리찜 된장국 쌀밥	딸기 쌀밥 된장국	매밀묵 보리밥 시래기국 시금치국	✕	물 보리차 복숭	바나나, 복숭 키위

운동한 시간을 반드시 기록하십시오.

환자분의 건강과 삶의 질을 책임지는 행복주치의

희망한의원

군의 식이 체크

2013.

날짜	아침	점심	저녁	운동	음료		
12/24	보리밥 굴비 군대된장국	쌀밥 배추김치 고등어구이	양배추쌈 태견		녹즙 모과차 보리차	딸기 키위	
12/25	쌀밥 냉이된장국 동태국	콩면볶음 냉이된장 쌀밥	쌀밥 냉이된장국 가자미구이	✕	녹즙 모과차 보리차	딸기	
12/26	보리밥 가을치구이		쌀밥 갈치구이 시금치된장국	태견	녹즙 보리차 모과차	바나나 단감	
12/27	시금치된장 쌀밥	새우김치볶음밥	쌀밥 동태찌개 미나리나물	태견	보리차 생수 모과차	파인애플 키위 바나나	단감
12/28	갈치구이 미역된장국 쌀밥	떡국	대야호굴구이		보리차 현초 생수	바나나 키위	단감
12/29	아욱국 갈치구이	쌀밥꼬막 아욱국 떡만두	새우김치볶음		녹즙 보리차 식혜	키위 파인애플	단감 바나나
12/30	쌀밥 가지말이김치 황태 양배추쌈	김치 비린치개 미가나물	쌀밥 김치 양배추 미나리나물	태견	녹즙 식혜 보리차	키위 파인애플 바나나	단감
12/31	쌀밥 양배추쌈	쌀밥 쌀밥 된장국 양배 쪄	쌀밥 김치	태견	녹즙 보리차 식혜	바나나 딸기 키위	파인애플
1/1	✕	초밥	떡국	✕	녹즙 보리차	딸기 키위 파인애플	
1/2	쌀밥 양배추쌈	녹두 배추 양배추 갈고등어			녹즙 보리차	키위 딸기 바나나 파인애플	

환자분의 건강과 삶의 질을 책임지는 행복주치의

희망한의원

2013.

날짜	아침	점심	저녁	운동	음료	
1/3	아욱국 가자미구이 쌀현미밥 브로콜리	김치 브로콜리 새우볶음밥	동타나 재거 배추나물 쌀현미	줄넘기, 택견	보리차 포도당물 녹즙	바나나 단감, 키위 딸기 홍시
1/4	쌀현미밥 동타 지지개 배추나물	떡국	꽁치구이 대합된장찌개 쌀밥	✕	보리차 녹즙 포도당물	키위 단감 딸기 귤 밥 홍시
1/5	쌀밥 냉이된장국 꽁치 생선어	떡국	냉이된장국 가자미구이 죽이 쌀밥	✕	녹즙 보리차	귤 단감 밥 홍시 무재
1/6	배추국 고등어구이 쌀밥	묵재비떡	가지 쌀밥 배추국, 녹즙	택견	녹즙 보리차	밥 단감
1/7	냉이된장국 가자미구이 배추나물 쌀밥	새우가지 볶음밥	새우 가자미구이 입배추국	택견	녹즙 보리차	귤 딸기 바나나
1/8	고등어구이 근대국 쌀밥	계란지지개 배추나물 근대국	꽁치구이 동태찌개 배추김치 국	✕	녹즙 보리차	키위, 딸기 단감 바나나
1/9	✕	근대국 갈치조림 쌀밥	종합야채밥 근대국, 참치김치 삼각김밥	택견	녹즙 보리차	키위, 바나나 단감
1/10	참치김치삼 김밥	근대국 갈치조림 쌀밥	배추국 가자미 구이 쌀밥	택견	녹즙 보리차	단감 바나나 귤감
1/11	배추새김치 볶음밥				보리차	
/						

환자분의 건강과 삶의 질을 책임지는 행복주치의

희망한의원

군의 식이 체크

2013.

날짜	아침	점심	저녁	운동	음료
1/13	냇국 김치장아찌 쌀밥	쌀밥 고등어구이 매밀묵	쌀밥 깍지/호박 브로콜리 감자구이	택견	녹즙 보리차
1/14	김치찌개장 쌀밥 브로콜리 가지(?)	김치콩나물 고등어구이 쌀밥	브로콜리 매밀묵 시래기국	춘기 택견	녹즙 보리차
1/15	고등어구이 시금치 (×)	고등어구이 시금치국 쌀밥브로콜리	매밀묵 동태찌개 쌀밥	택견	녹즙 보리차
1/16	시금국 고등어구이 쌀밥	동태찌개 시금치국	냉이된장국 쌀밥 가자미구이	택견 줄넘기	녹즙 보리차
1/17	×	고등어구이 브로콜리 냉이된장	쌀밥 병게 병 말 냉이된장국		녹즙 보리차
1/18	염병우이 쌀밥 냉이된장	쌀밥 된장국	동태찌개 매밀묵 쌀밥		보리차 물1잔
1/19	동태찌개 매밀묵	조기구이	고등어구이 매밀묵		보리차 녹즙
1/20	×	배추국 브로콜리 고등어간장찌	배추국배추 김치가지매기	택견	보리차 녹즙
1/21	×	쌀밥 고등어	×		보리차
1/					

환자분의 건강과 삶의 질을 책임지는 행복주치의

희망한의원

군의 식이 체크

2014. .

날짜	아침	점심	저녁	운동	음료
1/22	✕	고등어 마사리 조림 배추국 썩은김	무생채 고등어가자미조림 김 버섯묵	택견	보리차 녹즙	딸기 바나나
1/23		오뎅밥	오이냉채 무지개떡 꿀빵		보리차 녹즙	딸기 바나나
1/24	김치브로콜리김 새우볶음밥	김치브로콜리 새우볶음밥	고등어조림 브로콜리 배추국	택견	보리차 녹즙	딸기 바나나
1/25	✕	오뎅밥	고등어조림 브로콜리 머위국 배추		녹즙	커피
1/26	배추국 고등어조림 브로콜리국		고등어조림 브로콜리 배추묵	택견	녹즙 보리차	커피
1/27	참치김치 볶음밥	쌀국수	잡채볶음 머위국 고등어구이	택견	녹즙 보리차	커피 바나나
1/28	마른새우 볶음		대구탕 4산밥	택견	포도유 녹즙	단감 바나나
1/29	새우김치 브로콜리 볶음밥	참치김치 잡채김밥	고등어조림 과살리 선짓국	✕	숭늉식혜 포도유	커피
1/30	구비 고등어꼬리	고등어 굴비	굴비		식혜	커피 수정과
1/31	떡국	✕	꽃게탕	✕	식혜 음료유	

운동한 시간을 반드시 기록하십시오.

환자분의 건강과 삶의 질을 책임지는 **행복주치의**

희망한의원

▣ 月經痛

▣ 月經痛 ▣		
조○○	여	40세

[1] 초진일 :   2013년 12월 18일(水)

[2] C/C :   월경 1주일 전부터 피로, 두통 심함.

[3] P/H :   11월 30일에 월경을 하였다. 월경색은 흑색이고 월경양은 적다.
대변이 불편하다.

[4] 감별체질 : 토음체질(Gas.)

[5] 치료경과

회수	날짜	·	치료 및 경과
1	12. 18.		VoIoVoIoIII"o lt.
2	12. 19		VoIoVoIIoIII"o lt.
3	12. 21.	컨디션이 좋고 대변상태가 좋다.	VoIoVoIoIII"o lt.
4	12. 24.		VoIoVoIIoIII"o lt.
5	12. 26.		VoIoVoIoIII"o lt.
6	12. 28.	몸이 가볍다.	VoIoVoIIoIII"o lt.
7	12. 30.	대변을 보기가 어렵다고 하여 파인애플을 갈아서 잠자기 전에 드시라고 권고함	VoIoVoIoIII"o lt.
8	12. 31		VoIoVoIIoIII"o lt.

회수	날짜	치료 및 경과	
2014년			
9	1. 2.	아직 월경을 안 해서 혹시 몰라 임신테스트를 했다. 임신은 아님.	VqIc,×2 lt. + VqXc, rt.
10	1. 3.		VoIX. lt. + VoIII"a. rt.
11	1. 6.	1월 4일에 월경을 했다. 통증과 불쾌감은 없었다. 코감기가 와서 콧물이 나고 재채기를 한다. 토음 체질 섭생표를 줌.	VoIIoIII". lt. + VqIa, rt.
12	1. 7.	少陽人 凉膈散火湯 2봉 줌.	VoIIoIII". lt. + VqIa, rt.
13	1. 8.	감기는 좋아졌고 코막힘만 약간 남았다.	VoIIoIII". lt. + VqIa, rt.

[6] 고찰

1) 이 분은 2011년 10월 1일부터 10월 12일까지 금양체질(Pul.)로 오른 손목이 시큰거리는 증상을 치료한 적이 있다. 10년 전에 結節腫 병력이 있었다고 했다. 당시에 섭생표를 주지 않았다.

날짜	처방	경과
2011. 10. 1.	Pul. IoVoIII".	
2011. 10. 4.	Pul. IoVoIII".	호전. 맨소래담 과민반응
2011. 10. 5.	Pul. IoVoIII".	
2011. 10. 6.	Pul. IoVoIII".	
2011. 10. 12.	Pul. IoVoIII".	

2) 이 분이 다시 내원하면서 자신의 체질을 알고 싶다고 했으므로 치료반응을 본 후에 섭생표를 다시 주겠다고 했다.

3) 이번에는 맥진에서 토음체질로 나왔다. 토음체질은 금양체질과 혈자리를 공유한다. 그래서 치료반응을 살피는 데 더 신중해야 한다고 생각했다.

4) 12월 31일까지의 치료로 월경통에 대한 처치는 충분하다고 판단하여, 2014년 1

월 2일과 3일의 치료는 월경을 촉진한다는 의미로 치료했다. 1월 3일의 치료는 자율신경을 조절하는 것이다.

5) 2011년 10월 4일에 맨소래덤 과민반응에 대한 보고가 있는데, 맨소래담 성분에 대한 분석이 필요하고 이 분의 체질과 상관성을 궁리해 볼 필요가 있다.

[7] 처방해설

일반적으로 월경통에는 '부염방c+살균방c(KFc+KBc)'을 쓴다. 자궁은 부계이고 부계의 환경이 불량할 때는 세균감염이 쉽게 된다는 8체질의학의 질병원리에 따른 것이다. 이 처방은 월경통뿐만 아니라 자궁과 자궁부속기에 생기는 제반 염증에 응용할 수 있다.

위 임상례에서 사용한 처방은 KFP의 변형처방이다. KFP는 보통 '궤양방'이라고 알려져 있는데 궤양이나 피부염에 응용할 때는 442로 운용한다. 이 처방을 551로 운용하면 '양체질의 고혈압', 통풍, 관절염 등에 적용할 수 있다. 후자의 경우에는 질병의 양태가 팽창, 발열, 종창 등으로 나타나며 통증이 동반된다.

위에서 월경통에 적용한 처방은 알파벳기호로 표현하면 KFKFP KFKBP이다. 이 처방은 자세한 설명 없이 '극심한 월경통'에 사용한다고 알려져 있다. 하지만 극심하다는 것은 환자가 느끼는 것이지 그것이 어떤 절대적인 기준을 가진 것은 아니다. 비교적 사소한 통증이라도 통증 감각에 예민한 사람은 그것을 견디지 못하고 응급실로 향할 것이고, 그 장면을 외부에서 본다면 '극심하다'고 판단할 수도 있다. 이 환자에게 KFKFP와 KFKBP를 쓴 것은 예전의 병력에 결절종이 있었고, 그 당시에 다른 체질로 치료했지만 KFP551를 운용했던 경험에 따른 선택이었다. '부c+살c'과 위 두 처방의 확실한 적용 구분점은 정확하게 알려진 바가 없다. '극심하다'고 호소하는 환자들의 경우에 잘 되기도 하고 별 효과가 없기도 하다.

이 처방은 통증에 주안점을 둔 것이므로 5수로 운용하는 것이 더 효과적이다. '팽창'을 생각하면 되겠다. 월경 예정일이 다가올 때까지 별다른 불편 증상이 없었으므로 해당 처방이 효력을 발휘했다고 판단했다.

맨소래담의 성분은 살리실산메칠[200 mg/g]과 DL-멘톨[60 mg/g]이다. 이 약의 부작용은 발진, 발적, 가려움 등이라고 한다.

■ 毛囊炎

■ 毛囊炎 ■		
정○○	남	59세

[1] 초진일 : 2013년 12월 24일

[2] C/C : 체질감별

[3] P/H : 고혈압약, 전립선약, 수면제 복용 중. 야간뇨 3회

6-7개월 전에 우울증 진단.

대변이 시원치 않고 가스 냄새가 독하다.

[4] 체질 : 토양체질(Pan.)

[5] 치료경과

회수	날짜	치료 및 경과	
1	12. 24.		IXoVc.×3 + IXoIII'c.
2	12. 26.		IXoVc.×3 + IXoIII'c.
3	12. 27.	Pan. 섭생표 줌	IXoVc.×3 + IXoIII'c.
4	1. 9.	양쪽 종아리 안쪽으로 모낭염. 너무 가려워서 밤에 잠을 이루기 어렵다.	IXqIIIc.×2 +IXqIVc,
5	1. 13.	모낭염 호전	IXqIIIc.×2 +IXqIVc,
6	1. 14.	거의 안 가려움.	IXqIIIc.×2 +IXqIVc,
7	1. 16.	가려움증 소실	IXqIIIqIII', +IXqIVc,
8	1. 17.	다 나았다. 피부 회복됨.	IXqIIIqIII', +IXqIVc,
9	1. 20.	요통치료 원함	

[6] 고찰

1) 이 분은 체질감별 후에 16일부터 진행한 체질학교에 등록하였다.

2) 체질을 감별하면서 사용한 처방은 토양체질의 下焦에 집중한 것이다. 복용 중인 藥이 많아서 토양체질의 근본을 조절하는 쪽으로 목표를 잡았다. 이 처방을 흔히 '토양체질의 박카스 처방'이라고 부른다.

3) 모낭염은 심한 상태는 아니었다. 하지만 그 상태에서 계속 긁었었다면 아마도 화농되는 상태로 진전되었을 것이다.

4) 16일과 17일의 치료에서 [IXqIIIqIII',]은 피부의 회복을 위한 것이다.

▣ 月經不順

▣ 月經不順 ▣		
김○○	여	35세

[1] 초진일 :   2013년 12월 28일

[2] C/C :   체질감별
月經不順, 帶下

[3] P/H :   月經이 늦게 온다.
알러지성 鼻炎 병력이 있다.

[4] 체질 :   목양체질(Hep.)

[5] 치료경과

회수	날짜	치료 및 경과	
1	12. 28.		IqVc,×2 rt. +IqVIc, lt.
2	1. 8.		IqVc,×2 rt. +IqVIc, lt.
3	1. 18.	2013년 12월 15일에 月經을 한 것이 두 달 만에 한 것이었는데, 2014년 1월 15일에 月經을 했다. 월경주기가 개선되었다. 帶下도 소실되었다. 섭생표 줌.	IqVc,×2 rt. +IqVIc, lt.

[6] 고찰

1) 초진일의 치료는 월경불순보다는 帶下를 목표로 한 것이다.

2) 帶下는 체질침으로 3회 내외에 치료반응이 잘 나타난다. 그래서 체질감별의 목적으로 응용할 수도 있다.

3) 치료일의 간격이 길고, 단 2회의 치료로 월경불순과 대하가 함께 개선된 것은 놀라운 결과이다.

4) 다만 체질감별을 목적으로 내원하는 경우에 환자에 대한 추적이 좀 어렵다.

[7] 처방분석

부염방과 살균방의 조합은 子宮과 자궁부속기의 炎症을 치료하는 보편적인 처방이다. 帶下는 보통 3회 이내에 개선된다. 이 처방으로 대하와 월경불순이 개선되었으므로, 월경불순의 원인도 자궁과 부속기의 염증이었다고 추리해볼 수 있다.

월경불순에 KZP(관절염증방, 척추방)을 사용하는 것은 초심자들에게는 좀 낯설 것이다. 하지만 생각을 돌려서 척추조정술(카이로프락틱)로 척추의 부정렬 외에 내장기관과 관련한 질병을 치료한다는 개념을 떠올려보면 이해가 어렵지는 않을 것이다. 척추로부터 자율신경이 나오고 있으므로 이때의 KZP는 자율신경조절과 관련되어 있다.

8체질의학에서는 호르몬대사와 관련한 질병을 자율신경계통의 장애[29]로 본다. 그래서 국소적으로 자궁 자체의 기질적인 문제가 없이 발생하는 월경불순에는 자율신경을 조절하는 치료를 시행한다. 위의 KZP도 그렇고, 대표적으로는 '장염방+정신방a'이 있다. 고단방으로 올라가면 K'BP'D'V'[30] 같은 처방이 있다.

체질침 처방에는 8체질의학의 병리가 들어 있다. 그러므로 위의 환자가 2단방 부염방과 살균방의 조합으로 월경불순이 개선되었다는 것은, 이 환자에게서 월경불순의 원인이 호르몬 대사와는 관련이 없이 자궁 자체의 염증 때문이었다는 추리가 가능하다는 것이다.

한의사는 아무래도 이학적인 검사나 기기를 이용한 검사와 진단에서는 취약하

---

29 예, 갑상선질환, 전립선질환
30 자율신경실조증
　　알레르기성 질환이나 고혈압 등의 병력

므로, 어떤 환자의 월경불순이 기질적인 원인 때문인지 기질적 원인이 없이 생긴 것[31]인지 판별하는 일은 어려운 문제이다.

---

[31] 1. 각각 중국과 대만에서 유학했던 다른 두 여성에게서 6개월 이상의 장기간에 월경불순이 생겼던 사례가 있다.

2. 비만으로 인한 월경불순은 흔하다.

3. 영양부족이나 빈혈로 인한 생리불순 케이스도 있다.

2014년

眼科에서는 안구건조증이 難治라고 한다. 그런데 나는 눈이 뻑뻑하고 침침하고 시리고 炎症이 잘 생기는 이 안구건조증은 독립된 질병은 아니라고 생각한다. 이것은 알레르기 증상의 한 형태인 것 같다. 안구건조증을 알레르기로 판단한다면 이에 대응하는 처방의 set는 알레르기와 연관된 것을 선택해야 할 것이고, 목표는 病根으로 설정하는 것이 적절할 것이다. 또한 안구건조증을 치료하는 처방을 결정할 때는 환자가 지닌 다른 증상들을 고려하여 그와 어울리는 set[처방]을 선택해야 한다.

구분	초진일	질병/증상
1	1. 4.	음부소양감
2	1. 18.	안구건조증
3	1. 24.	안구건조증
4	1. 29.	알레르기성 피부염
5	2. 24.	대상포진 전구증상
6	2. 27.	안구건조증
7	3. 4.	안면부 감각 이상
8	3. 21.	안면신경마비
9	3. 24.	월경통
10	3. 29.	타박 후 국소 부종
11	4. 1.	요통
12	4. 7.	상열, 한출
13	4. 18.	불면증, 화상, 조울증
14	4. 23.	알레르기성 비염
15	4. 29.	이관기능장애
16	5. 2.	요통
17	5. 26.	극렬한 두통
18	7. 1.	견불거
19	7. 2.	멀미
20	7. 21.	후두통
21	7. 22.	부비동염
22	8. 6.	야뇨증
23	9. 2.	월경불순
24	9. 23.	기관지천식
25	10. 13.	소화불량
26	10. 15.	수음체질 감별
27	11. 21.	침 맞고 두통
28	11. 29.	트림
29	11. 29.	수음체질 청년
30	12. 6.	아토피성 피부염
31	12. 30.	주관절 염증

▣ 陰部 搔痒感

▣ 陰部 搔痒感 ▣		
전○○	여	61세

[1] 초진일 : 2014년 1월 4일

[2] C/C : 체질감별

2-3개월 전부터 肛門과 陰部가 가렵다.

[3] P/H : 고혈압 약을 5년째 복용하고 있다.

옻 제품을 1년 정도 복용한 경험이 있다.

[4] 감별체질 : 목양체질(Hep.)

[5] 치료경과

회수	날짜	치료 및 경과	
1	1. 4.		IIqVqIV"qVIIq×2 rt.
2	1. 6.	4일 침 맞은 날 하나도 가렵지 않았다.	IIqVqIV"qVIIq×2 rt.
3	1. 7.	약간 몸살기가 있다.	IoVoIII"oIXo
4	1. 8.	소양감은 소실되었다. 섭생표 줌.	IoVoIII"oIXo
5	1. 10.		IoVoIII"oIXo

[6] 고찰

1) 피부과에서는 항문과 음부가 가려운 이유를 直腸 내의 윤활액이 부족하여 나타나는 증상이라고 했다고 한다.

2) 하지만 나는 환자분에게 '그 의사의 말을 이해할 수 없다'고 했다.

3) 4일과 6일의 처방으로 소양감이 소실된 것으로 보아 알레르기였던 것 같다.

4) 7일 이후의 치료는 고혈압을 목표로 한 것이다.

▣ 안구건조증

▣ 안구건조증 ▣		
이○○	여	1963년생(51세)

[1] 초진일 : 2014년 1월 18일(土)

[2] C/C : 체질감별

[3] P/H : 30대에 자궁내막증이 있었다. 3년 전에 자궁 수술하려고 검사를 하다가 갑상선기능저하증을 발견하여 약을 복용하고 있다. 근래에 흉골 부위 통증으로 식도염약 복용 중이다.

[4] 감별체질 : 수양체질(Ren.) 〉 목음체질(Cho.)

[5] 치료경과

회수	날짜	치료 및 경과	
1	1. 18.		Hep. IoVIIIoIII".
2	1. 21.		Hep. IoVIIIoIII".
3	1. 23.	21일 침 후에 밤에 잠을 자다가 정신이 명료하게 몇 번 깼다.	Hep. IoVIIIoIII".
4	1. 25.	24일부터 얼굴이 가려웠다. 사과, 고구마, 굴을 먹었다.	Ren. IXqIIIqIII', + IXqIVa,
5	1. 29.	피부가 좋아졌다.	Ren. IXoV.×3 + IXoIII'a.
6	2. 8.	29일에 침 맞고 잘 잤다. 발등이 찌릿하다. 수양체질 섭생표 줌.	Ren. IXoVoIII'oIVo

회수	날짜	치료 및 경과	
7	2. 15.	왼쪽으로 전반적으로 찌릿하다.	Ren. IXoV.×3 + IXoIII'a.
8	2. 22.	눈에 이물감이 있다. 샤워 후에 가려움이 심하다.	Ren. XoIIIoIV'oVo
9	2. 28.	안구건조증이 심하다. 소양감도 심하고 안약을 넣으면 통증이 심하다. Ren. 섭생표 보류함.	Cho. VIIIoIIIoIV'oIo lt.
10	3. 6.	頭痛, 咽痛, 두근거림, 惡心. BP 90/60(18:10)	IXoIoIII'oIVoIIo rt.
11	3. 11.	목음체질 섭생표 줌. 加味淸心蓮子湯 1개월분 처방함.	IXoIoIII'oIIoIVo rt.
12	3. 14.	눈이 가렵고 침침하다.	VIIIoIVoIV'oIXoIIIo lt. + IXqIIqIII', rt.
13	3. 18.	눈이 시고 가렵다. 안약은 넣지 않는다.	IXoIoIII'oIIoIVo rt. + VIIqIIa, lt.
14	3. 21.	가려움이 많이 호전되었다. 오후가 되면 눈이 흐리다. 한약을 먹으니 발이 시리지 않다.	IXoIoIII'oIIoIVo rt. + VIIqIIa, lt.
15	3. 24.	BP 90/60(17:28)	IXoIoIII'oIIoIVo rt. + VIIqIIa,×2 lt.
16	3. 25.	어지럽다.	IXoIoIII'.×3 rt. + VIIqIIa, lt.
17	3. 27.	눈이 침침하다.	IXoIoIII'oIIoIVo rt. + VIIqIIa,×2 lt.
18	3. 31.		IXoIoIII'oIVoIIo rt. + VIIqIIa, lt.
19	4. 3.	2일 아침부터 속이 불편하고 머리가 아프다. 월요일에 안경을 한 도수 높여 맞추었다. 심하 압통.	VIIqIII,×2 lt. + VIIqIV, rt.
20	4. 4.		IXoIoIII'oIIoIVo rt. + VIIqIIIa, lt.
21	4. 7.	안구건조증 처음과 비교하여 20% 남음. 발바닥이 아프고 식도통증이 아직 있다. 근래에 잠들기가 어렵다.	IXoIoIII'oIIoIVo rt. + VIIqIIIc, lt.

회수	날짜	치료 및 경과	
22	4. 10.	좀 피로하고 두통이 있다.	IXoIoIII'oIIoIVo rt.
23	4. 18.	왼쪽 눈 아래 눈꺼풀에 수포 같은 것이 생겼었다. 전반적으로 어질어질한데 왼발이 찌릿한 것은 소실되었다.	IXoIoIII'oIIoIVo rt.

[6] 고찰

환자는 목음체질이라 腎이 弱하다. 그런데 8회까지의 치료에서 腎瀉[IXs]가 계속되어 알레르기로서 눈의 이물감을 유발했고, 이것이 안구건조증으로 발전한 것이 아닌가 하는 자괴감이 있다.

▣ 안구건조증

▣ 안구건조증 ▣		
강○○	여	1970년생(43세)

[1] 초진일 :   2014년 1월 24일(金)

[2] C/C :   눈이 침침하고 뻑뻑하다.

[3] P/H :   2년 전에 안구건조증으로 진단받았다. 인공 눈물을 넣는데 별로 변화가 없다. 건조한 곳에 가면 염증이 잘 생기고, 스테로이드를 쓰다가 안 쓰면 다시 재발한다.[1]

[4] 감별체질 : 토양체질(Pan.)

[5] 치료경과

회수	날짜		치료 및 경과
1	1. 24.		XoIIIoIV'oVo rt. + IXqVIa, lt.
2	1. 27.	왼쪽 눈에 눈곱이 많이 낌.	XoIIIoIV'oVo rt. + IXqIVa, lt.
3	1. 29.	좀 편해졌다.	XoIIIoIV'oVo rt. + IXqIVa, lt.
4	2. 3.	오른쪽 눈은 많이 좋아졌다. 안약 넣는 횟수가 반으로 줄었다.	XoIIIoIV'oVo lt. + IXqIVa, rt.
5	2. 5.	왼쪽 눈은 별 변화가 없다.	XoIIIoIV'oVo rt.
6	2. 7.	왼쪽 눈이 조금 호전되었다.	IVoXoIV'oVIIIo rt.

---

1   2013년 2월 18일부터 3월 2일까지 요추부 염좌로 5회 치료하였다. [Pan. IXoVoIII'. + IXoVIc.]

회수	날짜	치료 및 경과	
7	2. 10.	눈곱은 끼지 않는데, 왼쪽 눈은 여전하다.	IVoXoIV'oIIIoVo rt.
8	2. 12.	11일에는 눈 컨디션이 좋았다.	IVoXoIV'oIIIoVo rt. + VIIoVoIII'oIVo lt.
9	2. 15.	조금 안 좋아졌다.	IVoXoIV'oVIIIo rt.
10	2. 20.	15일 치료 후에 많이 좋아졌다.	IVoXoIV'oVIIIo rt.
11	2. 22.	인공눈물을 넣는 횟수 감소되었다. 하루 3회 [예전에는 2-3시간 간격]	IVoXoIV'oVIIIo rt.
12	2. 28.	보약을 먹고 싶다고 하여 加味獨活地黃湯 1개월분 처방함.	IVoXoIV'oVIIIoVIo rt. + IXqIIIa, lt.
13	4. 18.	2월 28일 이후 눈 증상은 소실되었 다. 경항통으로 내원.	

▣ 안구건조증

▣ 안구건조증 ▣		
곽○○	여	1954년생(59세)

[1] 초진일 : 2014년 2월 27일(木)

[2] C/C : 눈이 피로하고 무겁다. 인공눈물을 하루에 4-5회 넣는다.

[3] P/H : 갑상선기능저하로 7-8년 전부터 약을 복용하고 있고, 당뇨도 있다.
2년 전에 혈뇨가 있다는 것을 검진을 통해 알았다. 다리가 저리다.
갱년기 潮熱 증상과 안면 紅潮 증세가 있다.

[4] 감별체질 : 토양체질(Pan.)

[5] 치료경과

회수	날짜	치료 및 경과	
1	2. 27.		XoIIIoIV'oVo rt.
2	2. 28.		XoIIIoIV'oVo rt. + IXqVIa, lt.
3	3. 4.	토양체질 섭생표 줌. 혈뇨 있다 함.	XoIIIoIV'oIVo rt. + IXqVc, lt.
4	3. 7.	건강검진 공복혈당 128 加味六味地黃湯 1개월분 처방.	XoIIIoIV'oIVo rt. + IXqVc, lt.
5	3. 10.	눈이 좀 편해 짐.	XoIIIoIV'oIVoVo rt. + IXqVc, lt.
6	3. 13.	오전에는 눈이 편하다.	XoIIIoIV'oIVoVo rt. + IXqVc, lt.
7	3. 17.	눈은 좀 부드러운데 상열은 여전함. 다리와 무릎도 좀 부드럽다.	XoIIIoIV'oIVoVo rt. + IXqVc, lt.

회수	날짜	치료 및 경과	
8	3. 20.		XoIIIoIV'oIVoVo rt. + IXqVc, lt.
9	3. 24.	눈과 상열감이 많이 개선됨.	XoIIIoIV'oIVoVo rt. + IXqVc, lt.
10	3. 28.	맥이 안정되었다.	XoIIIoIV'oIVoVo rt. + IXqVc, lt.
11	4. 1.		XoIIIoIV'oIVoVo rt. + IXqVc, lt.
12	4. 4.		XoIIIoIV'oIVoVo rt. + IXqVc, lt.
13	4. 7.	눈의 불편감 30% 정도 남음. 수면 상태 좋아졌고, 상열감 50% 정도 남음.	XoIIIoIV'oIVoVo rt. + IXqVc, lt.
14	4. 11.		XoIIIoIV'oIVoVo rt. + IXqIIIa, lt.
15	4. 15.	오른쪽 종아리가 저리다.	XoIIIoIV'oIVoVo rt. + IXqVIa, lt.
16	4. 18.		XoIIIoIV'oIVoVo rt. + IXqVIa, lt.

▣ 안구건조증에 접근하는 세 가지 방법

앞에 안구건조증을 가진 세 환자의 사례를 제시하였다.

1	강○○	여	43	Pan.	스테로이드 의존성	BK'P' [IVXIV']
2	곽○○	여	59	Pan.	갱년기 潮熱, 안면홍조	K'FP' [XIIIIV']
3	이○○	여	51	Cho.	저혈압, 頸椎와 腰椎 증상	DZP [IXIIII']

眼科에서는 안구건조증이 難治라고 한다. 그런데 나는 눈이 뻑뻑하고 침침하고 시리고 炎症이 잘 생기는 이 안구건조증은 독립된 질병은 아니라고 생각한다. 이것은 알레르기 증상의 한 형태인 것 같다. 안구건조증을 알레르기로 판단한다면 이에 대응하는 처방의 set는 알레르기와 연관된 것을 선택해야 할 것이고, 목표는 病根으로 설정하는 것이 적절할 것이다. 또한 안구건조증을 치료하는 처방을 결정할 때는 환자가 지닌 다른 증상들을 고려하여 그와 어울리는 set[처방]을 선택해야 한다.

▣ 알레르기성 피부염과 두드러기

▣ 알레르기성 피부염과 두드러기 ▣		
김○○	여	1980년생

[1] 초진일 : 2014년 1월 29일(水)

[2] C/C : 얼굴에 각질이 많이 생기고 따갑다.

[3] P/H : 얼굴에 마른버짐 같은 반점이 전반적으로 퍼져 있고 각질이 생기면서 따 갑다.

중학교 교사인데 2013년 11월 30일 건강검진에서 간수치가 높다고 하였 다. 올해 1월초에는 하시모토 갑상선염이 있다는 것을 알았는데 이후로는 주기적으로 혈액검사만 하고 있다.

월 1~2회 정도 변비가 심해서 알로에 성분의 변비약을 복용한다.

평소 색조화장품에 알레르기가 심한 편이다. 알로에 성분이 들어간 것은 괜찮다.

[4] 감별체질 : 토음체질(Gas.)

[5] 치료경과

회수	날짜	치료 및 경과	
1	1. 29.		Pul. IoVII.×3 + IoIII"a.
2	6. 2.	간수치가 정상으로 회복됨. 갑상선염 진 단은 받았는데 약 복용은 안 하고 있음. 얼굴에 스테로이드 연고를 5개월째 바 르고 있다. 물이 닿으면 따갑고 쓰리다.	Pan. IVoXoIV'oIIIoVo rt.

회수	날짜	치료 및 경과	
3	6. 4.	커피 고기 유제품 스테로이드 끊고 식염수로 얼굴을 닦는다. 3일째인데 진물이 안 난다. 스테로이드 안 쓰고 버티는 게 놀랍다.	Gas. VIoIoIV"oIXo lt.
4	6. 7.	스테로이드를 안 바른다. 發赤斑이 나왔다. 따갑다. 대변이 쾌변은 아니다. 수면은 양호하다. 토음체질 섭생표 줌.	VIoIoIV"oIXo lt.
5	6. 9.	따가운 것은 가라앉고 가려움과 각질이 있다. 대변은 보는데 매일 아침 신경 써야 한다. 오이/참외/물	VIoIIoIV"oXoVIIIo
6	6. 11.	자극을 주면 발적이 생긴다. 진물은 안 난다. 2일 이후로 스테로이드는 바르지 않는다. 대변은 좋다.	VIoIIoIV"oXoVIIIo 소양인 荊防導赤散 5봉
7	6. 13.	發赤과 각질. (도적산이 좀 더 부드럽다.) 荊防導赤散 20일분	VIoIIoIV"oXoVIIIo 凉膈散火湯 6봉
8	6. 16.	주말에 약간 發疹이 있었다. (당근 양파 호박 / 김밥 참기름)	VIoIIoIV"oXoVIIIo
9	6. 18.	각질이 벗겨지고 따갑고 가렵다.	VIoIIoIV"oIXo lt.
10	6. 21.	각질은 떨어지고 약간 발적이 있음 따갑고 가려움. (감자를 먹음)	VIoIIoIV"oIXo lt.
11	6. 23.	다시 조금 발생함.	VIoIIoIV"oIXo lt.
12	6. 25.	각질을 밀면 진물이 약간 묻어남	VIoIIoIV"oVIIoIo lt.
13	6. 27.	각질이 있는 상태	VIoIIoIV"oVIIoIo lt.
14	6. 30.		VIoIIoIV"oVIIoIo lt.
15	7. 1.		VIoIIoIV"oVIIoIo lt.
16	7. 4.	증상이 입 주위로 집중됨. 각질 때문에 보습크림 바름. 荊防導赤散 20일분	VIoIIoIV"oVIIoIo lt.
17	7. 8.	부위가 입 주위로 좁혀짐.	VIoIIoIV"oVIIoIo lt.

회수	날짜	치료 및 경과	
18	7. 11.	생리시작 3일째 입 주위로 각질 올라옴. 따갑고 쓰라림.	VIoIIoIV"oVIIoIo lt.
19	7. 15.		VIoIIoIV"oVIIoIo lt.
20	7. 25.	입 주위에서만 4일 주기로 발진과 각질 상태가 반복하고 있다.	VoIoIII"oXoVIIIo lt.
21	7. 28.	荊防導赤散 20일분	VoIoIII"oXoVIIIo lt.
22	8. 5.	계속 그런 상태.	VqIqIII", + VIIIqXqIV",
23	8. 8.	대변은 크게 불편하지는 않지만 신경을 쓴다. 좌측 고관절통이 있다.	VIqIqIV", + VIIIqXqIV",
24	8. 12.		VIqIqIV", + VqII,
25	8. 16.	頻尿이면서 不爽, 약간 뻐근함.	VIqIqIV", + VqII,
26	8. 19.		VIoIIoIV"oVIIoIo lt.
27	8. 22.		VqI,×2 lt. + VqIII"a, rt.
28	8. 26.		VIoIIoIV"oVIIoIo lt.
29	2015. 2. 25.	토요일 산에 다녀오고 난 후 전신에 두드러기가 났다. 그동안 사과, 귤, 오렌지를 계속 먹었다.	VoIX.×3 lt. + VoIII"a. rt. 凉膈散火湯 4봉
30	2. 26.	약간 삭음 / 사진 촬영	VqI,×2 lt. + VqIII"a, rt. 凉膈散火湯 4봉
31	2. 27.	호전됨 / 사진 촬영	VqI,×2 lt. + VqIII"a, rt.
32	2. 28.	사진 촬영 荊防導赤散 20일분	VqI,×2 lt. + VqIII"a, rt.

[6] 고찰

2014년 1월 29일에 동료 교사의 권유를 받고 처음 내원했다. 그런데 무언가 미덥지가 않았던지 다시 오지 않았다. 오른쪽 2지맥은 확실한 상태였고 간수치가 높다고 해서 우선 금양체질을 생각했다. 첫 치료 처방은 해독방이니 결과적으로 토음체질인 환자분에게는 좋은 반응을 나타내지는 않았을 것이다.

스테로이드 연고를 계속 바르고 있는 상태에서 6월 2일에 다시 내원했다. 오른쪽

2지맥은 확실하고 피부염의 양상이 얼굴에 집중되고 있어서 두 번째는 토양체질을 떠올렸다.

6월 2일에 시술한 토양체질 처방의 결과가 좋았지만, 금양체질과 토양체질 사이에서 헷갈리고 있는 상황이라 토음체질일 거라고 짐작했다. 그런 후에 6월 21일까지는 토음체질이라는 확신이 100%는 아니었다.

2015년 2월 25일에 내원했을 때 물어보니 2014년 8월 26일 이후에는 간간이 가벼운 트러블 정도만 있었다고 했다. 반년 정도 피부에 큰 문제가 발생하지 않으니 환자분이 방심을 했던 것이다. 전신에 두드러기가 발생했고 치료 후에 소실되었다. 지난번에 얼굴을 치료할 때는 차마 사진을 찍자는 권유를 하지 못하여 아쉬웠다. 그래서 자료로 사용할 목적으로 팔꿈치 부위를 촬영하였다.

이 환자분을 소개한 동료 교사도 역시 토음체질인데 그 분에게도 고관절통증이 자주 발생한다.

少陽人 荊防導赤散은 藥色도 멀겋고 약맛도 그리 익숙하거나 친숙할 리가 없는데, 토음체질에게 투여했을 때 '약맛이 좋고 목 넘김이 부드럽다'는 반응을 자주 접했다.

2월 25일의 알레르기[2] 반응은 환자분의 면역기전이 이전보다는 많이 개선되었다는 증거일 것이다.

---

2 '알레르기는 체질적인 防護 신호이다.'

[7] 사진촬영

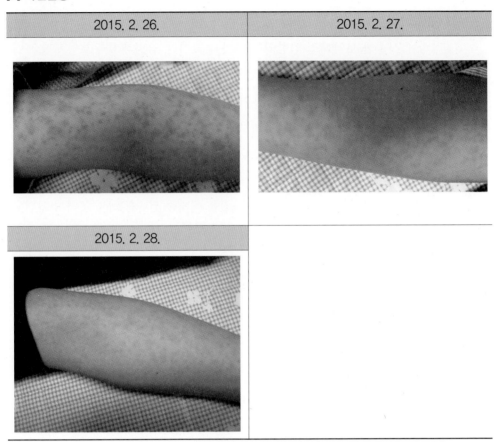

2015. 2. 26.	2015. 2. 27.

2015. 2. 28.	

▣ 帶狀疱疹 전구증상

▣ 帶狀疱疹 전구증상 ▣		
이○○	여	1973년생(41세)

[1] 초진일 : 2014년 2월 24일(月)

[2] C/C : 어제 저녁부터 왼쪽 등이 결리고 목구멍이 아프다. 舌尖 紅.

[3] P/H : 1년 전에 대상포진을 앓았었다. 작년에 대상포진을 치료하면서 3주간 피부과 약을 복용했는데 나중에 혈액검사에서 빈혈이 심하다[3]고 나왔다. 이후 내과에서 철분제를 복용하고 있는데 빈혈수치가 충분히 회복되지 않는다.[4]

[4] 감별체질 : 수음체질(Ves.)

[5] 치료경과

회수	날짜	치료 및 경과	
1	2. 24.		Ren. IXoIVoIII'. rt. + IXoVoIII'. lt.
2	2. 25.		Ren. IXoIVoIII'. rt. + IXoVoIII'. lt.
3	2. 26.	가만히 있으면 통증은 없다.	Ren. IXoIVoIII'oVIo rt.
4	2. 27.	통증 50% 정도 감소함.	Ves. VoIIoIII". lt. + VoIXoIII". rt.
5	2. 28.	통증 30% 정도 남음.	Ves. VoIIoIII". lt. + VoIXoIII". rt.
6	3. 3.	28일과 비교해서 50% 감소함.	Ves. VoIXoIII". lt. + VqI, rt.

---

3 4,5
4 11,5

회수	날짜	치료 및 경과	
7	3. 4.	어제부터 오른쪽으로 통증	Ves. VoIXoIII". lt. + VoIIoIII". rt.
8	3. 6.	통증은 거의 없고, 안색 좋아짐	Ves. VoIXoIII". lt. + VqX, rt.

[6] 고찰

환자는 수음체질인데 초기 3회 수양체질로 치료한 것도 효과가 있었다. 로컬 한 의원 단위에서 피부발진이 생기기 전에 대상포진을 확진하는 것은 어렵다. 한의 원이 아니고 로컬 의원이라 하더라도 그럴 것이다. 이 환자의 증상이 단순한 肋間 神經痛이었을 수도 있다. 하지만 1년 전에 대상포진을 앓은 병력이 있고, 환자 본 인이 그때의 통증 양상과 비슷하다고 하였으므로 대상포진을 목표로 치료하였다. 초기 3회 환자를 수양체질로 본 것은 실수였다. 수음체질을 만나는 경험이 많지 않아 일단은 체질맥진에서 양쪽에 3지맥이 나오는 경우에는 수양체질로 접근하는 버릇이 있다. 이 환자와의 경험을 통해 수음체질에 대한 개념이 좀 깊어졌다.

[7] 처방해설

대상포진은 바이러스가 신경에 침투해서 발생하는 질병이므로 초기에는 바이러 스방[VoIIoIII". KBP]을 主方으로 하고 이후에는 통증 치료를 목적으로 척추방 [VoIXoIII". KZP]을 主方으로 선택하였다. / 20140505

▣ 顔面部 感覺 이상

▣ 顔面部 感覺 이상 ▣		
박○○	여	1964년생(50세)

1) 초진일 :   2014년 3월 4일

2) C/C :   안면부 감각 이상

3) P/H :   2014년 3월 4일에 내원하여 左側 顔面部로 전반적으로 먹먹한 기분이라고 하였다. 통증은 아니고 내 살 같지 않다는 것이다. 그리고 약간 어지럽다고 하였다. 목과 어깨, 등을 만져보니 경추 협척으로 硬結이 심하고 견갑골 안쪽으로도 압통이 심하다. 왼쪽 귀밑에 임파선결절로 6일 동안 양약을 먹었다고 한다.
30대 후반에 子宮을 적출하였다.

4) 체질 : 목음체질(Cho.)

5) 치료경과

내원일	치료 및 경과	
3. 4.	경추와 흉추부를 풀어주는 手技 후에 교정술을 시행하였다.	IXoIoIII'. rt + VIIqIIa, lt
3. 5.	얼굴의 느낌이 호전되었다. 왼쪽 다리가 약간 부었다.	IXoIoIII'. rt + VIIqIIa, lt
3. 6.	얼굴 먹먹한 느낌 거의 사라졌고, 목의 경결도 풀렸다. 견갑배부 압통은 여전하다.	IXoIoIII'. rt + VIIqIIa, lt

6) 지나간 치료

이 환자는 2012년 8월 26일에 처음 내원했다. 소화불량, 발가락시림(양말 신고 잠), 兩발목 시큰거림, 다리가 무거움 등을 호소했다. 1996년에 자궁암초기로 수술했다. [6회 치료]

2012년 12월 11일에는 항배강 左肩胛痛을 호소했는데 경추디스크로 진단받고 신경주사를 맞았다고 한다. [6회 치료]

2013년 7월 2일에는 左肩胛痛, 어깨를 올리기가 불편하여 내원했다. [8회 치료] 그동안의 치료는 Cho.와 Hep. 사이에서 좀 헷갈렸다.

2012년 12월 11일에 목음체질 섭생표를 주었다.

7) 고찰 및 의견

경추 디스크의 증상은 참 다양한 양태로 나타난다. 정수리에 熱이 나고 아래로 잡아당겨진다고 호소하던 환자분이 경추치료로 증상이 소실된 적이 있다.

지나간 치료 기록이 없었다면 2014년 3월 4일에 내원했을 때 환자의 호소를 듣고 좀 당황했을 수도 있다. 정신과 쪽 접근을 고려했을 수도 있다. 이 환자에게 사용한 처방은 개인적으로 상당히 애용하는 처방인데, 특히 목음체질에 케이스가 많다.

▣ 안면신경마비

▣ 안면신경마비 ▣		
이○○	여	1994년생(19세)

[1] 초진일 : 2014년 3월 21일(金)

[2] C/C : 오른쪽 안면신경마비

[3] P/H : 3월 초에 오른쪽 귀 뒤로 통증이 있었다. 2주 전에 발병을 인지하고 신경내과에 가서 약을 복용했다. 이후에 이 지역의 S한방병원에 가서 두 번 침을 맞고 Ex.제를 처방받아서 복용했다. 발병 후 2주간의 치료는 이것이 전부다. 환자의 엄마가 거리에서 우리 조합의 직원을 만나서 얘기를 나누었고 환자를 데리고 내원하였다.

오른쪽 이마의 주름이 거의 안 되고, 오른쪽 뺨이 움직이지 않고, 코주름을 할 때 오른쪽은 전혀 반응이 없다. 3월 개강 전에 혀의 감각이 이상한 느낌도 있었다고 한다.

대학생인데 양손 엄지와 검지를 물어뜯는 버릇이 있어서 손바닥 쪽의 피부가 여러 겹으로 거칠게 일어나 있다. 평소 월경할 때 통증이 있다.

[4] 감별체질 : 목음체질(Cho.)

[5] 치료경과

회수	날짜	치료 및 경과	
1	3. 21.	지방에 있는 대학을 다녀서, 주중에 한번 강의를 빼고 내원하라고 권고하였다.	VIIoIoIII'. lt.
2	3. 22.	콧등과 이마의 주름에 변화가 있다.	VIIoIoIII'. lt.

회수	날짜	치료 및 경과	
3	3. 26.	이마가 많이 좋아지고, 뺨도 조금 반응이 있다. 목음체질 섭생표를 주고, 가미청심연자탕 20일분을 주었다. 수업을 빠지는 관계로 교수에게 제출할 진단서를 발행하였다.	VIIoIoIII'. lt.
4	3. 28.	눈을 감을 때 오른쪽 하안검 쪽의 힘이 60% 정도이다. 입 주위 근육은 모두 회복되어 휘파람이 된다. 이마 주름은 70% 정도 회복되었다. 26일에 월경 시작했는데 통증이 거의 없었다.	VIIoIoIII'. lt.
5	3. 29.	전일보다 조금 진전되었다.	VIIoIoIII'. lt.
6	4. 2.	눈을 감을 때 오른쪽 하안검 쪽의 힘이 90% 정도이다. 코주름은 좌우가 동일한 수준으로 회복되었다. 오른쪽 귀 뒤가 조금 아프다.	VIIoIoIII'. lt. + VIIoIVoIII'. rt.
7	4. 4.	모두 완전히 회복되었다. 치료를 종료하였다.	VIIoIoIII'. lt. + VIIoIVoIII'. rt.

[6] 처방해설

근래의 자료[5]에 의하면 안면신경마비에는 [KBP×3 + KZP]로 쓰라고 하였다.

---

5 2014년 권도원 박사 '스승의 날' 행사 자료

▣ 월경통

▣ 월경통 ▣		
황○○	여	1968년생(46세)

[1] 초진일 : 2014년 3월 24일(月)

[2] C/C : 월경통이 甚하다.

[3] P/H : 평소 손발이 차다. 帶下가 있다. 尿意 頻數하다.

최근 월경은 3월 15일이다.

디크로페날이라는 진통제에 알러지가 있다. 눈과 얼굴이 붓고 재채기가
난다.

[4] 감별체질 : 토양체질(Pan.)

[5] 치료경과

회수	날짜	치료 및 경과	
1	3. 24.	100/70(17:40)	VIIIqVIqIV', lt. + IXqIIIc, rt.
2	3. 27.	소변 빈도 감소함.	VIIIqVIqIV', ×2 lt. + IXqIVc, rt.
3	3. 28.		VIIIqVIqIV', ×2 lt. + IXqIVc, rt.
4	4. 1.		IXqIIIc, rt. + IXqVIc, ×2 lt.
5	4. 3.		IXoIIIoIXoIIIoIII'o rt.
6	4. 4.		IXoIVoIXoIIIoIII'o rt.
7	4. 7.		IXoIIIoIXoIIIoIII'o rt.
8	4. 10.	4월 8일에 월경을 시작했는데 통증이 거의 없었다. 빈뇨도 호전되었다.	IXoIIIoIXoIVoIII'o rt.

회수	날짜	치료 및 경과	
9	4. 14.	주간 頻尿 회수 감소하였다. 야간에는 안 간다. 양쪽 엉치통증.	IXoVoIII'. rt. + VIIoVIoIII'. lt.

[6] 고찰

4월 28일에 와서 월경통 치료를 다시 하자고 권고하였으나 내원하지 않았다.

/ 20140503

▣ 타박 후 국소부종

▣ 타박 후 국소부종 ▣		
강○○	여	1959년생(55세)

[1] 초진일 : 2014년 3월 29일(土)

[2] C/C : 타박상 부위 부종

[3] P/H : 2개월 전에 계단에서 실족하여 계단 모서리에 오른쪽 경골 중간 부위를 찧었다. 모서리에 박힌 부위는 함몰되었고, 아래쪽 근육이 많이 부었고 딱딱해졌다.

[4] 감별체질 : 목양체질(Hep.)

[5] 치료경과

회수	날짜	치료 및 경과	
1	3. 29.	핫팩, SSP, 간접구	IoVIIc.×3 rt. + IoVIc. lt.
2	3. 31.	부은 부위가 부드러워졌다. 핫팩, SSP, 간접구	IoVIIc. rt. + IoVIc. lt.
3	4. 2.	부은 것이 많이 가라앉았다. 핫팩, SSP, 간접구 목양체질 섭생표 줌.	IoVIIc. rt. + IoVIc. lt.
4	4. 3.	부은 것은 거의 소실되었다. 피부와 근육의 촉감도 부드럽다. 핫팩, SSP, 간접구 그만 오겠다는 것을 내일 한 번 더 오라고 하였다.	IoVIIc. rt. + IoVIc. lt.

회수	날짜	치료 및 경과	
5	4. 4.	핫팩, SSP, 간접구 치료 종료함.	IoVIIc.×3 rt. + IoVIc. lt.

[6] 처방해설

부종 치료를 위해 장염방을 썼고, 혹시 타박을 당했을 때 근막을 상해서 염증이 남아있을까 염려되어 살균방[6]을 추가하였다. / 20140404

근래에 같은 증상을 가진 목양체질 초등학생에게 동일한 치료 방법으로 동일한 효과가 나타났다. / 20140713

---

6   5:1 수리로 운용

▣ 요통

▣ 요통 ▣		
김○○	남	1962년생(52세)

[1] 초진일 : 2014년 4월 1일(火)

[2] C/C : 왼쪽요통, 轉側 屈伸불리 痛症 甚함.

[3] P/H : 사무실에서 일 하다가, 1개월반 전부터 무거운 것 드는 일을 하고 있다. 1년반 전에 허리디스크 파열된 적 있다.

[4] 감별체질 : 토양체질(Pan.)

[5] 치료경과

회수	날짜	치료 및 경과	
1	4. 1.	핫팩 간섭파(허리) 공기압(골반) 濕附(허리)	IXoVoIII'.×3 rt.
2	4. 2.	통증 변화 거의 없다. 핫팩 간섭파(허리) 공기압(골반) 濕附(허리) 치료를 한 후에 내일 일어나서 통증 변화가 없으면 병원에 가서 수술을 해야 할 것 같다 고 말하였다.	IXoVoIII'oIIIoVIIo rt.
3	4. 3.	내원하여 통증이 輕減되고 움직이는 것도 좀 편해졌다고 함. 핫팩 간섭파(허리) 공기압(골반) 濕附(허리) 토양체질 섭생표 줌.	IXoVoIII'oIIIoVIIo rt.
4	4. 4.	초진 때와 비교하여 통증이 30/% 정도 남음. 핫팩 간섭파(허리) 공기압(골반) 濕附(허리)	IXoVoIII'oIIIoVIIo rt.

회수	날짜	치료 및 경과	
5	4. 5.	핫팩 간섭파(허리) 공기압(골반) 濕附(허리)	IXoVoIII'oIIIoVIIo rt.
6	4. 7.	통증이 많이 개선되었고 움직이는데 별 이상 없다. 통증 15-20% 남음. 핫팩 간섭파(허리) 공기압(골반) 濕附(허리)	IXoVoIII'oIIIoVIIo rt.
7	4. 8.	움직이는 것 불편 없고, 일하면서 가벼운 것 만들고 있다고 함. 핫팩 간섭파(허리) 공기압(골반) 濕附(허리)	IXoVoIII'oIIIoVIIo rt.
8	4. 10.	통증 10% 남음.	IXoVoIII'oIIIoVIIo rt.
9	4. 12.	잘 때 불편하다.	IXoVoIII'oVIIIo×3 rt.
10	4. 15.	밤에 소변을 보려고 일어날 때 불편함.	IXoVoIII'oVIIIo rt.
11	4. 19.		IXoVoIII'oVIIIo×3 rt.

[6] 고찰

첫 날의 치료에서 통증이 심해서 3배방으로 하였는데 통증 변화가 없다고 하여 이 환자의 상태가 단순한 디스크는 아니라고 판단하였다. 처방의 단계를 올려서 두 번째 치료를 하였고, 이 처방으로도 통증제어가 안 된다면 수술이 필요한 상태라고 판단하고 환자에게 그렇게 당부하였다.

[7] 처방해설

[IXoVoIII'oIIIoVIIo KZPFD] 이 처방에서 4_5th formula인 FD는 陽體質에서 病根을 목표로 한다. 해당 환자의 체질인 토양체질에서는 瀉火補金으로 補水, 즉 腎補가 된다. 디스크의 심화에 4단방으로 KZPD나 KZPD'가 응용된 사례가 있어서 이 5단방으로 적용해 보았다.

▣ 上熱, 汗出

▣ 上熱, 汗出 ▣		
문○○	여	1970년생(44세)

[1] 초진일 :   2014년 4월 7일(月)

[2] C/C :   上熱, 汗出

[3] P/H :   2주전부터 하루에 3~5회 발생한다.

[4] 감별체질 : 토음체질(Gas.)

[5] 치료경과

회수	날짜	치료 및 경과	
1	4. 7.		VIoIoIV"oIIo rt.
2	4. 9.	조금 경감	VIoIoIV"oIIo rt.
3	4. 11.	하루 2-3회로 줄었고 汗出도 감소됨	VIoIoIV"oIIo rt.
4	4. 14.	상열감만 조금 남음 . 땀은 덜 난다.	VIoIoIV"oIIo rt.
5	4. 16.	얼굴만 약간 화끈거림	VIoIoIV"oIIo rt.
6	4. 18.	많이 좋아졌다. 주 2회만 오겠다.	VIoIoIV"oIIo rt.
7	4. 21.		VIoIoIV"oIIo rt.
8	4. 24.	상열감 25% 정도 남음	VIoIoIV"oIIo rt.
9	4. 29.	요 근래 며칠 목과 어깨가 무겁다.	VoIXoIII". lt. + VIIoXoIII". rt.
10	5. 2.	호전됨	VoIXoIII". + VIIoXoIII". rt.
11	5. 7.	상열감은 소실됨. 눈, 코, 귀, 알레르기 搔痒感.	VIoIoIV"oIIoIXo lt.

[6] 고찰

4월 7일 내원했을 때 환자분이, 기름 때문에 왼손에 화상을 입어서 붕대를 감은 상태라 침을 오른쪽에 놓았다. [VIoIoIV"oIIo K'FP'B]로 8회 치료했다. 증상이 생긴 지 얼마 되지 않아서 쉽게 치료된 것 같다.

이 환자는 2014년 2월 10일에 처음 내원했고, 치료 초기에 체질 감별에서 조금 헷갈렸다. 토양체질로 2회, 금양체질로 4회 치료한 후에 토음체질로 감별했다. 토양체질과 금양체질 사이에서 헷갈리면 토음체질을 고려해야 한다고 생각한다.

회수	날짜	치료 및 경과	
1	2. 10.	頸椎痛, 경추 오른쪽 협척부 硬結.	Pan. VIIoVoIII'oIVo lt.
2	2. 11.		Pan. VIIoVoIII'oIVo lt.
3	2. 13.	허리 腸骨棘部 통증.	Pul. IoVIIoIII"oVIo rt.
4	2. 14.		Pul. IoVIIoIII"oVIo rt.
5	2. 17.		Pul. IoVIIoIII"oVIo rt.
6	2. 18.		Pul. IoVIIoIII"oVIo rt.
7	2. 20.		Gas. VoIXoIII"oIIo lt.
8	2. 26.		Gas. VoIXoIII"oIIo lt.
9	2. 28.		Gas. VoIXoIII"oIIo lt.
10	3. 3.		Gas. VoIXoIII"oIIo lt.

▣ 불면증, 火傷, 조울증

▣ 불면증, 火傷, 조울증 ▣		
황○○	여	1954년생(61세)

[1] 초진일 : 2014년 4월 18일(金)

[2] C/C : 체질감별

[3] P/H : 시어머니를 30년 모시고 살았다. 말년에는 치매가 와서 간병이 힘들었다. 시어머니가 별세한 후에 조울증이 와서 신경정신과약을 4년간 복용하고 있다. 수면제도 들어 있다. 갑상선암 수술 후에 신지로이드도 복용 중이다.

먼저 내원하여 체질을 감별 받은 남편은 금양체질이다.

[4] 감별체질 : 목음체질(Cho.)

[5] 치료경과

회수	날짜	치료 및 경과	
1	4. 18.		XqIIqIV',×2 rt.
2	4. 23.		XqIIqIV',×2 rt.
3	4. 26.	목음체질 섭생표 줌.	XqIIqIV',×2 rt.
4	4. 30.	오른쪽 손바닥에 火傷 입음. 10일 전부터 수면제를 반으로 잘라서 먹고 있다. 그래도 잠이 잘 온다.	XqIIqIV', rt. + VIIqIIIqIII', lt.
5	5. 3.	화상이 좋아짐. 사진 촬영함.	XqIIqIV', rt. + VIIqIIIqIII', lt.

회수	날짜	치료 및 경과	
6	5. 10.	화상 부위에 새살이 나옴. 사진촬영. 1주일 전부터 수면제를 안 먹고 있다. 잠드는 데 시간이 좀 걸리기는 해도 잘 잔다.	XqIIqIV', ×2 rt.

[6] 고찰

사실 4년간 복용해 온 수면제를 갑자기 줄이거나 중단하는 것은 어려운 일이다. 환자분이 임의로 그렇게 한 것인데 침 치료를 받으면서 자신의 병을 이겨야겠다는 의지가 생긴 것 같다. 수면제를 먹지 않고도 잠들 수 있게 되었으므로 다음 목표는 '신경정신과에서 처방하는 약물 탈출'에 두었다. 火傷은 큰 수포가 두 개 생긴 상태였는데 두 번의 치료[7]로 빨리 회복되었다. 여러 번 경험하는 일이지만 불안장애나 우울증 등에 [D'VP' 442] 이 형식의 처방이 아주 좋은 효과를 발휘하고 있다. 처음 오셨을 때보다 환자분의 낯빛이 밝아져서 기분이 좋다. 그리고 덩달아 치료에 대한 자신감을 충전하게 되었다.

---

[7] 화상 치료를 목표로 궤양방을 배합.

▣ 알레르기성 비염

▣ 알레르기성 비염 ▣		
박○○	여	1967년생(46세)

[1] 초진일 :　2014년 4월 23일(水)

[2] C/C :　체질감별, 알레르기성 비염

[3] P/H :　아침에 맑은 콧물과 재채기가 심하다. 환절기에 주로 그런다.
　　　　　계단을 내려갈 때 무릎이 불편하다. 연골이 닳았다고 한다.

[4] 감별체질 : 토양체질(Pan.)

[5] 치료경과

회수	날짜	치료 및 경과	
1	4. 23.		IVoXoIV'oIIIoVo rt.
2	4. 24.	콧물과 재채기가 줄었다. 그런데 냄새를 못 맡은 지가 오래다.	IVoXoIV'oIIIoVo rt.
3	4. 25.	콧물도 없고 재채기도 안 했다. 토양체질 섭생표 줌. 加味獨活地黃湯 20일분 처방함.	IVoXoIV'oIIIoVo rt. + IXoVIIoIII'oVIIIo lt.

[6] 고찰

　　체질 감별을 수월하게 하기 위하여 알레르기성 비염에 대한 치료를 선택했다. 그리고 비교적 신속한 반응을 보였다. 혈압이 높지 않으므로 K'BP'set를 바꾸어 BK'P'[IVXIV']로 하였다. 환자와 신뢰가 생겼으므로 후각상실을 치료해보자고 제안하였다. 4월 25일에 왼쪽에 추가한 처방[IXoVIIoIII'oVIIIo KDPD']은 흔히 연골재생방이라고 부르는 처방이다.[8] 코의 알레르기 증상이 개선되었으므로 무릎 증상 치료를 위해 추가하였다.

---

[8] KDPD'는 흔히 연골재생방이라고 알려져 있는데 이름이 가진 무게감만큼 그 효력은 그리 신통치 않은 것 같다. 이 처방에 대해서 아직은 잘 모르겠다. / 20180101

▣ 耳管기능장애

▣ 耳管기능장애 ▣		
신○○	여	1958년생(55세)

[1] 초진일 :   2014년 4월 29일(火)

[2] C/C :   왼쪽 귀가 먹먹하고 다른 사람의 소리가 귀 안에서 울림

[3] P/H :   10일쯤 전에 발생해서 이비인후과에 가서 치료했는데, 별 변화가 없고 독한 약을 계속 먹는 것 같아서 내원함.

　　*2012년 11월 24일에, 1주일 전에 김장을 한 후에 등이 결리고 고개 돌리기가 불편하다고 내원하여 26일, 28일 3회 치료함.
　　[Pan. IXoVoIII'.+IXqVIa,]
　　*2013년 7월 8일에, 이틀 전부터 오른쪽 4, 5指 끝이 저리다고 하여 1회 치료함.
　　[Pan. VIIoVoIII'.+IXqVIa,]

[4] 감별체질 : 토양체질(Pan.)

[5] 치료경과 : Pan. VIIoVoIII'oIIIo rt.
　　4단 心方을 놓는 도중에 환자분이 '먹먹함이 금방 뚫린 것 같다'고 말함.
　　자침 후에 물으니 불편한 느낌이 30% 정도 남았다고 함.

[6] 고찰

　　증상의 양상으로 보아 '기능'에 집중해야 할 것 같았다. 선택한 처방은 이비인후

과 계통의 만성적인 염증, 즉 중이염, 부비동염 등에 응용되는 처방이다. 2단에 위치한 처방이 'Z'인 것이 이 처방이 가진 특징이라고 생각한다.[9] 나는 환자분이 지닌 증상의 원인을 신경계통의 전달 장애로 보았다. 오늘 밤 자고 나면 내일 증상이 소실될 가능성이 있고, 내일 내원하였을 때 증상이 남아 있다면 한 번 더 치료하면 될 것 같다. / 20140429

어제 침 맞고 집에 가면서 증상이 소실되었다고 한다. 오늘은 무릎을 함께 치료하였다.

[Pan. VIIoVoIII'oIIIo rt.+VIIoVIoIII'. lt.] / 20140430

---

9   이관기능장애에는 2단에 V방이 들어가는 처방이 더 효율적이라고 생각한다. / 20180101

▣ 요통

▣ 요통 ▣		
하○○	남	1973년생(40세)

[1] 초진일 : 2014년 5월 2일(金)

[2] C/C : 요통. 허리가 왼쪽으로 기울었다.

[3] P/H : 지난 토요일(4/26)에 물건을 들다가 삐끗하였다. 앉았다가 일어서기가 힘
들다. 정형외과에서 물리치료 받았는데 효과가 없다.

[4] 감별체질 : 금음체질(Col.)

[5] 치료경과 : 혹시 허리를 다칠 무렵에 육류를 집중적으로 많이 먹었느냐고 물었더니,
좀 많이 먹기는 했단다. 전동베드에 눕히고 체질을 본 후에, [VIIoIIoIII'.
×3 lt.]를 놓았다. 전동베드를 내리고 일어서보라고 했더니 허리가 똑바
로 펴졌다. 고기를 먹으면 근육에 힘이 빠져서 이런 경우가 또 생길 수가
있다고 주의를 주었다.

[6] 처방해설

이 환자처럼 허리가 한쪽으로 기울고 동작에 장애가 생기는 증상은 주로 금음체
질에게서 많이 보이고 보통은 육식 때문인 경우가 많다. 그리고 보통은 활력방 계
통으로 잘 치료된다. 오늘의 경우처럼 체질침 시술 후에 바로 변화가 나타난다. 혹
시 바로 변화를 보이지 않는다면 체질 감별이 잘못되었다고 판단하는 것이 옳다.
동일한 체질에 동일한 원인이라면 어떤 누가 시술하더라도 결과는 같을 것이다.
이것이 체질침의 위대성이다.

▣ 극렬한 두통

▣ 극렬한 두통 ▣		
안○○	남	1942년생(71세)

[1] 초진일 : 2014년 5월 26일(月)

[2] C/C : 두통

[3] P/H : 고혈압 치료 임상례의 주인공인 목사님이다. 그동안 혈압약은 복용하지 않고 잘 지내왔다고 한다.

지난 토요일[5/24]부터 두정부 오른쪽으로 통증이 심하여 견디기가 힘들었다. 가슴도 답답하였다. 일요일 밤에 도저히 참을 수가 없어서 인천시 작전동에 있는 ㅎㄹ병원 응급실에 갔다. CT촬영까지 하였으나 뇌 병변은 없다고 했다. 의사는 아마도 대상포진인 것 같다고 했다. 진통제 주사를 머리에 직접 맞았으나 효과가 없었다.

[4] 감별체질 : 토양체질(Pan.)

[5] 치료경과

회수	날짜	치료 및 경과	
1	5. 26.	BP 160/100(09:45) 침 후 120/80(09:48)	IXoIVoIII'.×3 lt. + IXoVoIII'. rt.
2	5. 27.	어제 통증 없이 잘 잤다. 참 신기하다. BP 120/80(09:42)	IXoIVoIII'.×3 lt. + IXoVoIII'. rt.

[6] 고찰 및 해설

이와 같이 피부의 발진이 없는 상태로 통증이 심한 경우만을 가지고 대상포진 바이러스가 신경에 침투하였다고 확인할 방법은 없다. 다만 증상의 양태만을 가지고 추측할 뿐이다. 나도 환자분이 나타내는 증상을 보고 처방을 선택했다.

응급실에서 혈압을 체크하였을 때 수축기 혈압이 160 정도로 나왔다고 하는데, 아마도 통증으로 인한 상승이었던 것 같다.

첫 날 침 치료 후에 진료실에서 통증이 상당 부분 감소했다고 하였다. 바이러스에 대한 처방이 주처방이었고 3배방으로 운용하였으므로, 이 치료의 결과로 본다면 대상포진이었을 가능성은 많다.

2014년 5월 10일(土)에 某處에서 권도원 박사를 모시고 행한 '스승의 날' 행사에서 권우준 선생은 대상포진에 대한 처방 운용법 두 가지를 아래와 같이 소개하였다.

바이러스방과 궤양방을 쓸 때가 있어요. 바이러스방과 관절염방을 쓸 때가 언제이죠? 주된 치료를 바이러스방으로 하면서 반대쪽에 관절염방을 쓸 때가 언제죠? 대상포진 때 씁니다. 대상포진 때는, 바이러스방만 쓰는 것이 아니라 궤양방도 함께 쓰죠. 하지만 바이러스방이 주방이에요.

1.

IoVIoIII".	IoVIIoIII".
KBP 551	KZP 551

2.

IoVIoIII".	IqVqIII",
KBP 551	KFP 442

위 두 처방의 구분점에 대해서 생각해 본다면, 위 환자의 경우와 같이 바이러스에 이환되어 초기에 피부의 발진이 없이 통증만을 발현할 때는 1번의 처방 조합이 적합하고, 잠복기를 지나 피부에 발진이 나타났을 때는 2번의 처방 조합이 적합할 것이다.

이상의 내용을 참고하여 대상포진 치료법을 정리하면 아래 표와 같다.

1	KBP 551 ×3 + KZP 551	급성기
2	KBP 551 + KFP 442	피부발진이 생기는 단계
3	KZP 551 + KBP 551	후유증으로 신경통이 남은 단계

▣ 肩不擧

▣ 肩不擧 ▣		
정○○	여	1953년생(61세)

[1] 초진일 :   2014년 7월 1일(火)

[2] C/C :   왼쪽 어깨를 올리기 힘들다.

[3] P/H :   지난 금요일(6/27) 아침부터 왼쪽어깨를 올리기가 힘들다. 오른손으로 잡아서 올려야 올라간다. 별 다른 원인은 모르겠고 에어컨을 오래 쐬어서 그런 것 같다.

[4] 감별체질 : 목음체질(Cho.)

[5] 치료경과

회수	날짜	경과 및 반응	치료 처방
1	7. 1.	침 후에 사우나에 가서 땀을 좀 빼라고 권고함.	IXoIoIII'oIIoVIIIo rt.
2	7. 2.	잘 올라간다. 어제 사우나에 가서 땀을 뺐다. 밤에 잘 때 부드러웠다.	IXoIoIII'oIIoVIIIo rt.

[6] 고찰 및 해설

이 환자는 이전에 체질이 확정된 분이다. 평소 저혈압 경향이며 우리 조합의 산후 도우미 서비스 파트에 소속된 직원이다. 그래서 어깨에 문제가 생긴 것이 상당히 염려가 되었는데 다행스럽게도 빨리 치료가 되었다.

일단 환자의 표현대로 에어컨 바람에 오래 노출되었던 것이 원인인 것 같다.

처방은 마땅한 것이 생각나지 않아서 평소에 이 환자분에게 자주 적용하였던
[IX I III' DZPset]를 기본으로 구성해 보았다. / 20140702

■ 멀미

■ 멀미 ■		
이○○	여	2003년생(10세)

[1] 초진일 : 2014년 7월 2일(水)

[2] C/C : 체질감별

[3] P/H : 부천에서 진행한 경기두레생협 체질학교에서 아이의 엄마가 체질감별을 받았다. 엄마는 목음체질이다. 가족들의 체질감별을 위해 남편과 아이들을 데리고 왔다. 그런데 이 아이는 7월 2일에 침이 무섭다고 해서 침을 놓지는 않고 맥만 봐주었다.

[4] 감별체질 : 목음체질(Cho.)

[5] 치료경과

회수	날짜	치료 및 경과	
1	7. 19.	아빠가 함께 오지 않아서 버스를 타고 오면서 멀미를 심하게 했다	VIIqIIa, lt.
2	7. 26.	19일에 돌아갈 때 버스를 탔는데 멀미를 하지 않았다. 목음체질 섭생표 줌.	VIIqIIa, lt.
3	7. 29.	멀미를 하지 않았다. "평소에 멀미 때문에 버스를 타지 않으려고 했는데, 침 한 번에 멀미가 좋아진 것이 신기하다."고 엄마가 말함.	VIIqIIa, lt.
4	8. 5.	멀미를 하지 않았다.	VIIqIIa, lt.
5	8. 8.	약간 멀미를 하였다.	VIIqIIa, lt.

회수	날짜	치료 및 경과	
6	8. 11.	멀미를 하지 않았는데 이제는 차에서 무엇을 먹기까지 한다. 이전에는 생각도 하지 못했던 일이다.	VIIqIIa, lt.

[6] 고찰

나도 어릴 때 차멀미가 심했다. 오십이 넘은 지금도 버스를 타고 고개를 숙여 무엇을 잠시 본다던가 하면 금세 속이 울렁거리고 만다. 출퇴근 길에 이용하는 G-bus 는 어느 운전사할 것 없이 거의 레이싱 수준의 운전습관을 가지고 있어서, 어떤 날에는 별 문제 없는 자세로 앉아서 가다가도 멀미가 날 때가 있다.

이 아이가 이번의 치료에서 멀미를 하지 않았다고 해서 앞으로 영영 멀미에서 탈출하게 된 것은 아니다. 다만 전처럼 예민하게 하지는 않을 것이다. 아이에게 버스 타는 부담을 덜어준 것만으로도 만족스러운 결과라고 스스로 평가한다.

2단 활력방은 근육에 힘을 주던지, 血流를 증가시켜 순환을 개선시키는 처방이다. 활력방이 멀미에 작용하는 기전은 아마도 後者인 것 같은데, 이에 대하여는 좀 더 세밀한 궁리가 필요할 것 같다. 멀미를 목표로 3단으로 쓸 때는 D'VP' 442로 쓴다.

▣ 후두통

▣ 후두통 ▣		
김○○	여	1965년생(48세)

[1] 초진일 :   2014년 7월 21일(月)

[2] C/C :   후두부 刺痛

[3] P/H :   7월 19일(土) 아침부터 왼쪽 風池혈 부위가 전기가 오는 것 같으면서 찌르는 듯이 아프다. 진통제를 복용하여도 효과가 없다.

[4] 감별체질 : 목양체질(Hep.)

[5] 치료경과

회수	날짜	치료 및 경과	
1	7. 21.		IoVIIoIII". b
2	7. 22.		IoVIIoIII"oVIo b
3	7. 23.	좋아졌다. 오늘은 두 차례 放射感이 있었다.	IoVIIoIII"oVIo b
4	7. 25.	어제는 컴퓨터 작업을 많이 해서 통증이 있었는데, 오늘은 통증이 없다. 목양체질 섭생표 줌.	IoVIIoIII"oVIo b
5	8. 6.	통증이 소실되었고, 몸이 불편한 증상도 좋아졌다. 치료 종료함.	IoVIIoIII"oVIIIo rt.

[6] 고찰

환자분은 한의원 근방에 있는 ○○중학교의 진로담당 교사이다. 또 다른 중학교의 동료가 소개하여 내원하였다.

환자분의 증상은 頸椎의 문제로 보았는데, 팔 증상이 없이 목 증상만 있는 경우에는 양측(both)으로 시술해 보라는 정보[10]에 따라 보았다.[11]

네 번째 방문하였을 때 섭생표를 준 것은 환자분의 체형이나 성품이 평균적인 목양체질과는 좀 달랐기 때문이다. 향후에 다시 내원한다면 재차 검증할 필요가 있다.

---

[10] 권도원 박사를 위한 '스승의 날 학술 행사' 권우준 선생 진행 내용 중에서. 2014. 5. 10(土)

[11] 정보를 알고만 있으면 아무런 의미가 없다. 자신이 스스로 실행해보아야 한다. 그래야 그것이 자기의 것이 된다. / 20180101

▣ 副鼻洞炎

▣ 副鼻洞炎 ▣		
홍○○	여	1966년생(47세)

[1] 초진일 : 2014년 7월 22일(火)

[2] C/C : 부비동염

[3] P/H : 예전에 뇌하수체 종양 수술을 받았는데, 그 때 수술이 코를 통해서 하는 방식이었다. 수술 이후에 수술 경로 부위가 협착이 되어서 오른쪽 코가 늘 막혀 있었다. 그냥 그런 줄 알고 살아왔는데 얼마 전에 이비인후과에 갔더니 오른쪽 上顎洞에 膿이 꽉 찼다는 것이다.

주변에서 한방 치료를 권고하고, 마침 이 곳에 다닌 분의 소개로 내원했다고 한다.

嗅覺은 괜찮다.

[4] 감별체질 : 목양체질(Hep.)

[5] 치료경과

회수	날짜	경과 및 반응	치료 처방
1	7. 22.		IXoVoIII"oVIo lt.
2	7. 23.	오늘 하루 종일 숨이 찼다.	IIoVIoIV"oVoVIIo rt.
3	7. 25.	코에서 목 뒤로 누런 콧물이 흐르고 뱉어보니 피가 섞였다. 오른쪽 머리가 지끈거린다. 목양체질 섭생표 줌. 태음인 淸肺瀉肝湯[12] 20일분 처방함	IIoVIoIV"oVoVIIo rt.

회수	날짜	경과 및 반응	치료 처방
4	8. 4.	누런 코가 줄었고 흰색에 가깝게 됨. 오른쪽 코가 약간 뚫렸다.	IIoVIoIV"oVoVIIo rt.
5	8. 6.	대변이 묽다. 먼지에 예민해져서 재채기가 심하게 나옴. 後鼻漏 없음.	IIoVIoIV"oVoVIIo rt. + IqVIIIa, lt.
6	8. 8.	대변이 이제는 묽지 않다. '원래 냄새를 잘 맡는 사람'이라고 함[13]	IIoVIoIV"oVoVIIo rt. + IqVIIIa, lt.
7	8. 12.	컨디션이 좋고 코와 관련한 불편 증상이 모두 사라졌다. "신기하다."	IIoVIoIV"oVoVIIo rt. + IqVIIIa, lt.

[6] 고찰

이 환자분의 상황은 아마도 수술 부위가 협착되면서 血行과 換氣에 장애가 생겨서 炎症이 부비동염으로 진행한 것이 아닌가 생각한다.

초진에서 부비동염이 치료되려면 후비루가 증가할 것이고, 그것이 치료 전보다 좀 더 상황이 악화된 것처럼 느껴지고 불편해질 수 있다고 미리 말해주었다. 치료가 잘 된다고 해서 상악동의 염증이 그대로 말라버릴 수는 없는 것이고, 염증 물질이 충분히 배출되어야만 치료가 된다는 것을 告知시킨 것이다.

7월 30일부터 8월 3일까지 한의원의 하계휴가 기간이었다.

청폐사간탕을 복용하는 太陰人들이 복용 초반에 대변이 묽어지는 경우를 종종 본다. 아마 大黃 때문일 것이다. 이 분의 경우에 대황이 2배로 처방되어 좀 더 그랬던 것 같다.

환자분이 중학교 교사라 방학을 이용하여 치료하는 좋은 기회가 되었다.

[7] 처방해설

처음 쓴 침 처방은 일반적으로 부비동염에 사용하는 처방 형식인 DFPB이다.

두 번째 내원에서 '하루 종일 숨이 찼다.'고 하였는데, 이것이 나쁜 반응인지 좋은

---

12 갈근 400g, 고본, 황금, 대황 200g, 나복자, 길경, 승마, 백지 100g / 110cc 40p 20일분
13 목양체질은 8체질 중에서 냄새에 제일 민감한 체질이다. 환자분이 스스로를 잘 알고 있다.

반응인지 잘 판별하기 어려웠다. 그래서 처방을 바꾸어서 K'BP'FZ로 시도해 보았다. 결과적으로 이 처방이 적절했는데, 환자분의 체질에 따라 最弱 장기인 肺의 기능이 많이 떨어져 있는 상태였던 것 같다. 그래서 5회 치료부터는 활력방을 兼하였다.

▣ 야뇨증

▣ 야뇨증 ▣		
정○○	남	11세

[1] 초진일 : 2014년 8월 6일(水)

[2] C/C : 야뇨증[초등 5학년]

[3] P/H : 근래에 3개월 전부터 주 3회 정도 싼다.

[4] 감별체질 : 목양체질(Hep.)

[5] 치료경과

회수	날짜	치료 및 경과	
1	8. 6.		IoVII. rt. + IoIII"a. lt.
2	8. 11.	6일 이후에 오줌을 싸지 않음. 축구를 쉬었고 대신 캠프를 다녀왔다.	IoVII. rt. + IoIII"a. lt.
3	8. 18.	축구 다시 함. 11일 이후 한 번 쌈.	IoVII. rt. + IoIII"a. lt.
4	8. 22.	새벽에 혼자 일어나서 소변을 보러 간 적이 있다. 오른쪽 귀에 염증 생김.	IqVa. rt. + IqVIa. lt.
5	8. 27.	귀 염증 호전. 5일간 한 번 실수.	IoVII. rt. + IoIII"a. lt.
6	8. 29.	한 번 실수.	IoVII. rt. + IoIII"a. lt.
7	9. 3.	안 쌌다. 새벽 4시에 일어나서 소변을 보았다.	IoVII. rt. + IoIII"a. lt.

[6] 고찰

2012년 4월 7일에 성장 때문에 상담을 했었다. 아빠와 엄마가 모두 키가 작다. 엄마가 조합에서 행한 체질학교에서 8체질 강의를 듣고 아이를 데리고 왔다. 엄마는 목음체질이다.

아이에게 태음인 녹용대보탕을 처방했다.

2012년 10월 4일에 체해서 미식거리고 토한다고 내원했다. 치료를 하고 신장과 체중을 체크했다. 키 125.8cm / 몸무게 30kg

2014년 8월 6일에 와서 야뇨증이 생겼다며 엄마와 상담을 했는데, 아이의 상황이 오줌을 쌀 수밖에 없는 상태였다. 축구 클럽에서 오후 6시부터 8시까지 두 시간동안 축구를 하는데, 운동하면서도 물을 많이 마시고 축구를 끝내고 집에 와서도 물을 2리터 정도 마신다는 것이다. 그리고 8시에서 9시 사이에 저녁을 먹고 10시에 잔다고 했다. 그리고 잠들어서는 오줌을 싸버리는 것이다.

그러니까 이 아이의 문제는 잠들기 전에 물을 많이 마셔서 잠자는 동안 오줌보에 오줌이 가득 찰 텐데, 수면 중에 배뇨시키려는 각성 기능에 문제가 있어서 오줌을 누러 일어나지 못하는 상태였던 것이다.

그래서 아이와 엄마에게, 저녁시간에 꼭 축구를 해야 한다면 물을 마시는 양을 대폭 줄이고, 잠자리에 드는 시간을 뒤로 좀 늦추고, 잠자기 전에 반드시 오줌을 누어야 한다고 당부하였다.

[7] 처방해설

치료에 사용한 처방은 자율신경조절 처방이다. 잠자는 동안에 아이가 尿意를 느껴서 스스로 깰 수 있다면 치료가 성공하는 것이라고 판단하고 아이의 엄마에게도 그렇게 말해 주었다.

결론적으로 8월 6일부터 9월 3일 사이에 세 번만 오줌을 쌌고, 새벽에 혼자 일어나서 소변을 보게 되었으므로, 이후에 간혹 실수를 하게 된다고 할지라도 치료가 성공했다고 판단했다. 9월 3일에 왔을 때 아이에게 그렇게 말해주었더니 이후에 오지 않았다.

▣ 월경불순

▣ 월경불순 ▣		
노○○	여	1992년생(22세)

[1] 초진일 : 2014년 9월 2일(火)

[2] C/C : 체질감별

[3] P/H : 체질을 감별받기 위해 엄마와 함께 내원했다.

작년 9월 이후에 월경을 하지 않았다고 한다. 고등학교 졸업 후에 체중 감량을 많이 했고, 예전에도 월경이 오래도록 나오지 않은 적이 있다고 한다.

스트레스를 받으면 속에서 열이 나고, 엉덩이에 뾰루지가 자주 생긴다고 한다.

[4] 감별체질 : 금음체질(Col.)

[5] 치료경과

회수	날짜	치료 및 경과	
1	9. 2.		VIIqIIIqIII', lt. + VIIqIVc, rt.
2	9. 6.		VIIqIIIqIII', lt. + VIIqIVc, rt.
3	9. 16.	금음체질 섭생표 줌.	VIIqIIIqIII', lt. + VIIqIVc, rt.
4	9. 20.	엉덩이 뾰루지 없어짐. 변비가 있음. 귀를 자꾸 건드려서 外耳道 炎症.	VIIqIIIqIII', lt. + VIIqIVa, rt.

회수	날짜	치료 및 경과	
5	9. 23.	귀 염증 호전. 미후도식장탕 20일분 처방함.	VIIqIIIqIII', lt. + VIIqIVc, rt.
6	9. 27.		VIIqIIIqIII', lt. + VIIqIVc, rt.
7	10. 14.	10월 3일부터 10일까지 月經 했다. 얼굴 피부염(여드름) 치료 원함.	VIIqIIIqIII', lt. + VIIqIVa, rt.

[6] 고찰

체질감별을 위해 내원했는데, 1년 동안 월경이 없는 상태였다. 얼굴에 여드름도 많고 엉덩이에 뾰루지도 자주 생긴다고 했다. 이것은 大腸熱이 원인이라고 생각한다. 월경불순과 둔부 뾰루지, 여드름이 연관되어 있다고 판단했다. 그래서 대장을 치료하는 처방을 선택했다. 살균방이 하초로 향했으니 우선은 둔부 뾰루지가 좋아질 것으로 예상했다. 다행히 예측이 맞았다.

9월 20일에 왔을 때 변비가 있다고 해서 파인애플을 갈아서 먹으라고 일러주었다. 금음체질이나 금양체질인 경우에 변비에는 파인애플이, 설사에는 바나나가 효과를 보이는 경우가 많다.

귀를 자꾸 건드려서 외이도에 염증이 자주 생긴다는데 1회 치료로 외이도 염증이 없어졌다.

한약은 9월 26일부터 먹기 시작했다. 그러니 10월 3일에 13개월 만에 월경을 하게 된 것은 체질침의 효과 비중이 더 컸으리라고 생각한다. 약을 주지 않았다면 어땠을까는 잘 모르겠다.

체질식을 적극적으로 실천한다면 얼굴도 차차 좋아질 것이다.

▣ 기관지천식

▣ 기관지천식 ▣		
김○○	여	1976년생(38세)

[1] 초진일 : 2014년 9월 23일(火)

[2] C/C : 얼굴에 열이 오름

[3] P/H : 6개월 전부터 얼굴에 열이 오른다.

월경불순이고 통증이 심하고 생리량도 많다.

평소 기관지천식을 가지고 있는데 3주 전에 재발했다. 증상이 심하면 흡입기를 쓴다.

잠은 큰 문제 없고, 대변도 정상적이다.

[4] 감별체질 : 토양체질(Pan.)

[5] 치료경과

회수	날짜	치료 및 경과	
1	9. 23.		XoIVoIV'oIIIoVo
2	9. 30.	흡입기 쓰는 회수가 줄었다. 가미육미지황탕 9봉 줌	XoIVoIV'oIIIoVo
3	10. 7.	흡입기 쓰는 회수가 더 줄었다. 대변이 묽다. 토양체질 섭생표 줌.	XoIVoIV'oIIIoVo
4	10. 14.	10월 9일에 월경 시작했는데, 통증이 없었다. 面熱도 감소 荊防地黃湯 加 前胡, 瓜蔞仁 20일분 투여함.	XoIVoIV'oIIIoVo

[6] 고찰

초진에서 환자분의 가장 큰 불편은 喘息 증상이었으므로 체질침은 천식 처방을 썼다.

1주일에 한 번만 치료를 받을 수 있는 분이다.

臟腑辨證論的으로 본다면 이 분의 面熱 증상은 腎虛火旺일 것이다. 또한 喘息의 원인은 肺腎陰虛일 것이다.

▣ 소화불량

▣ 소화불량 ▣		
김○○	여	1968년생(47세)

[1] 초진일 : 2014년 10월 13일(月)

[2] C/C : 체함

[3] P/H : 어제 저녁에 膾를 이것저것 먹었다. 꽃게도 먹었다. 명치가 답답하고 머리가 띵하다. 滯하면 눈이 감기려고 한다. 아침에 대변을 보았다. 오늘 아침에 메추리알을 먹었다.
평소 손발이 차고 저혈압 경향이다.
20년 전부터 계속 滯한다.

[4] 감별체질 : 수음체질(Ves.)

[5] 치료경과

회수	날짜	치료 및 경과	
1	10. 13.	침을 맞고 心下痞가 해소되었다.	VqI,×2 lt. + VqII, rt.

[6] 고찰

돼지고기와 해산물, 보리차를 주의하라고 일러주고, 오늘 저녁에는 닭죽을 먹으라고 권고하였다. 갈 때 한방소화제를 주었다.

이 분은 주소지가 부천인데, 오늘 침 효과를 보았으므로 다음에 또 불편하게 되면 다시 올 것이다. 그 때 다시 보고 섭생법을 자세히 알려 주려고 한다.

어제처럼 먹고 지냈었다면 계속 체했던 것이 당연한 귀결이다.

만나기 힘든 수음체질을 오랜만에 만나게 되어 기뻐서 이 보고서를 급히 쓴다.[14]

[7] 처방해설

환자분이 수음체질이지만 어제 해로운 음식을 많이 먹었으므로 오늘은 살균방이
필요하다. 장기적으로 이 분의 胃를 치료한다면 부염방과 활력방을 함께 써야 할
것이다.

---

14 수음체질을 만나게 되면 꼭 사례를 정리해서 남기려고 노력한다. / 20180101

▣ 수음체질 감별

▣ 수음체질 감별 ▣		
이○○	여	51세

[1] 초진일 : 2014년 10월 15일(水)

[2] C/C : 체질감별

[3] P/H : 평소에 늘 胃가 좋지 않았다.

3개월 전에 안산고대병원에서 胃癌 수술을 받았다. 2/3를 절제했다. 예전에 내시경에서 종괴를 발견하고 제거한 적이 있었는데, 올해에 다시 癌腫이 발견된 것이다. 임파선도 절제했다고 한다. 항암치료는 받지 않았다.

[4] 감별체질 : 수음체질(Ves.)

[5] 치료경과

회수	날짜		치료 및 경과
1	10. 15.		Gas. VqI, lt. + VqII, rt.
2	10. 17.	한국 감이 맛있다고 먹었더니 속에 덩어리가 매달린 것 같다.	Ves. VqI, lt. + VqXqIII", rt.
3	10. 18.	어제보다 편하다. 수음체질 섭생표 주고 사진 촬영	Ves. VqI, lt. + VqXqIII", rt.

[6] 고찰

이 분은 중국 동포이고 지금은 칭다오(靑島)에 살고 있다. 이번에 병원에 검사를 받으려고 입국했는데, 한의원에 먼저 다녀간 친구의 소개로 왔다.

첫 날 脈이 너무 弱하고 위암 수술을 받았다고 하여 토음체질로 접근했다. 이 분이 감[柿]을 먹지 않았다면 계속 토음체질로 했을지도 모르겠다. 중국으로 돌아가야 하기 때문에 날짜의 여유가 많지 않았다.

섭생표를 보더니 돼지고기를 평소에 즐겨 먹었다고 한다. 감도 좋아한다는 것이다. 그런데 이번에 먹은 한국 감은 칭다오 감보다는 맛이 덜하다고 한다.

◉ 침 맞고 두통

◉ 침 맞고 두통 ◉		
홍○○	여	1960년생(54세)

[1] 초진일 : 2014년 11월 21일(金)

[2] C/C : 체질감별

[3] P/H : 20년 전에 갑상선에 혹이 생겨서 제거 수술을 받았다.

부친이 위암으로 별세했다.

양쪽 팔꿈치가 아프다.

평소 잠은 잘 잔다.

[4] 감별체질 : 수양체질(Ren.)

[5] 치료경과

회수	날짜	치료 및 경과	
1	11. 21.		Cho. VIIqIIIc, lt. + VIIqIIc, rt.
2	11. 28.	21일 치료 후에 하루 종일 머리가 아팠다.	Ren. VIIIqVIqIV', lt. + IXqIII, rt.
3	11. 29.	어제 치료 후에는 괜찮았다. 김장 준비를 하느라고 힘을 많이 썼는데도 별로 피곤하지 않았다. 수양체질 섭생표 줌	Ren. VIIIqVIqIV', lt. + IXqIII, rt.

[6] 고찰

첫 날 목음체질로 보고 목음체질의 기본 조건을 도와주는 침 처방을 놓았다. 그런데 환자분이 하루 종일 머리가 아팠다는 것이다.

이렇게 예민한 반응이라면 환자의 체질 조건에 거의 정반대로 작용한 것이라고 판단했다. 金(+)과 火(−)가 된 결과에 주목했다. 火(−)가 되어 머리에 순환장애가 생겼고 그것이 두통을 유발한 것 같다. 그래서 맥에 더 집중했다. 수양체질로 판단하고 순환을 도와주는 처방을 먼저 쓰고 체질 측에는 부염방을 놓았다.

세 번째 내원했을 때 전날 사용한 처방이 제대로 효력을 발휘했다고 판단하고 섭생표를 주었다.

▣ 트림

▣ 트림 ▣		
강○○	여	1981년생(33세)

[1] 초진일 : 2014년 11월 29일(土)

[2] C/C : 소화불량, 트림이 심함

[3] P/H : 입덧을 할 때의 상황과 비슷하다. 식사 후 뿐만 아니라 시도 때도 없이 트림이 나온다.

아이가 셋이다.

2013년 6월에 셋째를 출산했고, 월경은 정상이다.

근래에 가슴이 두근거려서 내과에서 약을 지어 3일간 복용 중이다.

2006년에 몸에 백반증이 있는 것을 발견했다. 팔꿈치 안쪽에 두드러진다.

BP 90/60 (11:22)

농협에 근무하고 있는데 함께 일하는 동료가 소개하였다.

[4] 감별체질 : 금양체질(Pul.)

[5] 치료경과

회수	날짜	치료 및 경과	
1	11. 29.	반응을 체크할 목적으로 미후숙산탕을 5봉 줌.	IqVqIII", rt. + IqVI, lt.
2	12. 1.	설사기가 있다.	IqVqIII", rt. + IqVIc, lt.
3	12. 3.	금양체질 섭생표 줌. 미후숙산탕 20일분 처방함.	IqVqIII", rt. + IqVIc, lt.

회수	날짜	치료 및 경과	
4	12. 6.		IqVqIII", rt. + IqVI, lt.
5	12. 19.	소화가 호전되었고 트림이 없어졌다. 주위에 소문을 많이 내고 있다.	IqVqIII", rt. + IqVI, lt.

[6] 고찰

트림은 가스의 발생인데 부적절한 식이로 인한 것으로 판단하고 첫날부터 음식을 주의하라고 강하게 일러주었다. 반응을 체크하기 위해 준 미후숙산탕을 먹고 이미 상당히 증상이 좋아졌다. 환자분의 피부상태가 건조하고 좋지 않아서 처음부터 일부러 3단방으로 썼다.

금양체질이든지 금음체질이든지 생소한 체계를 쉽게 받아들이지 않는데, 막상 수긍하고 받아들이면 그것을 스스로 잘 실천한다. 치료하는 사람으로서는 금체질의 이런 점이 참 마음에 든다. 또 '소문을 내고 있다'는 것은 평균의 금양체질로서는 참 하기 힘든 행동이다. 보통은 좋으면 혼자 좋아하고 마는데 말이다. 하여간 모두 감사한 일이다.

▣ 수음체질 청년

▣ 수음체질 청년 ▣		
성○○	남	1989년생(26세)

[1] 초진일 :   2014년 11월 29일(土)

[2] C/C :   체질감별 & 보약

[3] P/H :   평소에 늘 소화가 안 되고, 대변은 묽은 편이다.

화학공학을 전공했고 현재 취업 준비 중이다.

[4] 감별체질 : 수음체질(Ves.)

[5] 고찰

환자분의 고모가 전에 우리 조합에 근무하셨던 분이다. 환자는 어머니와 함께 대전에서 왔다. 살이 찌고 싶다는 것이다.

환자의 체격이나 태도 그리고 평소의 신체 상태가 모두 수음체질의 특성을 나타내고 있다. 그래서 함께 온 어머니에게 '이 사람은 살이 찔 여유가 없다'고 했다.

환자에게 섭생표를 주면서 식사 방법에 대해 주의를 주었다. 그리고 양해를 구하고 사진을 찍었다. 少陰人 寬中湯을 主方으로 처방할 생각이다.

함께 온 어머니의 체질을 닮은 것 같지는 않다. 아버님은 목사님이라고 한다.

▣ 아토피성 피부염

<table>
<tr><td colspan="3" align="center">▣ 아토피성 피부염 ▣</td></tr>
<tr><td align="center">김○○</td><td align="center">남</td><td align="center">9세</td></tr>
</table>

[1] 초진일 : 2014년 12월 6일(土)

[2] C/C : 아토피성 피부염

[3] P/H : 어려서부터 아토피가 심했음. 현재 피부과약으로 스테로이드를 복용하고
있으며, 2014년 8월부터 한약을 먹고 있으나 증상이 개선되지 않음.
안면 전체가 각질이 있고 눈 주변과 볼로 발적 증상이 있음. 주관절 접히
는 부위와 슬와 부위로 소양감이 많고, 전체 피부가 거칠고 각질이 있으며
피부증상은 하체보다는 상체로 심하고 가슴 위쪽 부위로 두드러짐.

[4] 감별체질 : 금양체질(Pul.)

[5] 치료경과

회수	날짜	치료 및 경과
1	12. 6.	육식 제한. IqVqIII", rt. + IqVIa,×2 lt.
2	12. 12.	11일부터 스테로이드 복용 중단함. 증상 변화 없음. 육식, 밀가루음식, 유제품 제한함. 과일종류 제한함. VIoIIoIV"oVoVIIo rt.

회수	날짜	치료 및 경과
3	12. 20.	얼굴 피부상태가 전반적으로 개선됨. 목 주위도 눈에 띄게 개선됨. 가려움으로 인한 어려움도 덜했다고 함. 금양체질 섭생표
		VIoIIoIV"oVoVIIo rt.
4	1. 2.	전체적으로 피부가 많이 부드러워지고 건조감도 개선됨. 70~80% 정도 개선됨.
		VIoIIoIV"oVoVIIo rt.

[6] 고찰

인천 송도에 사는 초등학생으로 학기 중에 내원해서 자주 치료를 할 수는 없는 상황이었다. 처음 내원 당시 피부 상태를 상중하로 구별한다면 중상 정도에 해당할 정도로 좋지 않았다. 안면전체가 긁은 흔적으로 많이 붉어져 있었고, 각질로 거칠어져 있었다. 경항부와 흉부 상부도 비슷한 상태였다.

첫날 상체에 증상이 두드러지는 것을 고려하여 궤양방과 살균방을 상초방으로 배합하여 치료하였다. 더불어 식이에 대해서 엄격히 가려줄 것을 지도하였다. 두 번째 내원 시에 큰 변화가 없고, 피부상태가 심함을 고려하여 5단방인 BK'P'FZ를 시술하였다. 세 번째 내원 시부터 눈에 띄게 피부상태가 개선되었다. 아이도 식사를 잘 지켜주었다. 치료 횟수가 많지 않았음에도 빠른 속도로 개선이 된 사례이다. 아빠가 한약을 같이 하는 것이 어떻겠냐고 물어보았는데, 아이가 침만 맞으면 될 것 같다고 대답하였다.

▣ 주관절염증

▣ 주관절염증 ▣		
김○○	남	1956년생(58세)

[1] 초진일 :   2014년 12월 30일(火)

[2] C/C :   오른쪽 팔꿈치 안쪽이 열이 나고 많이 부어서 펴지지가 않음

[3] P/H :   이 환자는 1년 전에 전립선암 수술을 받았다.

2014년 11월 14일에 왼쪽 발목 내측에 통증이 있다고 하며 처음 내원했다.

오른쪽 어깨 인대가 파열된 병력도 있어서 오른쪽 어깨의 움직임이 자연스럽지는 못한 상태였다.

[4] 감별체질 : 토양체질(Pan.)

[5] 치료경과

회수	날짜	치료 및 경과	
1	11. 14.	왼쪽 발목 내측에 통증	Ves. VIIoIXoIII"oIIo + VoIIc.
2	11. 18.		Ves. VIIoIXoIII"oIIo + VoIIc.
3	11. 21.	발목은 좀 호전. 손목에 통증	Pan. VIIoVoIII'oIVo + IXoIVa.
4	11. 25.		Pan. VIIoVoIII'oIVo + IXoIVa.
5	12. 2.	오른 손목이 아픔.	Pan. VIIoVoIII'oIVo lt.
6	12. 5.		Pan. VIIoVoIII'oIVo lt.
7	12. 10.	어제(9일) 몸살 걸림	Pan. IXoIVoIII'. + IXqIIIa,

회수	날짜	치료 및 경과	
8	12. 19.	18일에 망치질을 했더니 右견비통	Pan. VIIoVoIII'oVIoXo
9	12. 22.		Pan. VIIoVoIII'oVIoXo
10	12. 29.		Pan. VIIoVoIII'oVIoXo
11	12. 30.	오른 팔꿈치 염증으로 펴기 곤란함.	Pan. VIIoIIIoIII'.×3 lt.
12	12. 31.	염증 거의 소실. 잘 펴짐.	Pan. VIIoIIIoIII'.×3 + IXoIVa.

[6] 고찰

처음 두 번은 수음체질로 잘못 보았다. 체격이 호리호리하고 좀 조심스러워하는 듯한 태도이고 맥이 약하고 어려웠다.

발목의 통증은 요추의 문제라고 판단했다. 세 번째 내원에서 손목의 통증을 판단한 것도 같은 인식이다. 근본적으로는 경추의 문제라고 보았다.

전에 오른쪽 어깨의 인대가 파열된 적이 있는데, 12월 19일에 망치질을 많이 했고 그래서 어깨가 불편하다고 왔다. 그래서 경추와 어깨의 인대를 함께 고려하는 5단방을 선택했다.

12월 30일에 갑자기 팔꿈치가 많이 붓고 열이 나게 되어 환자가 걱정을 많이 했다. 늘 손을 써야 하는데 어쩌냐고 하면서, 정형외과로 가야할지 말아야할지 모르겠다고 하는 것이다.

열 번의 치료에서 체질감별은 되었으니 통풍방으로 반드시 좋아질 거라고 믿었다. 이 처방으로 이런 상황에서 실패한 경험이 거의 없었기 때문이다. 그리고 그 믿음 그대로 다음날 증상이 거의 소실되었다.

◙ 내장기능 부전 적용 5단방 vs. 척추 근골격계 적용 5단방

1. 척추성 질환이나 근골격계 질환에 운용하는 5단방은
2. 3단 set처방을 먼저 구성한 후에 경락 순행에 따라 4단과 5단을 조합하면 된다.
3. 순환구조 원리를 따를 필요가 없다.
4. 그러니까 1단 또는 2단의 五行 속성과 같은 속성으로 4단 혹은 5단을 구성할 수 있다.
5. 즉 「기준 5단방」은 척추성 질환이나 근골격계 질환에 쓰이지 않는다.
6. 내장기관의 난치성 질환에는 「기준 5단방」이 기본방이 되고, 이것을 환자의 상태에 따라서 다양하게 임상방을 운용할 수 있다.

---

15 "중환자 치료처방은 전기한 대로 내장 강약구조가 다른 복잡한 8체질의 병리에 근거하여 조직된 기본 방이 있으며, 실제 임상에서는 같은 체질의 같은 병이라도 병증에 따라 그 기본방에서 변화된 임상방이 환자의 처방전에 기록되는 것"

5

2015년

2015년 1학기에 성공회대학교 교양학부에서 '8체질론'을 주제로 3학점짜리 강의를 진행했다. 수강한 학생들은 다양한 전공이었고 52명이 들었다. 기말고사 시험의 제목은 '내 체질은 무엇이라고 생각하는가?'였다. 한 학기동안 배우고 체험한 것을 바탕으로 학생이 자신의 체질을 추정한 후에 그에 합당한 이유와 근거를 기술하는 것이었다.

이 강의를 통해서 의학지식이 있는 전공자들보다 의학에 대한 사전 지식이 없는 학생들에게 8체질론을 전달하기가 더 쉽다는 깨달음을 얻었다. 시험을 치른 학생들 거의 대부분이 자신의 체질을 합당하게 추정했고, 몇몇 학생의 경우에는 그 학생에 대해 내가 지녔던 선입견(체질을 추정한)이 그의 주장을 통해서 설득되고 수정되기도 했다.

2014년 10월 한 달 동안 원고를 썼고, 2015년 2월 18일에 출간한 『8체질이 뭐지? 내 체질은 뭘까?』는 이 강의에 교재로 쓰기 위해서 만든 책이다. 개강하는 날 모든 수강생들에게 책을 공짜로 나누어 주었다. 나 같은 대학 선생은 아마 별로 없을 것이다.

2015년 6월에 2년 계획을 가지고 시작한 「장애인 주치의 사업」에 전념하느라고 대학 강의를 이어서 하지 못했다. / 20171230

구분	초진일	질병/증상
1	2. 7.	소변 촉급
2	2. 24.	알레르기성 피부염
3	3. 16.	아토피성 피부염
4	3. 30.	손목 터널증후군
5	3. 30.	천식
6	4. 11.	두통
7	5. 22.	알레르기성 피부염
8	7. 18.	알레르기성 비염
9	7. 23.	완관절통
10	7. 27.	아토피성 피부염
11	8. 17.	알레르기성 비염
12	8. 29.	안면신경마비
13	9. 11.	입덧
14	9. 30.	야뇨증
15	10. 27.	안면신경마비
16	10. 30.	음식무미
17	11. 4.	허리근육 무력
18	11. 4.	팔꿈치 주위 통증
19	11. 6.	체질의 구분
20	11. 10.	경추통
21	11. 13.	견비통
22	11. 25.	복만
23	12. 7.	순환부전
24	12. 23.	두통
25	12. 31.	경추통

▣ 小便促急

▣ 小便促急 ▣		
권○○	남	1958년생(57세)

[1] 초진일 : 2015년 2월 7일(土)

[2] C/C : 소변 참기 힘듦

[3] P/H : 15년 전부터 버스 운전을 하고 있다. 1년 전부터 소변이 잦다. 1시간 반 정
도면 소변을 보아야 한다. 버스 노선이 2시간 거리인데 종점에 가까워지
면 소변이 촉급해지고 참기가 힘들며 간혹 지리기도 한다. 밤에 잠잘 때는
거의 1시간 간격으로 깨어서 소변을 본다.
전립선비대증 약을 복용 중이다.
눈과 코도 좀 불편하다.

[4] 감별체질 : 목음체질(Cho.)

[5] 치료경과

회수	날짜		치료 및 경과
1	2. 7.		Gas. VIIqIXqIII"qIq rt. + VqXc, lt.
2	2. 10.		Hep. IXqVIIqIII"qVq lt. + IqVIIIc, rt.
3	2. 13.	호전	Hep. IXqVIIqIII"qVq lt. + IqVIIIc, rt.
4	2. 24.	집에서 쉬면 괜찮다.	Cho. IXoIoIII'oIVo rt. + VIIqIIc, lt.
5	2. 28.	목음체질 섭생표 드림	Cho. IXoIoIII'oIVo rt. + VIIqIIc, lt.

[6] 고찰

부인이 토음체질인데 첫날 토음체질로 치료하면서 영 꺼림칙했다. 그래서 차트에 다른 체질을 고려하라고 써놓았다. 환자분의 맥이 어려웠다.

28일에 와서 24일에 침을 맞은 후에 연속으로[1] 3일을 운전했는데 괜찮았다고 하면서 신기하다고 말했다. 다른 체질로 본 세 번의 치료에서 큰 반응이 없다가 목음체질로 치료하여 단번에 좋아진 것이다. 그야말로 일도쾌차다. 목음체질 섭생표를 드리고 동일하게 치료했다.

이 처방의 형식은 [DZPB + KVc]이다. DZPF인 것도 가능한데 전립선질환을 가진 남성의 소변불편 증상에 효과적인 처방이다.

전립선염은 5數이고 전립선비대증은 4數라고 예전의 자료에 구분되어 있는데 수리는 별로 중요하지 않은 것 같다. 나는 이 환자의 경우처럼 5數로 하는 것이 더 좋았다.

환자분의 부인은 토음체질이다. 내가 본 토음체질 환자들의 다수가 배우자가 목음체질인 경우가 아주 많다. 두 체질이 어떤 면에서 서로 어울리는지 아직 명확하게 결론을 내리지 못했다.[2]

---

1 원래는 하루 일하고 하루 쉰다.
2 두 체질의 궁합에 대해서는 아주 재미있는 궁리 거리라고 생각한다.

▣ 알레르기성 피부염

▣ 알레르기성 피부염(두드러기) ▣		
이○○	여	2002년생(14세)

[1] 초진일 :   2015년 2월 24일(火)

[2] C/C :   얼굴 피부 發赤, 發熱, 搔痒

[3] P/H :   얼굴 위쪽으로, 특히 눈 밑으로 발적이 심하고 부풀었으며 열이 나면서 가시처럼 솟았다. 많이 가렵다. 문진을 해 보니 설(2/18) 전부터 천혜향을 많이 먹었다고 한다. 그리고 설 이후에 증상이 발생했다.

[4] 감별체질 : 토양체질(Pan.)

[5] 치료경과

회수	날짜		치료 및 경과
1	2. 24.		IXoIIIoIII'. rt. & 凉膈散火湯 4봉
2	2. 25.	거의 가라앉음.	IXoIIIoIII'. rt.

[6] 고찰

경험상으로 토양체질이 이렇게 얼굴이 벌게지고 열이 나면서 가려운 것은 거의 음식에 의한 알레르기 반응이다. 그래서 음식에 관해 물었더니 천혜향을 많이 먹었다는 것이다. 熱증상이 심해서 442로 하지 않고 551로 했다. 그리고 熱이 빨리 해소되라고 양격산화탕을 주었다.

다음날의 치료경과로 보면 판단과 치료가 적절했다고 自評한다.

25일에 올 때는 엄마가 따라오지 않았다. 다음날 일어나서 불편한 점이 없으면 오지 않아도 된다고 했더니 다음날 오지 않았다.

▣ 아토피성 피부염

▣ 아토피성 피부염 ▣		
이○○	남	1998년생(16세)

[1] 초진일 : 2015년 3월 16일(月)

[2] C/C : 아토피성 피부염

[3] P/H : 현재 고교 2학년이다. 초등학교 3학년 때부터 피부염이 생겼다고 한다. 입술과 눈 주위가 發赤이 되어 있으며 鱗屑이 벗겨진 곳이 군데군데 있다.

밤에도 가려움증이 심해서 양쪽 오금에도 긁은 자국이 뚜렷한데, 왼쪽 오금 밑에는 긁어서 염증이 생겼다가 두꺼운 痂皮가 생겼다.

나이에 비해서 체격이 왜소하고 아주 깐깐한 성품이다. 초진에 보호자가 따라 오지 않고 혼자 왔는데, 향후의 치료 계획과 과정, 예후에 대하여 꼬치꼬치 캐묻고 적었다.

[4] 감별체질 : 토음체질(Gas.)

[5] 치료경과

회수	날짜	치료 및 경과	
1	3. 16.		Pul. IIoVoIV"oVIIo rt.
2	3. 21.	Gas. 고려할 것.	Pul. IIoVoIV"oVIIo rt.
3	3. 24.	토음체질 섭생표 줌.	Gas. VIoIoIV"oIXo lt.
4	3. 28.		Gas. VIoIIoIV"oVIIoIo lt.
5	4. 4.		Gas. VIoIIoIV"oVIIoIo lt.

회수	날짜	치료 및 경과	
6	4. 8.		Gas. VIoIIoIV"oVIIoIo lt.
7	4. 15.	토요일(4/11)에 자전거를 타고 가다가 자동차에 부딪힘.	Gas. VIoIIoIV"oVIIoIo lt.
8	4. 20.	목덜미와 오른쪽 어깨가 불편함	Gas. VIoIIoIV"oVIIoIo lt. + VoIXoIII". rt.
9	4. 21.	소양인 凉膈散火湯 30봉 투여	Gas. VIoIIoIV"oVIIoIo lt. + VoIXoIII". rt
10	4. 22.		Gas. VIoIIoIV"oVIIoIo lt. + VoIXoIII". rt
11	5. 2.	얼굴이 깨끗해짐. 오금도 좋아짐. 밤에도 가렵지 않음.	Gas. VIoIIoIV"oVIIoIo lt.

[6] 고찰

초진 당시 주 2회로 2개월 정도 치료해보자고 하였다. 20회 정도 치료할 수 있는 기간이다. 이 학생은 침을 맞으면 아프다는 표시가 즉각적이다. '으메 아픈 거' 한다. 그리고 침을 맞으면 熱이 난다면서 교복 상의 단추를 열어젖힌다.

3월 28일에 한약을 권유하였으나, 엄마가 전화로 침 치료만 받겠다고 하였다. 아버지 친구가 한의사라 주로 그곳에서 한약을 먹어왔다는 것이다. 한약이 필요한 김에, 자동차보험사와 협의하여 한약을 처방해 주었다.

그런데 한약을 준 후에 도리어 학생의 아버지가 항의 전화를 하였다. 자신의 친구는 아들이 소음인이라고 하는데, 아들에게 들으니 토음체질로 치료하면 그럼 소음인이 아니고 그 체질약을 준 것이 아니냐는 것이다. 그러면서 아들을 소음인이라고 했던 한의사 친구는 이번에 4월 22일 이후에 학생을 보고 금양체질이라고 했다는 것이다.

그래서 학생의 아버지에게 말했다. '자신의 견해를 바꾼 친구를 믿을지 나를 믿을지 선택하셔야 할 것 같다'고. 그리고 전화를 끊었다.

그리고 5월 2일에 학생이 깨끗한 모습으로 나타난 것이다. 침 치료도 침 치료지만 凉膈散火湯이 나타낸 효과라고 판단한다.

▣ 손목 터널증후군

▣ 손목 터널증후군 ▣		
윤○○	남	1952년생(62세)

[1] 초진일 :   2015년 3월 30일(火)

[2] C/C :   왼쪽 손목부터 2, 3지 측으로 우리하고 불편하다. 손으로 짚고 일어날 때
힘들다.

[3] P/H :   1년 전부터 증상이 생겼다. 평소에 무거운 것을 많이 들고 납품 때문에 운
전을 많이 한다.
혈압강하제, 고지혈증약, 전립선염 약을 복용 중이다.

[4] 감별체질 : 목양체질(Hep.)

[5] 치료경과

회수	날짜	치료 및 경과	
1	3. 30.	핫팩, SSP, 간접구	IoVIa.×3 rt. + IqVIIqIII"qVIIIq lt.
2	4. 2.	핫팩, SSP, 간접구	IoVIa.×3 rt. + IqVIIqIII"qVIIIq lt.
3	4. 8.	많이 좋아졌다. 상동.	IoVIa.×3 rt. + IqVIIqIII"qVIIIq lt.

[6] 고찰

이 환자분은 손목에 염증이 있을 것이지만, 아마도 만성적인 頸椎관절의 염증 즉
디스크를 가지고 있을 가능성이 많다.
비교적 빠르게 좋아졌다. 증상이 완전히 소실될 때까지 내원하라고 하였다.

▣ 천식

▣ 천식 ▣		
한○○	여	1937년생(77세)

[1] 초진일 : 2015년 3월 30일(月)

[2] C/C : 천식

[3] P/H : 한 달 이상 감기가 오래 가고 있다. 가슴에 가래가 걸린 것 같이 답답하다.
숨소리가 거칠다.
혈압약을 복용 중이고, 5년 전에 양쪽 무릎에 인공관절을 넣었다.

[4] 감별체질 : 목양체질(Hep.)

[5] 치료경과

회수	날짜	치료 및 경과	
1	3. 30.	雙金湯 6봉	IXoVIIoIII"oVoIIo lt.
2	4. 1.	기침과 숨찬 것이 많이 좋아짐. 雙金湯 4봉	IXoVIIoIII"oVoIIo lt.

[6] 고찰

이 환자는 아마도 평소에 喘息 소인이 있을 것이다. 그리고 감기로 인해서 숨찬
증상이 촉발되었다.
환자의 체질과 슬관절의 병력을 고려하여 5단 처방을 선택하였다.
이 처방에 쓰인 [DZPset/IXVIIIII"]는 陽體質의 내장기능 부전에 운용하는 set이

다. 목양체질의 최약장기인 肺를 목표로 한 처방인 것이다. 1회 치료로 불편 증상
이 많이 개선된 것이 처방의 선택이 적절했음을 증명해 준다.

가지고 있는 太陰人 처방이 마땅하지 않아서 쌍금탕을 주었다.

▣ 두통

▣ 두통 ▣		
강○○	남	2001년생(15세)

[1] 초진일 :　2015년 4월 11일(土)

[2] C/C :　두통

[3] P/H :　중학교 2학년인데 초등학교 5학년 때부터 머리가 자주 아프다고 했다. 병원에 가서 검사를 했더니 뇌부종이라고 하고 입원을 하기도 했다.
평균적인 체중으로 태어났는데, 지금 체구가 너무 작다.
142.9cm / 30kg

[4] 감별체질 :　수음체질(Ves.)

[5] 치료경과

회수	날짜	치료 및 경과	
1	4. 11.	침 치료 후에 소고기, 밀가루음식, 유제품 주의 미후숙산탕 4봉	Pul. IoVII. rt. + IoIII"a. lt.
2	4. 15.	머리가 띵하다. 음식 주의 보류시킴. 보중양위탕 4봉	Ves. VqI, lt. + VqXqIII", rt
3	4. 17.	13일부터 감기가 들어 코가 막힘. 수음체질 섭생표 주고 사진 촬영.	Ves. VoIIoIII". lt. + VqIa, rt.

[6] 고찰 및 처방해설

13일에 감기가 든 것은 11일 침의 부작용일 것이다. 수음체질을 자주 만나지 않으니 금양체질을 먼저 생각했다.

섭생표를 준 후에 항상 밥을 천천히 먹고 조금씩 먹어야 한다고 했더니 어릴 때부터 늘 그렇다는 것이다. 그리고 엄마의 표현에 의하면 이 아이는 식사 뿐만 아니라 모든 것이 느리다고 한다. 머리가 늘 아프다고 하니 성적도 좋을 리가 없다.

학교에서는 아이의 이런 상황을 잘 이해해주지 못한다고 엄마는 불만이다. 다른 아이들과 비교해서 모든 면에서 느리니 선생님들에게서 항상 지적을 받는다는 것이다. 체질적으로도 수음체질은 물(水)과 같아서 잘 드러나지도 않고, 선생님의 주목을 받을 만한 아이는 아니니 더 그럴 것이다.

두 번째 치료에서 부염방과 함께 활력응용방(VqXqIII",)을 쓴 것은 胃에 힘을 주기 위해서였다. 세 번째 치료는 감기 처방이다.

少陰人 十二味寬中湯 1개월분을 투여할 예정이다. 두통은 향후에 계속 관찰이 필요할 것인데, 현재의 판단으로는 腦의 문제인 것 같지는 않다.

▣ 알레르기성 피부염

▣ 알레르기성 피부염 ▣		
박○○	여	1974년생

[1] 초진일 : 2015년 5월 22일(金)

[2] C/C : 알레르기성 피부염

[3] P/H : 작년 8월부터 얼굴과 팔, 허벅지에 빨갛게 돋아 오르면서 가려움증이 심하고 인설이 생겨서 벗겨진다.

올해 3월과 4월 사이에 피부전문 한의원에 가서 약을 복용하였는데 피부가 건조해지고 들고 일어나서 약 복용을 중지하였고, 현재는 피부과에서 치료 중이다.

[4] 감별체질 : 토음체질(Gas.)

[5] 치료경과

회수	날짜	치료 및 경과	
1	5. 22.		Pul. IIoVIoIV"oVoVIIo
2	5. 27.		Gas. VIoIIoIV"oVIIoIo
3	5. 28.		Gas. VoIoIII"oVIIo
4	5. 30.	자꾸 옮겨 다닌다. 음식 메모 지시	Gas. VIoIoIV"oIXo

회수	날짜	치료 및 경과	
5	6. 1.	조금 호전 음식 메모를 보니 현미, 찹쌀, 오렌지, 망고, 고추를 먹었음. 주의를 줌.	Gas. VIoIoIV"oIXo
6	6. 3.		Gas. VIoIoIV"oIXo
7	6. 5.		Gas. VIoIoIV"oIXo
8	6. 25.	얼굴이 벌겋게 달아올랐고 전체적으로 부었다. 열도 많이 난다. 먹은 것을 물어보니 아침 된장찌개 / 점심 메밀국수 열무 / 아이스커피 1/3잔이라고 한다. 양격산화탕 5봉을 주고 2시간마다 복용하라고 함.	Gas. VIoIoIV"oIXo
9	6. 26.	호전됨. 양격산화탕 4봉을 주고 3시간마다 복용하라고 함.	Gas. VIoIoIV"oIXo
10	6. 29.	턱 부위에 발적이 남았다.	Gas. VIoIoIV"oIIoIXo
11	7. 1.	사무실 환경 때문인 것 같다고 말함.	Gas. VIoIoIV"oIIoIXo
12	7. 10.	8일에 서울에 다녀오는데 전체적으로 발진이 있다.	Gas. VoIX.×3 + VoIII"a.
13	7. 11.	밤에 가려웠다.	Gas. VIoIoIV"oIXo
14	7. 13.	거의 가라앉았는데 밤에 잠자기 전에 좀 가렵다.	Gas. VIoIoIV"oIXo
15	7. 16.	캔맥주 마시고 턱 주위에 발진	Gas. VIoIoIV"oIXo
16	7. 20.		Gas. VIoIoIV"oIIo + VqI,
17	7. 24.	어제 제주본가 다녀온 후에 발진과 소양감이 심했다.	Gas. VIoIIoIV"oVIIoIo

[6] 고찰 및 처방해설

과거 치료 기록 : 2013. 12. 17. ~ 12. 26.

회수	날짜	경과 및 반응	치료 처방
1	12. 17.	체질감별 목적 내원. 손목과 발이 시리고, 눈이 불편함. 3주 전에 오른쪽 어깨 충돌증후군 수술 받음.	Pul. IoVII. + IoIII"a.
2	12. 19.	18일 아침에 사과 먹고 체함. 다른 체질도 고려할 것	Pul. IqV, + IqVI,
3	12. 20.	체한 것 풀림. 수면 양호	Pul. IXoVIIoIII". lt. + IqVIIIa, rt.
4	12. 26.	금양체질 섭생표 줌.	Pul. IXoVIIoIII". lt. + IqVIIIa, rt.

처음에는 금양체질로 감별했고, 나중에 내원했을 때 토음체질로 바꾸었다.

이 케이스는 특이하다. 나는 계속 환자분이 먹는 음식에 집중했다. 그래서 음식 메모를 지시하기도 했었다. 그리고 호전과 발증을 반복했다. 침 치료는 계속 효과를 보였다.

6월 25일이 결정적이었다. 그 날 이후에 치료를 받고 다시 좋아졌는데 환자분은 별로 나쁜 것을 먹지 않았다는 것이다. 굳이 흠을 잡자면 아이스커피 정도였다. 그래서 나도 매우 의아했다.

환자분이 7월 1일에 와서 '사무실 환경 때문인 것 같다'고 하였다. 무슨 말이냐고 물었더니 2013년에서 14년 되는 겨울에 남편의 사무실 인테리어 공사를 했다는 것이다. 그리고 추운 겨울이라 실내온도는 높은데 환기도 제대로 하지 못하는 상태에서 장시간 일을 봐주었다는 것이다. 그리고 작년 여름부터 피부에 문제가 생겼다고 한다.

인테리어 공사에 주로 쓰는 목재인 MDF합판이 문제가 많고, 벽지나 장판을 시공할 때 쓰는 접착제와 더불어서 그것들이 소위 '새집증후군'의 원인으로 지목된다는 것은 많이 들었다. 그리고 한의원을 개원할 때, 여름철에 실내온도가 올라가면 합판에 포함된 접착제 성분이 휘발하면서 눈이 따갑거나 가려웠던 기억이 있다.

그래도 저렇게 피부염을 일으키는지 나로서는 확신이 없었다. 일단 침과 약이 효과를 보이고 있어서 다행이었다.

오늘 와서 환자분이 '어제 제주본가에 다녀온 후 발진과 소양감이 심했다'고 말하였다. 확실하다는 것이다. 제주본가는 한의원 근처에 있는 생고기 집이다. 얼마 전에 나도 다녀와서 잘 안다. 그 집이 근래에 인테리어를 대폭적으로 바꿨다. 그래도 혹시나 고기를 드신 것이 아닌가 물었더니, 전혀 먹지 않고 채소만 먹었다는 것이다. 더운 날이고 물론 냉방을 했겠지만 가스버너를 쓰는 집이라 실내온도가 높았을 것이다.

원인을 규명했으므로 환자분도 나도 마음이 상쾌해졌다.

처방은 [Gas. VIoIoIV"oIXo / K'FP'Z]을 많이 사용했고 이 환자분에게는 이 처방이 제일 적합하다고 판단한다. 예전에 아토피성 피부염에 운용되던 처방형식이다.

◨ 알레르기성 비염

◨ 알레르기성 비염 ◨		
홍○○	여	1978년생

[1] 초진일 : 2015년 7월 18일(土)

[2] C/C : 체질감별, 알레르기성 비염

[3] P/H : 淸涕, 재채기, 소양감, 咽痛

BP 80/50(10:45)

체중 43kg (20세 이후 최고는 48kg / 최저는 42kg)

첫째 아이는 10살이고, 둘째 아이는 22개월이다. 둘째를 낳은 후에 몸이 아주 힘들다.

금년 4월부터 늘 복만감이 있고, 월경은 한꺼번에 쏟듯이 나오고 양이 많다.

척추측만증이 심하다.

10세 때 심실중격결손증 수술을 했다.

[4] 감별체질 : 수음체질(Ves.)

[5] 치료경과

회수	날짜	탕제	침 치료 처방
1	7. 18.	태음인 청심연자탕 2봉	Cho. IXoIoIII'oIIoIVo rt.
2	7. 21.	쌍금탕 2봉	Ves. VIIoIXoIII"oXoIIo rt.
3	7. 22.	소음인 십이미관중탕 4봉	Ves. VIIoIXoIII"oXoIIo rt.

[6] 경과

환자분은 첫날 혼자 왔다. 우리 조합의 이사장님 내외분이 다니는 교회에 다닌다고 했다. 교회 사람들이 전부터 가보라고 계속 권유했는데 미루고 미루다가 오게 되었다는 것이다.

처음 내원한 토요일에 침을 맞고 1시간 정도 지난 후에 코의 상태가 아주 좋아졌다고 했다. 근래에 코가 그렇게 상쾌한 적이 없었다고, 21일에 아이들 둘을 모두 데리고 진료실에 들어와서 흥분하면서 말했다.

그런데 두 번째 보니 목음체질이 영 아닌 것 같아서 맥진에 집중했다. 초진 반응이 너무 좋았지만 그렇다고 환자의 기분에 휘둘리면 안 된다. 수음체질 알레르기성 비염 처방으로 바꾸었다.

환자분은 약간 들떠서 얘기하는 경향이고 그것이 푼수기가 있는 것처럼 느껴졌다. 나는 푼수기는 木氣라고 생각한다. 세 번째 왔는데 이제 수음체질 맥이 확연하게 나온다. 섭생표를 주고 음식 주의를 강조하며 일러주었다. 마침 냉장고에 十二味寬中湯이 네 봉 있어서 그것을 주었다. 그리고 사진을 찍었다.

[7] 고찰

첫째 날 시술한 목음체질 알레르기성 비염 처방의 내용은 아래와 같다.

IXt	VII'7 IX'7 p III'3 IX'3 c	金(+) 火(−)
Is	VII'7 I'7 p III'3 I'3 c	金(+) 火(−)
III'		
IIs	VIII'8 II'8 p IV'4 II'4 c	金(+) 火(−)
IVs	X'10 IV'10 p II'2 IV'2 c	水(+) 木(−)

비록 水(+)가 되는 부분도 있지만 火(−)와 木(−)이 더불어 전반적으로 金(+)가 되는 결과가 되어 수음체질에게도 좋은 반응으로 나타나게 되었던 것이다. 만약 수음체질이 아니라 수양체질이라면 이 처방으로 좋은 반응을 보이지는 않았을 것이다.

▣ 완관절통

▣ 완관절통 ▣		
강○○	여	1971년생

[1] 초진일 :　2015년 7월 23일(木)

[2] C/C :　왼쪽 손목 관절 안쪽이 아픔

[3] P/H :　골프 연습을 하고 있다. 어제부터 통증이 있다.

[4] 감별체질 : 목양체질(Hep.)

[5] 치료경과

회수	날짜	치료 및 경과	
1	7. 23.	핫팩, SSP, 간구	IoVIa. rt.
2	7. 24.	핫팩, SSP, 간구	IoVIa. rt.

[6] 경과 및 고찰

　　초진에서 골프 연습을 한다고 해서 연습을 1주일 쉬고 다섯 번 치료하자고 하였다. 오늘 두 번째로 왔는데 매우 좋아졌다고 했다. 그래서 한 번만 더 오고 연습은 처음 지시처럼 1주일을 쉬라고 했다.

　　간단한 증상은 간단한 처방으로 된다. 사실 이런 경우는 病이라기보다는 外傷이라고 보는 것이 적합할 것이다. 손목의 연부조직이 충격을 받은 것이다.

　　물리치료를 한 것은 치료가 너무 간단해서 아쉽기도 하고, 치료실 근무자에게도 일이 필요하기 때문이다.

◼ 아토피성 피부염

◼ 아토피성 피부염 ◼		
이○○	여	1979년생

[1] 초진일 :　2015년 7월 27일(月)

[2] C/C :　체질감별 / 아토피성 피부염

[3] P/H :　20대 초반에 처음 발생했고, 2년 전에 다시 심해졌다.
　　　　　얼굴, 목, 肘窩, 손과 발에 심하다.
　　　　　심한 상태로는 네 번째 발생한 것이다. 주로 여름에 심했다.
　　　　　근래에 시흥 ○ㅅ한의원에서 침 치료를 받았다.
　　　　　알레르기성 비염도 있다. 자연유산 경험이 두 번 있다.

[4] 감별체질 :　금양체질 〉 토음체질(Gas.)

[5] 치료경과

회수	날짜	치료 및 경과	
1	7. 27.		Gas. VoIXo×3 + VoIII"a.
2	7. 28.	BP 100/70 (11:17)	Pul. VIoIIoIV"oVoVIIo rt.
3	8. 4.	금양체질 섭생표와 식단을 줌. 獼猴熟山湯　1개월분	Pul. VIoIIoIV"oVoVIIo rt.
4	8. 5.	발등에 진물이 난다. 식이체크표 줌.	Pul. VIoIIoIV"oVoVIIo rt.
5	8. 6.		Pul. VIoIIoIV"oVoVIIo rt.
6	8. 7.		Gas. VIoIoIV"oIXo lt.

회수	날짜	치료 및 경과	
7	8. 8.	아침에 惡心	Gas. VIoIoIV"oIXo lt. + VqI,
8	8. 10.	項背痛. 발등은 호전됨.	Gas. VIoIoIV"oIXo lt. + VqI,
9	8. 11.	대변이 불편함.	Gas. VIoIoIV"oIXo lt. + VqIqIII", rt.
10	8. 12.	肘窩, 발등 호전됨	Gas. VIoIoIV"oIXo lt. + VqIqIII", rt.
11	8. 13.	사진 촬영	Gas. VoIoIII"oXoIIo lt. + VIoIoIV"oIXo rt.
12	8. 14.		Gas. VoIoIII"oXoIIo lt. + VIoIoIV"oIXo rt.
13	8. 17.	어깨가 계속 무겁고 아프다. 몸이 계속 무겁다.	Gas. VoIoIII"oXoIIo lt. + VIoIoIV"oIXo rt.
14	8. 18.	항배통. 대변 불편함.	Pul. IIoVoIV"oVIoVIIo rt. + IXoVIIoIII". lt.
15	8. 19.	아침에 일어나면 어깨가 무겁고 처진다.	Pul. IIoVoIV"oVIoVIIo rt. + IoVIoIII". lt.
16	8. 20.		Pul. IIoVIoIV"oVoVIIo rt. + IXoVIIoIII"oVIIIo lt.
17	8. 21.	어제 점심에 샌드위치 먹고 배가 불편하다.	Pul. IIoVIoIV"oVoVIIo rt. + IqV, lt.
18	8. 24.	콧물이 난다. 목(頸椎) 치료	Pul. IoVIIoIII"oVIo rt. + IqVIIIa, lt.
19	8. 25.	어깨가 무겁다. 아침에 입천장이 근질근질하다.	Pul. IoVIIoIII"oVIIIo rt. + IoVIoIII". lt.
20	8. 26.	콧물이 나오고 배가 편치 않다. 소화가 안 된다. 사진 촬영	Pul. VIoIIoIV"oVoVIIo rt. + IXoVIIoIII"oVIIIo lt.
21	8. 27.	입천장과 눈이 약간 간지럽다.	Pul. VIoIIoIV"oVoVIIo rt. + IXoVIIoIII"oVIIIo lt.
22	8. 28.	콧물과 재채기가 심하다. 소화가 안 되고 복부 불쾌함.	Pul. IqVqIII", ×2 rt. + IqVIc, lt.

회수	날짜		치료 및 경과
23	8. 31.		Pul. IIoVIoIV"oVoVIIo rt. + IqVqIII", lt.
24	9. 1.		Pul. IIoVIoIV"oVoVIIo rt. + IqVa, lt.
25	9. 2.	獼猴熟山湯 1개월분	Gas. VIoIIoIV"oVIIoIo lt. + VqIqIII", rt.
26	9. 4.		Gas. VIoIIoIV"oVIIoIo lt. + VqIqIII", rt.
27	9. 8.	목안이 화끈거리는 느낌이 있었다. 재채기와 콧물은 아직도 있다.	Gas. VIoIoIV"oIXo lt. + VIIIoXoIV"oIo rt.
28	9. 10.	콧물 약간 변화가 있고, 起床 시에 요통이 있다.	Gas. VIoIoIV"oIXo lt. + VIIIoXoIV"oIo rt.
29	9. 15.	콧물은 약간 호전됨. 대변이 시원하지 않다. 사진 촬영	Gas. VIoIoIV"oIXo lt. + VIIIoXoIV"oIo rt.
30	9. 17.		Gas. VIoIIoIV"oVIIoIo lt. + VIIIoXoIV"oIo rt.
31	9. 21.		Gas. VIoIIoIV"oVIIoIo lt. + VIIIoXoIV"oIo rt.
32	9. 25.	어제 콧물 심했다.	Gas. VIoIIoIV"oVIIoIo lt. + VIIIoXoIV"oIo rt.
33	10. 2.	허리 불편하다. 사진 촬영	Gas. VIoIoIV"oIXo lt. + VIIoIXoIII"oXo rt.
34	10. 6.	加味六味地黃湯 1개월분	

[6] 고찰

왼쪽 요골동맥이 있는 부위가 약간 기형적인 형태라서 왼쪽 맥을 통해서 금양체질과 토음체질을 구별하기가 매우 어려운 상태이다. 금양체질이거나 토음체질일텐데 아직도 어떤 체질로 확정할 것인지 애매하다.

33회 치료하는 동안 토음체질로 18회, 금양체질로 15회 치료하였다.

비염도 알레르기성이라면 피부염 처방으로 비염이 함께 개선되어야 하는데 비염에 대한 반응은 명쾌하지 않았다.

[7] 사진촬영

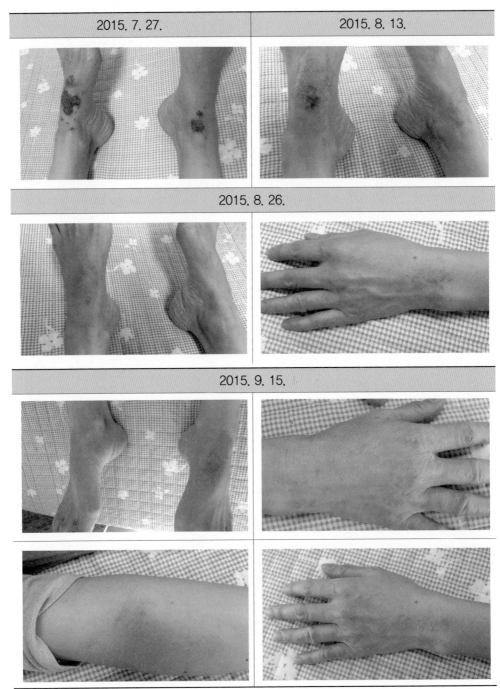

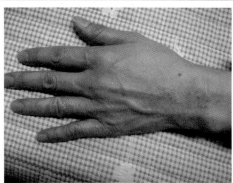

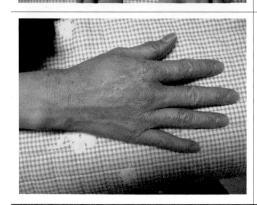

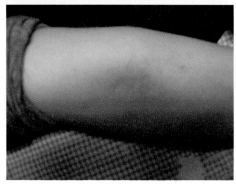

▣ 알레르기성 비염

▣ 알레르기성 비염 ▣		
심○○	여	1971년생

[1] 초진일 :   2015년 8월 17일(月)

[2] C/C :   체질감별 / 콧물, 재채기, 기침

[3] P/H :   근래에 알레르기성 비염이 심하다. 後鼻漏 때문에 기침이 많이 난다.
평소 알레르기성 비염 증상이 올 때는 일정한 순서가 있다. 어깨부분이 먼저 아프고, 식도염 증상이 생기다가 콧물이 많아져서 재채기가 나고, 기침을 심하게 하게 된다.
월경이 불순해서 2~3개월에 한번 한다.
후비루 때문에 양약을 복용 중이다.
오이, 수박, 호박, 참외, 땅콩, 아몬드에 알레르기가 있다.

[4] 감별체질 : 수양체질(Ren.)

[5] 치료경과

회수	날짜	치료 및 경과	
1	8. 17.		Pan. IVoXoIV'oIIIoVo rt.
2	8. 18.	지난밤에 잠을 잘 잤다. 첫날 음식주의를 보류함.	Pan. IVoXoIV'oIIIoVo rt. + IXqIII, lt.
3	8. 21.	섭생표를 다음에 주기로 함	Ves. VIIoIXoIII"oXoIIo rt. + VqXa, lt.

회수	날짜	치료 및 경과	
4	8. 27.	냉모밀을 먹고 콧물이 심했다. 25일부터 월경을 한다. 수음체질 섭생표 줌. 少陰人 加味補中養胃湯[3] 1제.	Ves. VIIoIXoIII"oXoIIo rt. + VqXa, lt.
5	9. 3.	약을 먹고부터 하루 두 번씩 설사를 했다. 약 맛이 매운데, 원래 매운 것을 먹으면 설사를 잘 한다. 후비루가 심해졌는데 뱉으면 누렇다. 목이 매우 아프다.	Ves. VIIoIIoIII"oXo rt.
6	9. 8.	후비루는 3일 침 후에 호전되는 듯하다가 또 그래서 양약을 먹었다. 한약 복용 중지 시킴. 雙敗湯[4] 6봉 줌.	Col. IXoIoIII'oIIoIVo lt.
7	9. 9.	아침에 약간 호전되었고, 약 먹기가 괜찮다.	Col. IXoIoIII'oIIoIVo lt.
8	9. 10.	코가 막힌다. 雙敗湯 6봉	Col. VIIIoIVoIV'oIXoIIo lt.
9	9. 11.	어제 침 맞고 힘들었다. 부부관계 후에 8일부터 부정출혈이 있다.	Ren. XoIVoIV'oVIIoVo rt. + IXq, lt.
10	9. 15.	아침에 조금 힘들다. 출혈은 멎었다. 雙敗湯 6봉 치료 끝나고 돌아가다가 다시 옴. 가슴이 답답하고 기침이 연속으로 나온다. 전에도 이러면 아주 오래도록 애를 먹곤 했다.	Ren. XoIVoIV'oIIIoVo rt. + IXqVIa, lt. Ren. IXqVa, ×2 rt. IXqIVa, lt.
11	9. 17.	증상이 좋아졌다. 15일 나중에 맞은 침이 좋았다. 기침이 바로 멎었다. 콧물이 줄었다. 수양체질 섭생표 줌. 소음인 芎歸香蘇散 1제	Ren. IVoXoIV'oIIIoVo rt.
12	9. 22.	이제 콧물은 안 나온다. 후비루가 약간 있으나 기침을 많이 하지는 않는다.	Ren. IVoXoIV'oIIIoVo rt.

---

3 補中益氣湯과 香砂養胃湯을 합방한 처방인데, 여기에 丁香과 川椒를 少量 가미했다.
4 후세방 雙和湯 合 荊防敗毒散

[6] 고찰 및 반성

환자분은 까칠한 면이 별로 없고 쾌활하고 긍정적인 사람이었다. 그래서 초진에서 헷갈렸다. 키는 작고 약간 통통한 편이다.

初診에서 중대한 실수가 두 가지 있다. 오이와 참외에 대한 알레르기 호소를 듣고서도 토양체질로 치료한 것이고, 그렇게 자침한 반응에 대한 관찰에서 초진 당일의 睡眠 반응[5]을 외면한 것이다. 그래서 영 엉뚱한 방향으로 진행해 버리고 말았다.

8월 27일에 왔을 때 콧물이 심해졌다고 해서 무엇을 먹었느냐고 물었더니 냉모밀을 먹었다고 했다. 그래서 수음체질이라는 생각으로 기울었다. 그리고 월경이 불순한데 수음체질 치료 후에 월경을 했다고 해서 판단이 더 굳어졌다.

초진과 재진 때 토양체질로 치료했는데, 첫 날 잠을 잘 잤다고 했다. 이 기록을 나중에 잘 살폈어야 한다. 그러나 9월 3일에 내원하였을 때의 주 호소가 설사였으므로 어떤 약물이 잘못 처방되었는지에 대한 생각만 했던 것이다. 그래서 '수음체질이라 당귀가 잘 받지 않는가보다'고 단순하게 보았다.

처음에 섭생표를 준 8월 27일에 사진을 찍었고, 수음체질이라고 하면서 환자분의 사진을 카페에 올렸는데, 박민학 원장이 '어깨가 솟은 것 같다'고 한 지적도 결국은 무시해버린 것이다.

9월 8일에 내원했을 때 한약 복용을 중지시키고 다른 약으로 주겠다고 말했다. 당일부터 치료비를 받지 않고 치료하겠다고 하였다. 그리고 '오늘 처음 만났다고 생각하고 치료하겠다'고 하였다.

초진이라고 생각하고 8월 17일 초진에서 말한 알레르기에 대해서 자세하게 문진하였다.

오이 팩을 하면 두드러기가 나고, 수박을 먹으면 입술이 부르튼다. 땅콩과 아몬드를 오래 먹으면 기침이 나온다고 하였다.

'요즘 겉멋이 들었나?'싶다. 이 환자분을 다시 보면서 반성을 많이 했고 집중력을 잃지 말아야겠다고 새롭게 다짐을 했다.

---

5 '지난밤에 잠을 잘 잤다.'

아홉 번째 만난 날인 9월 11일에 수양체질이 확실해 보였다. 마침 부정출혈이 있다고 해서 과감하게 지혈방을 썼다. 15일 첫 치료 후에 기침이 심해진 것은 兼方으로 쓴 활력방 때문이라고 짐작했다. 그래서 체질을 변경하지 않고 다시 기관지염 처방으로 시술했고 기침이 진정되었다.

9월 22일에 내원하였을 때는 진료비를 수납하였다.

▣ 안면신경마비

▣ 안면신경마비 ▣		
김○○	여	1956년생

[1] 초진일 : 2015년 8월 29일(土)

[2] C/C : 왼쪽 안면신경마비

[3] P/H : 8월 24일 아침에 인지하였다. 양방 신경과를 거쳐서 ㄷㅅㅇ한방병원에 가서 네 번 치료를 받았다.

왼쪽 귀 뒤에 통증은 없었다.

현재 복용 중인 약은 없다.

한 달 전에 아이가 다쳐서 신경을 많이 썼다.

오른쪽 맥이 反關脈이다.

[4] 감별체질 : 목양체질(Hep.)

[5] 치료경과

회수	날짜	치료 및 경과	
1	8. 29.	태음인 淸心蓮子湯 5봉	IoVIoIII".×3 rt. +IoVIIoIII". lt.
2	9. 1.	귀 뒤가 아팠다. 뺨이 뻐근하다. 목양체질 섭생표 줌. 태음인 淸肺瀉肝湯 30일분	IoVIoIII".×3 rt. +IoVIIoIII". lt.
3	9. 4.	이마 움직임. 上眼瞼 움직임. 귀 뒤 안 아픔.	IoVIIoIII".×3 rt. +IoVIoIII". lt.

회수	날짜	치료 및 경과	
4	9. 8.	下眼瞼 약간 움직임. 鼻翼 움직임.	IoVIIoIII".×3 rt. +IoVIoIII". lt.
5	9. 12.	입 근육은 거의 회복됨. 좌측 비익이 올라가는 정도는 7/10 바나나를 먹고 5~6회 설사함. 75점 정도 회복됨. 사진촬영.	IoVIIoIII". rt. + IqVc,×2 lt.
6	9. 15.	80점 정도 회복됨.	IoVIIoIII".×3 rt.
7	9. 19.	휘파람 조금 됨. 90점	IoVIIoIII".×3 rt.
8	9. 22.	휘파람이 들이마실 때는 되는데 내쉴 때는 안 됨. 95점	IoVIIoIII".×3 rt.
9	10. 2.	휘파람이 되다가 안 되다가 한다. 윗입술이 약간 덜 회복되었다. 사진촬영.	IoVIIoIII"oVIo rt. + IqVIIIa, lt.

[6] 고찰 및 처방해설

수원에서 오시는 환자분이 소개하여 내원하였다.

둘째 날에 청폐사간탕과 함께 목양체질 섭생표를 드렸는데 평소에 고기만 먹으면 두드러기가 생겨서 육고기를 안 먹는다는 것이다. 이 부분은 계속 반응을 살피고 관찰해보아야 할 것 같다. 청폐사간탕을 처방한 이유는 피부 상태가 좋지 않았기 때문이다.

세 번째 내원에서 반응이 있어서 '이아우'와 '힘 있게 눈 뜨고 감기', 그리고 빨대를 물고 '뺨 부풀리기'를 하라고 일러 주었다. 마비가 풀리기 시작했으므로 침 치료의 主處方을 변경하였다.

네 번째 내원한 9월 8일은 발병 후 15일이 경과한 날이다. 그날은 下眼瞼과 鼻翼도 움직이게 되어 휘파람 연습을 열심히 하라고 하였다.

다섯 번째 내원하여 말하기를 설사를 했다는 것이다. 청폐사간탕에 들어간 大黃 때문인가 하였는데, 자세히 물어보니 찬 우유에 바나나를 갈아서 먹었다는 것이다. 치료 점수로는 75점 정도가 되었으므로 大腸을 달래는 의미로 부계염증방을 겸방으로 하였다.

9월 22일은 발병 후 29일 경과이다. 치료 성적은 95점 정도 되므로 후유증은 남지 않을 거라고 하며 안심시켜 주었다.

추석 연휴가 지나서 10월 2일에 내원하였는데 휘파람이 되다가 안 되다가 한다고 한다. 그래서 보니 윗입술이 조금 덜 회복되었다. 휘파람 연습을 열심히 하고 입술 주위로 반시계방향으로 윗입술을 들어올리듯이 마사지를 하라고 일러주었다.

▣ 입덧

▣ 입덧 ▣		
정○○	여	1982년생(34세)

[1] 초진일 : 2015년 9월 11일(金)

[2] C/C : 惡心, 嘔吐

[3] P/H : 임신 8주이다. 3주전부터 입덧이 시작되었다.
3kg이 빠졌다.

[4] 감별체질 : 금양체질(Pul.)

[5] 치료경과

회수	날짜	치료 및 경과	
1	9. 11.	미후숙산탕 6봉	IqV,×2 rt. + IqIII"a, lt.
2	9. 12.	어제보다 약간 힘이 나고 울렁거림이 약간 호전됨. 그런데 마(山藥) 간 것을 먹고 토했다.	IqV,×2 rt. + IqIII"a, lt.
3	9. 14.	좋아졌다. 편하다. 미후숙산탕 4봉	IqV,×2 rt. + IqIII"a, lt.
4	9. 16.	울렁거림이 4/10 정도 남았다. 식당 냄새가 힘들다. 미후숙산탕 4봉	IqV,×2 rt. + IqIII"a, lt.
5	9. 18.	속은 편하다. 냄새가 문제다. 미후숙산탕 6봉	IqV, rt. + IqIII"a, lt.

[6] 고찰

이 환자는 2012년 8월 3일에 최초로 내원하였고, 그동안 頸椎痛, 몸살, 食滯, 發疹 등의 증상으로 32회 치료하였다.

2015년 5월 16일에 결혼하였고 임신을 하였다.

마른 체형이고 키가 크다.

입덧이 심해서 친정에 와 있는데 부모님이 식당을 한다. 그래서 모친의 몸에 밴 식당 냄새를 참기가 힘들다고 한다.

初姙으로는 다소 늦은 나이라서 여러 모로 조심스러운 시기이다.

▣ 야뇨증

▣ 야뇨증 ▣		
박○○	남	2007년생(9세)

[1] 초진일 :   2015년 9월 30일(水)

[2] C/C :   야뇨

[3] P/H :   초등학교 2학년이다. 주 3회는 밤에 오줌을 싼다고 한다.
비만인데 저녁에 줄넘기를 하고 물을 많이 마셨다고 한다.

[4] 감별체질 : 목양체질(Hep.)

[5] 치료경과

회수	날짜	치료 및 경과	
1	12. 5.	훈련해 보았는데 별 변화가 없다.	IoVII. rt. + IoIII"a. lt.
2	23.	변화가 있다.	IoVII. rt. + IoIII"a. lt.
3	27.	23일 이후에 싸지 않았다. 밤에 소변 보기 위해 깨어난다.	IoVII. rt. + IoIII"a. lt.

[6] 고찰

저녁에 줄넘기를 하고 물을 많이 마셨다면 수분섭취를 제한하는 배뇨훈련⁶으로 효과가 있을 거라고 생각했다. 그리고 아이가 침 맞는 것을 두려워했다. 2주간 이

---

6   1. 저녁 식사할 때 수분 섭취 제한
    2. 저녁 식사 후 잠들기 전까지 수분 섭취 제한
    3. 잠들기 전에 반드시 배뇨

방법에 따라 시행해보라고 권고하였다.

12월 5일에 와서 별 변화가 없다고 하였다. 그리고 중요한 정보를 주었다. 밤에 각성이 안 된다는 것이다. 그래서 자율신경조절방으로 했다. 1월 27일에 와서 엄마가 '침을 맞고 밤에 소변이 차는 느낌이 들었고, 소변보기도 시원했다'고 아이가 말했다고 했다. 23일에 와서 그동안 변화가 있었다고 했고, 27일에 와서 4일 동안 싸지 않았다고 했다. 그리고 혼자 깨어난다는 것이다. 앞으로 3~4일 더 이상 싸지 않는다면 치료 받으러 올 필요가 없다고 했다.

▣ 안면신경마비

▣ 안면신경마비 ▣		
양○○	여	1969년생(46세)

[1] 초진일 : 2015년 10월 27일(火)

[2] C/C : 왼쪽 안면신경마비 증상

[3] P/H : 1) IX진료실 기록

어제부터 증상이 나타남. 어제부터 얼굴 붓기도 생김.

이마 주름잡기, 입 오무리기 불량, 우측 귀 뒤와 목 근육의 긴장(오늘 아침)

당뇨는 15년 정도 경과

2) II진료실 기록

일요일에 눈이 불편함을 인지하였다.

수학학원을 운영한다. 성품이 직설적이다. 기면 기고 아니면 아니다.

당화혈색소가 7.5 정도 나온다. 2개월에 한번 통원한다.(○○내과)

간수치가 높다. 70 정도라고 하는데 어떤 수치가 그런지 정확히 기억나지는 않는다. 평소 고기를 즐긴다.

[4] 감별체질 : 금양체질(Pul.)

[5] 치료경과

1) IX진료실 치료

회수	날짜	치료 및 경과	
1	10. 27.	시술 후 우측 목 뒤 긴장감 10 → 1.2	Cho. VIIoIVoIII'. lt. + IXoIoIII'. rt.

2) II진료실 치료

회수	날짜	치료 및 경과	
2	10. 28.	사진 촬영. 미후숙산탕 2봉	Pul. IoVIoIII".×3 rt. + IoVIIoIII". lt.
3	10. 29.	미후숙산탕 2봉	IoVIoIII".×3 rt. + IoVIIoIII". lt.
4	10. 30.	더 악화되지는 않음. 미후숙산탕 2봉	IoVIoIII".×3 rt. + IoVIIoIII". lt.
5	10. 31.	아랫입술 회복 조짐. 아래눈꺼풀 약간 움직임. 뺨은 움직이지 않음. 사진촬영. 빨대 운동법, 얼굴 근육 크게 움직이기 운동 지시. 금양체질 섭생표 줌. 獼猴熟山湯 1개월분	IoVIoIII".×3 rt. + IoVIIoIII". lt.
6	11. 2.	별무 변화임. 大椎 부위 硬結 심함. 학원 수업 하루 6시간임.	IoVIoIII".×3 rt. + IoVIIoIII". lt.
7	11. 3.	별무 변화임. 경추 교정.	IoVIoIII".×3 rt. + IoVIIoIII". lt.
8	11. 4.	조금씩 힘이 들어감.	IoVIoIII".×3 rt. + IoVIIoIII". lt.
9	11. 5.	어제보다는 진전이 있음.	IoVIoIII".×3 rt. + IoVIIoIII". lt.
10	11. 6.	鼻翼 약간 움직이는 느낌.	IoVIoIII".×3 rt. + IoVIIoIII". lt.
11	11. 7.	왼쪽 콧등에 주름이 잡힘.	IoVIIoIII".×3 rt. + IoVIoIII". lt.
12	11. 9.	입 근육은 거의 회복됨. 80점 정도. 사진 촬영.	IoVIIoIII".×3 rt. + IoVIoIII". lt.
13	11. 10.	조금 더 진전됨 82점	IoVIIoIII". rt. + IoVIoIII". lt.

회수	날짜	치료 및 경과	
14	11. 11.	코주름 70% 회복. 90점	IoVIIoIII".×3 rt. + IoVIoIII". lt.
15	11. 12.	사진 촬영.	IoVIIoIII".×3 rt.
16	11. 13.	입과 下眼瞼 모두 회복됨. 빰만 미회복. 95점	IoVIIoIII".×3 rt.
17	11. 14.	100점은 아니다.	IoVIIoIII".×3 rt.
18	11. 16.	어제 인천대공원을 돌아다녔다. 약간 피곤하다. 100점은 아니다. 사진 촬영	IoVIIoIII"oVIo rt.

[6] 고찰

환자분은 조합에서 가까운 ㅅㄹㅅㄹㅇ교회에 다니는 분이다. 같은 교회에 다니는 조합 사무국의 직원이 한의원 치료를 권고하여 내원했다고 한다. 처음 내원한 날 데스크에서 IX진료실로 배정하여 치료를 받았다.

근방에서 수학학원을 운영하고 있는데 소개한 조합 직원의 딸아이가 그 학원에 다니고 있다고 했다.

처음 맥진하였을 때 목음체질 맥처럼 느꼈다. 그런데 상체가 발달하였고 하체 쪽 으로는 가늘다는 느낌을 받았다.

대화를 해보니 의사표현이 명확하고 시원시원하다. 그래서 '직설적이냐'고 물었더 니 기면 기고 아니면 아닌 식으로 똑 부러지는 성격이라는 것이다. 학원에서도 학 생이 결석을 연속으로 하면 두 말 않고 자른다고 한다. 그래서 주위의 엄마들한테 나쁜 소문도 났지만, 열심히 하는 아이들은 확실하게 성적을 올려주기 때문에 15 년째 별다른 광고를 하지 않는데 학생들이 꾸준히 찾아온다는 것이다. 엄마들의 기분을 맞춰주는 발언을 하지 않아서 학원에 다니는 아이의 엄마들은 자신을 별 로 좋아하지 않는다고 했다. 대신 아이들은 자기를 잘 따른단다.

나쁜 짓 안 하고 열심히 살아왔다고 생각했는데 왜 얼굴이 이 모양이 되었는지 우 울하다고 하면서, 이번 발병이 자신의 삶을 돌아보는 계기가 되었다고 한다.

하루는 아주 날을 잡은 것처럼 자신의 과거부터 살아 온 이야기를 구구절절이 털어 놓았다. 7남매에 여섯째인데 자기보다 공부를 잘 하는 막내 때문에 부모로부터도

늘 잔소리를 들었고, 항상 열등감을 가지고 있었다고 한다. 여군에 입대하려고도 했었다. 자신은 남자 같고 경찰인 남편이 소심하고 오히려 좀 여성스럽다고 했다. 근래에 근방에 있는 은계지구 아파트 청약에서 떨어졌고, 다니는 교회에서 내년부터 고등부 교사를 맡으라고 해서 고민 중이었으며, 자신의 학원에 초등학교 때부터 다니는 중3 학생들이 졸업 후에 고등부를 만들어 달라고 정식으로 요청을 해서 이것도 심각하게 고민 중이라는 것이다.

이런 여러 고민 때문에 면역이 떨어진 것이 아닌가 스스로 발병 원인을 생각해 보았다고 한다. 자신은 대학을 나오기는 했지만 수학 전공이 아니라서 고등부 수학을 가르칠 자신이 없다는 것이다. 중학교 수학도 꽤 어려워서 계속 공부를 하면서 가르친다고 했다.

나는, 청약은 이미 지나간 일이고, 교회 고등부 교사는 내년이 아니라도 맡을 수 있는 일인데, '선생님이 가르치는 아이들은 내년에 떠나보내면 다시 만날 수 있을지 기약할 수 없으니 학원의 아이들을 선택하시라'고 조언하였다.

오늘(11월 9일) 내원해서 검사를 하니 많이 회복되었다. 처음에 20회 치료를 말했는데 아마 이런 회복 속도라면 이번 주까지만 치료하면 될 것도 같다. 그래서 미리 이 사례를 정리하였다.

11월 10일에 내원하였을 때, 안면신경마비를 치료한 후에 향후의 계획에 대하여 내 생각을 말하였다. 10월 28일에 와서 말한 '간수치가 높은' 것에 관해서였다. 간수치가 언제부터 높았느냐고 물었더니 10년도 넘었다는 것이다. 그리고 근래에 간 초음파 검사를 한 적이 없다고 했다. 마침 다음 주에 ○○내과에 갈 예정이라고 해서, 그럼 미리 예약을 해서 초음파 검사를 받는 것이 좋겠다고 권고하였다. 금양체질이고 현재 환자 분의 피부상태가 거칠고 또 그간 육류를 즐겼다고 하니 肝이 많이 염려된다.

11월 16일 오전에 상복부초음파 검사와 혈액검사, 그리고 위내시경 검사까지 마치고 오후에 내원하였다. 지방간이 심하다고 한다. 혈액검사 결과는 수요일(11/18)에 나온다고 한다.

오늘 얼굴의 상태는 100점이라고는 할 수 없는 상태이나 안면신경마비에 대한 치료는 18회로 종료하고 다음부터는 간 치료를 하기로 했다.

[7] 처방해설

11월 6일 치료까지는 바이러스에 치중하였고, 콧등에 주름이 잡히기 시작한 11월 7일부터는 신경회복에 치중하는 의미로 관절염증방을 主方으로 바꾸었다. 바이러스방을 兼方으로 쓰지 않고 관절염증방만 단독으로 쓴다고 해도 괜찮을 것이다. 예전에는 안면신경마비에 관절염증방[KZP] 만으로 치료하던 시절도 있었기 때문이다.

▣ 飮食無味

▣ 飮食無味 ▣		
박○○	남	1965년생(51세)

[1] 초진일 : 2015년 10월 30일(金)

[2] C/C : 체질감별

[3] P/H : 밥맛이 없다. 불면증이 있다.

몸이 늘 춥다. 찬물을 마시지 못한다.

특히 라면, 빵, 찬 것을 먹으면 위장이 멈추는 것 같은 기분이 들어서 먹지 않는다. 월 1회 정도 그렇다.

예민한 음식은 라면, 빵, 바나나, 초콜릿, 오징어, 감(柿)이다.

인삼, 홍삼, 영지가 들어간 드링크제를 마시면 머리가 어지럽고 토한다.

육류나 생선은 편하다.

평소 대변은 묽은 경향이고, 잠은 11시부터 7시까지 잔다.

혈압 : 120/80(11:17) 체중 : 52kg

[4] 감별체질 : 수음체질(Ves.)

[5] 치료경과

회수	날짜	치료 및 경과	
1	10. 30.	소음인 補中養胃湯 2봉	Ren. IXqIIIqIII′, rt. + IXqVIqIII′, lt.
2	11. 2.	평소 대변은 묽은 편임. 補中養胃湯 2봉	Ves. VqIqIII″, lt. + VqXqIII″, rt.

회수	날짜	치료 및 경과	
3	11. 3.	수음체질 섭생표 줌. 十二味寬中湯 1개월분	Ves. VqIqIII", lt. + VqXqIII", rt.

[6] 고찰

초진에서 알게 된 정보로 보면 당연히 수음체질을 먼저 생각해야 한다. 그런데 '생선이 편하다'고 해서 수양체질로 먼저 접근했다. 그리고 환자분의 태도가 약간 까탈스러웠다.

환자분은 인삼이나 홍삼, 그리고 영지 같은 성분이 들어간 드링크제를 마시면 어지럽고 토한다고 했다. 그래서 스스로 인삼이 자신에게 맞지 않는다는 인식을 갖게 된 것이다. 처음에는 그냥 단순하게 자신은 '인삼이나 홍삼이 맞지 않는다'고 말했던 것이다. 이상해서 자세히 물었더니 그런 성분이 들어간 '드링크제'였던 것인데 이런 반응은 아마도 카페인과 연관된 것 같다.

▣ 허리근육무력

▣ 허리근육무력 ▣		
김○○	여	1964년생(52세)

[1] 초진일 : 2015년 11월 4일(水)

[2] C/C : 몸을 일으킬 수 없다.

[3] P/H : 2층 중국집에서 점심에 짜장면과 탕수육을 먹고, 일어나다가 허리에 힘이 들어가지 않아서 주저앉았다. 함께 교회에 다니는 지인 두 명이 부축하고 서 왔다. 허리 왼쪽으로 힘이 들어가지 않는다. 누운 상태에서 왼 다리를 완전히 펴기가 힘들다.
2010년 11월에 왼쪽 중이염 수술을 받았다.

[4] 감별체질 : 금음체질(Col.)

[5] 치료경과

회수	날짜	치료 및 경과	
1	11. 4.	침을 놓은 후에, 누운 상태로 좌우로 몸을 비틀게 하고 왼 다리를 펼 수 있는 부분까지 폈다가 접었다 하는 것을 세 번 반복하였다. 그런 후에 혼자 일어나 앉아보게 하였고, 혼자서 설 수 있게 되었다. 그리고 혼자 걸어서 갔다.	VIIoIIoIII'.×3 rt.
2	11. 5.	서는데 이상은 없고 허리가 조금 아프다.	VIIoIIoIII'.×3 rt.

[6] 고찰

이 환자는 2012년 9월에 처음 만났고, 그때는 체질침 치료를 하지 않았다. 그리고 2015년 2월 17일에 뒷목이 뻣뻣하다고 하여 금양체질로 1회 치료하였다.

이런 증상은 금음체질에게 잘 나타난다. 이번에 내원하였을 때, 근래에 육류나 밀가루 음식을 과하게 먹었느냐고 물어보았으나 그리 특별한 것은 없다고 한다. 어제 먹은 짜장면과 탕수육이 바로 영향을 준 것인지 아니면 누적된 다른 요소가 있었던 건지 지금으로서는 확실하지 않다.

가족이 모두 내원한 적이 있는데 남편은(53세) 토양체질, 큰딸은(26세) 금음체질, 작은딸은(24세) 금양체질로 보았다. [7]

---

[7] 이런 증상은 3단 활력응용방이 즉효를 보인다. 그런데 예전에는 처방의 개념대로 효과가 나는 것이 그저 당연하다고 여겨서 임상사례를 정리하지 않았었다.

▣ 팔꿈치주위 통증

▣ 팔꿈치주위 통증 ▣		
심○○	여	1949년생(66세)

[1] 초진일 :   2015년 11월 4일(水)

[2] C/C :   왼쪽 팔꿈치 주위로 아프다. 윗 팔뚝도 아프다.

[3] P/H :   두 달 전에 1주일간 밤(栗)을 깠다. 그런 후에 증상이 생겼다. 정형외과에
가서 물리치료를 받아도 변화가 없고, 약을 복용하니 속이 불편하다.
지인이 한의원 치료를 받아보라고 해서 내원했다.

[4] 감별체질 : 토음체질(Gas.)

[5] 치료경과

회수	날짜	치료 및 경과	
1	11. 4.		VIIoIXoIII"oIIo rt.
2	11. 5.	어제보다 많이 좋아졌다고 한다.	VIIoIXoIII"oIIo rt.

[6] 고찰

이런 환자를 만날 때마다 양방의사들이 환자를 얼마나 건성으로 보는가를 실감하
게 된다. 전반적으로 환자수가 많아서 그렇겠지만 기본적으로 환자를 보는 태도
가 너무 국소적이다. 물론 많이 사용했으니 팔꿈치 주위 힘줄에 염증은 있을 것이
다.

증상을 들은 후에 왼손잡이냐고 여쭸더니 그렇다고 한다. 그리고 앉아 있는 환자

의 뒤로 가서 경추를 촉진했다. 협척 부위로 경결이 있었고 왼쪽에 압통이 심했다. 전동베드에 눕히고 경추를 자세히 살펴보았다.

밤을 까느라고 고개를 한 자세로 장시간 숙이고 있었던 것이 원인이라고 설명해 주었더니 환자분이 금방 알아들었다. 뜨개질 많이 하는 사람들의 조건과 동일하다.

▣ 체질의 구분

▣ 체질의 구분 ▣		
문○○	여	1961년생(54세)

[1] 초진일 :   2015년 11월 6일(金)

[2] C/C :   체질감별, 음식이 당기지 않는다.

[3] P/H :   복용 중인 약이나 건강기능식품은 없다.

다리가 쑤셔서 잠을 못 이룰 때가 있다.

자주 어지럽고 토하고 기력이 없다. 꼼짝을 못할 때가 종종 있다.

매운 것을 먹으면 딸꾹질이 난다.

부평 도매시장에서 장사를 하는데 주 종목이 양파다.[8]

[4] 감별체질 : 토양체질(Pan.)

[5] 치료경과

회수	날짜		치료 및 경과
1	11. 6.	양격산화탕 2봉	Gas. VqIqIII", lt. + VqIIqIII", rt.
2	11. 10.	양격산화탕 2봉	Pan. IXqIIIqIII', rt. + IXqIVqIII', lt.
3	11. 13.		Pan. IXqIIIqIII', rt. + IXqIVqIII', lt.
4	11. 16.		Pan. IXqIIIqIII', rt. + IXqIVqIII', lt.

---

8   양파 감자 양배추 고구마 당근 무

[6] 고찰

이 분은 체질감별을 목적으로 아들과 함께 내원했다. 딸 둘이 먼저 와서 체질 감별을 받았다. 언니[28세]는 토양체질이고 동생[26세]은 토음체질이다. 특이한 점은 작은 딸이 알레르기 증상[9]이 심한데 집에서 고양이를 키우고 있다고 했다. 그 고양이를 4~5년 키웠는데 키우고 1년 후부터 증상이 생겼다는 것이다. 그래서 고양이를 제거[10]해야 한다고 권고했으나 아직 실행되지는 않은 것 같다. 다만 고양이를 만지지는 않고 있다고 한다.

작은 딸이 토음체질이고, 매운 것을 먹으면 딸꾹질을 한다고 하고 좌측맥이 긴가 민가해서 첫날 토음체질로 치료했다. 양격산화탕은 시험약이다.

11월 10일에 와서 첫날 침을 맞고 心下에 통증이 생겼다는 것이다. 그래서 토양체질로 동일한 처방형식으로 치료했다. 13일도 동일하게 치료했는데 두 번 모두 통증이 생기지는 않았고 속이 편해졌다고 하여, 16일에 토양체질 섭생표를 주었다. 양파와 감자를 늘 먹지는 않겠지만 자신의 체질과 맞지 않는 농산물을 거의 매일 장시간 다뤄야 하는 일이 나쁜 영향을 줄 것임은 당연하다. 이 분이 가진 불편한 증상들이 이 분의 직업과 밀접하게 연관되어 있다고 판단한다. 이런 정도로만 이야기를 했다.

첫 날 치료로 심하통이 생긴 것은 金(-)에 이유가 있었던 것 같다.

처방	구성	의미	처방	구성	의미
Vs	VII'7V'7c IX'9V'9p	金(-) 水(+)	Vs	VII'7V'7c IX'9V'9p	金(-) 水(+)
It	VII'7I'7c IX'9I'9p	金(-) 水(+)	IIt	VIII'8II'8c X'0II'0p	金(-) 水(+)
III"t	III"7c III"1p	金(-) 木(+)	III"t	III"7c III"1p	金(-) 木(+)

토양체질의 내장구조는 [土 〉火 〉木 〉金 〉水]인데 金(-)가 2强 장기인 心火를 촉발시켰다고 생각한다. 토양체질의 腑系病은 心(III)과 연관되어 있기 때문이다. 토양체질과 토음체질이 명확히 구분되는 두 체질이라는 증명도 되었다.

---

9 피부 소양감과 따가움, 목 안이 불편함.
10 잘 키워줄 다른 집으로 보내라고 했다.

▣ 경추통

▣ 경추통 ▣		
김○○	여	1964년생(51세)

[1] 초진일 : 2015년 11월 10일(火)

[2] C/C : 項背强, 回首不利, 後頭引痛 甚.

[3] P/H : 근래에 뒷목이 뻣뻣하며 많이 뭉쳤고 뒷머리로 당기듯이 아프다. 앞으로
숙이기가 불편하고 고개를 돌리는 것도 편치 않다.

베개는 낮고 푹신한 것을 쓴다.

5년 전에 자궁근종으로 자궁을 적출했다.

[4] 감별체질 : 목양체질(Hep.)

[5] 치료경과

회수	날짜	치료 및 경과	
1	11. 10.	10회 내원하라고 권고함.	목과 등 手技와 교정술. IXoVIIoIII"oVIo lt.
2	11. 13.	後頭引痛 소실.	IXoVIIoIII"oVIo lt.
3	11. 18.	불편한 증상은 없다.	IXoVIIoIII"oVIo lt. + IqVIIIa, rt.

[6] 고찰

초진에서 10회 내원하라고 했는데, 1회 치료 후에 증상과 통증이 상당히 개선되었고 3회 내원 때는 불편한 증상이 없다고 하였다. 그래도 大椎 주변으로 硬結이 심한 상태라 언제라도 다시 통증이 재발할 수 있어서 아프지 않고 불편한 점이 없더라도 열 번을 채우자고 권하였다.

■ 견비통

■ 견비통 ■		
김○○	남	1962년생(54세)

[1] 초진일 : 2015년 11월 13일(金)

[2] C/C : 왼쪽 어깨의 통증

[3] P/H : 그저께(11/11) 무거운 책장을 들었다. 왼쪽 어깨가 불편하긴 했지만 심하지는 않았는데 어제 사우나를 한 이후에 심해졌다. 욱신거리고 통증이 심하고 어깨를 올릴 수가 없다.
왼쪽 肩貞혈 부근이 부었고 熱感이 있고, 壓痛이 심하다.

[4] 감별체질 : 토양체질(Pan.)

[5] 치료경과

회수	날짜	치료 및 경과	
1	11. 13.	침 치료 후에, 집에 가서도 통증이 심하면 얼음찜을 할 것을 권고.	IXoIIIoIII'. rt. + IXoIVa. lt. 소양인 凉膈散火湯 4봉
2	11. 14.	호전됨. 거상 가능 2/3	IXoIIIoIII'. rt. + IXoIVa. lt.

[6] 고찰

11월 11일에 어깨 힘줄에 무리가 되어 염증이 생겼는데 사우나를 하는 바람에 熱을 더 촉발시켜서 炎症이 확대되었다고 판단한다.

* 지난 치료 기록

회수	날짜	치료 및 경과
		좌측 요통 / 추운 곳에서 족구를 했다.
1	'13. 11. 18.	Pan. IXoVoIII'. rt. + IXoVc. lt.
2	'13. 11. 20.	Pan. IXoVoIII'. rt. + IXoVc. lt.
		허리와 어깨의 통증
1	'14. 2. 26.	Pan. IXoVoIII'oIVo rt.
2	'14. 2. 27.	Pan. IXoVoIII'oIVo rt.

▣ 腹滿

▣ 腹滿 ▣		
김○○	남	1944년생(71세)

[1] 초진일 :   2015년 11월 25일(水)

[2] C/C :   체질감별 / 배가 답답함.

[3] P/H :   1년 전부터 소화가 잘되지 않고, 밤에 잠을 자다가 새벽녘에 깨면 배가 답
답하다. 거의 매일 그렇다. (배가 답답해져서 잠을 깨는 것 같기도 하다.)
고혈압 약(15년), 전립선비대증 약(10년) 복용 중이고, 통풍 병력도 있다.
고혈압은 가족력이 있다.
허리 디스크 수술을 네 번이나 받았다. 현재 핀이 박혀 있다.

[4] 감별체질 : 금음체질(Col.)

[5] 치료경과

회수	날짜	치료 및 경과	
1	11. 25.		VIIqIIIqIII', lt. + VIIqIVc, rt.
2	11. 27.	이틀간은 밤에 깨지 않았다. 비염으로 오래 고생했다.	VIIqIIIqIII', lt. + VIIqIVc, rt.
3	11. 28.	금음체질 섭생표 드림.	VIIqIIIqIII', lt. + VIIqIVc, rt.
4	11. 30.		VIIqIIIqIII', lt. + VIIqIVc, rt.

회수	날짜	치료 및 경과	
5	12. 4.	배가 편해졌다. 대변도 시원하게 나와서 무척 기분이 좋다. 허리 수술한 것과 비염으로 양약을 많이 먹었던 것이 소화기능을 나쁘게 만든 것 같다고 함.	VIIqIIIqIII', lt. + VIIqIVc, rt.

[6] 고찰

이 분은 현재 며느리(Pul.)가 피부묘기증으로 치료를 받고 있는 상태이다. 그러는 동안에 남편(Col.)을 데리고 와서 체질감별을 받았고, 그리고 시아버님을 모시고 온 것이다.

환자분은 사업을 했었는데 체중이 90kg 이상 나갔었고 체력도 스스로 왕성하다고 생각했었다고 한다. 10년 정도 어린 사람들과 어울려도 얼굴이나 체력이 그 사람들이 자기들 또래라고 생각할 정도였다는 것이다. 그런데 지금은 그 당시보다 20kg 정도 빠졌고 확실히 체력이 쇠약해졌고 갑자기 늙어버렸다는 것을 느낀다고 한다.

배가 불편한 것을 우선적으로 고치고 싶다고 하였고, 배가 좀 편해진 상태가 되니 첫날 얘기하지 못했다고 하면서 비염을 치료하고 싶다고 했다. 아울러 한약을 좀 드시고 싶다고 해서 12월 7일에 내원할 때 미후도식장탕 1개월분을 해 드릴 예정이다. 다음 과제는 비염이다.

이 분에게 사용된 처방은 금음체질이나 금양체질에게 大腸 불편 증상이 있을 때 통치방처럼 사용할 수 있는 처방이다.

▣ 순환부전

▣ 순환부전 ▣		
박○○	여	1967년생(49세)

[1] 초진일 : 2015년 12월 7일(月)

[2] C/C : 자꾸 붓는다.

[3] P/H : 몸이 전반적으로 붓는다. 양쪽 발목 밑으로 마치 돌덩이를 매단 것 같은
기분이다. 10년 전부터 그렇다.
옷 장사를 하기 때문에 늘 서 있어서 그런 것 같다.
심장과 관련하여 부천세종병원에서 약을 10년 가까이 복용하고 있다.
발의 느낌 때문에 깊게 자지 못하고 잠을 방해받고 있다.
舌質이 淡紅색이고, 대변은 정상적이다.
BP 100/70 (10:05)

[4] 감별체질 : 목양체질(Hep.)

[5] 치료경과

회수	날짜	치료 및 경과	
1	12. 7.		XqVIIIqIV"qVIq lt.
2	12. 9.	침을 맞은 왼쪽만 가벼웠다.	XqVIIIqIV"qVIq b (lt. 〉rt.)
3	12. 12.	발이 훨씬 가볍다.	XqVIIIqIV"qVIq b
4	12. 14.	잠이 많이 좋아졌다. 발에 붙었던 것이 떨어져나간 느낌이다.	XqVIIIqIV"qVIq b

회수	날짜	치료 및 경과
5	12. 16.	XqVIIIqIV"qVIq b
6	12. 18.	XqVIIIqIV"qVIq b
7	12. 21.	XqVIIIqIV"qVIq b

[6] 고찰

이분은 심장약을 복용 중이다. 환자분이 병명은 기억나지 않는다고 하고, 심장에 구멍이 뚫려서 피가 조금씩 샌다고 한다. 이 분이 초진에서 호소한 증상은 심장과 연관된 것이라고 판단했다. 그리고 문제는 순환부전이다. 발은 심장에서 가장 멀고 중력이 강하게 작용하고 있다. 그래서 붓고 무겁게 느끼고 있는 것이다. 거기다가 목양체질인데 혈압도 매우 낮다. 그리고 또 서서 일한다.

그래서 心臟性의 순환부전에 쓰는 고단방으로 접근했다. 체질침은 한쪽에만 시술한다고 한쪽에만 작용하는 것은 아니다. 그런데 환자분이 한쪽에만 시술되는 것에 서운해하였으므로 양쪽으로 시술하였다. 결과적으로 양쪽 시술이 더 적절했던 것 같다.

16일에 내원하여 작년에 왼쪽 눈에 녹내장이 있다는 진단을 받았다는 이야기를 추가로 하였다. 가벼운 상태라서 약은 복용하지 않고 안압을 조절하는 안약만 넣고 있다는 것이다.

예전에 보았던 임상례에 퇴행방[11]과 관련한 처방으로 녹내장을 치료한 케이스가 있었다. 그래서 처방을 변경하지 않고 동일한 처방으로 녹내장도 함께 치료해 보려고 한다.

---

11 DVP

▣ 頭痛

▣ 頭痛 ▣		
유○○	여	1956년생(60세)

[1] 초진일 :   2015년 12월 23일(水)

[2] C/C :   項强, 頭痛

[3] P/H :   1년 전부터 왼쪽 목 뒤에서 어깨 등 쪽으로 불편하다. 머리는 잠을 잘 때만 아프다. 잘 때 메모리폼 베개를 사용한다.
3년 전부터 갑상선기능저하증으로 약을 복용하고 있고, 고지혈증 약도 먹는다.

[4] 감별체질 : 목양체질(Hep.)

[5] 치료경과

회수	날짜	치료 및 경과	
1	12. 23.	다른 베개로 바꿀 것을 권고함. 濕附缸	IoVIIoIII"oVIo rt.
2	12. 24.	지난 밤에는 머리가 안 아팠다. 濕附缸	IoVIIoIII"oVIo rt.
3	12. 28.	다 나은 것 같다. 다음에 아프면 또 오겠다. 濕附缸	IoVIIoIII"oVIo rt.

[6] 고찰

이 환자는 경추디스크일 것이다. 1년간 머리가 아팠는데 잠을 잘 때만 아프다고 한 것으로 보아 수면자세나 베개의 문제가 크다고 생각했다. 그래서 어떤 베개를 쓰느냐고 물었더니 메모리폼 베개를 쓴다고 했다. 초진 내원 당일에 좀 딱딱한 느낌이 드는 것으로 베개를 바꿀 것을 권고했고, 다음 날 왔을 때 밤에 머리가 아프지 않았다고 했다.

세 번째 내원하여 '다 나은 것 같고 다음에 아프면 또 오겠다'고 하여 그러라고 하였다.

▣ 경추통

▣ 경추통 ▣		
김○○	여	1990년생(25세)

[1] 초진일 : 2015년 12월 31일(木)

[2] C/C : 일자목으로 뒷목에 무엇을 덧댄 듯 뻣뻣하고 아프다.

[3] P/H : 공무원시험 준비 중인데 의자에 오래 앉아 있으면 통증이 유발되고 평소
에도 목이 뻣뻣하고 부자연스럽다.

[4] 감별체질 : 수양체질(Ren.)

[5] 치료경과

회수	날짜	치료 및 경과	
1	12. 31.		IXoVoIII'. (b)
2	1. 4.	한결 부드러워졌다.	IXoVoIII'. (b)
3	1. 9.	통증이 거의 없다.	IXoVoIII'. (b)

[6] 고찰

목의 통증 외에 다른 연관 증상이 없어서 KZP + KZP로 치료해 보았다. 젊은 분
이라 그런지 반응이 좋다.

2016년

2016년 1월 9일에 임상8체질연구회(약칭 臨八研)을 창립했다.
2017년 12월 30일 현재 회원은 81명이다.

우리는 2016년 4월에 「척추성 질환에 대한 체질침 처방 운용법」
을 발표했다. 이것은 척추성의 통증에 체질침 4단방(혹은 5단방)
을 운용할 때, 통증의 위치와 양상을 경락순행과 연계시켜서 처방
을 구성하는 방식에 관한 것이다.

권도원 박사는 공식적으로 이런 방식의 체질침 처방 운용법을 말
한 적이 없다. 우리는 회원들의 임상사례를 통해서 이 방식을 검증
했고 공통적인 치료효과를 확인했다. 이것은 2016년 臨八研이 거
둔 가장 두드러진 성과라고 自評한다. 그리고 「의료인을 위한 체
질학교」 심화반 강의를 위해서 정리해 두었던 임상사례를 다듬어
서 『임상 8체질의학』 I과 II를 연이어 출간했다.

이 두 책에 실린 나의 임상사례를 추리고 또 지난 2년간 임상토론
방을 통해서 나누었던 사례를 추가해서 지금 이 『임상 8체질의학
III』을 엮었다.

개인적으로는 30번에 들어간 '감기보고서'의 의미가 크다. 이것은
'내 인생의 처방'이라고 할 수 있다. / 20171230

구분	초진일	질병/증상
1	1. 4.	부비동염
2	2. 11.	소화불량
3	2. 16.	현훈
4	2. 23.	물사마귀
5	3. 12.	부비동염
6	4. 9.	대변 출혈
7	4. 21.	치핵
8	4. 28.	대상포진
9	4. 29.	심하비
10	4. 30.	요통
11	5. 24.	치통
12	7. 2.	도한
13	7. 4.	여섯 체질을 돌다
14	7. 8.	쥐남
15	7. 25.	턱관절통
16	7. 29.	충동조절장애
17	9. 2.	현훈
18	9. 3.	통풍
19	9. 6.	대상포진 의심
20	9. 21.	어깨 근육통
21	9. 21.	소화불량
22	9. 28.	두중암
23	10. 1.	안면신경마비
24	10. 7.	만성위염 & 불안장애
25	10. 22.	임신성 당뇨
26	10. 27.	불면증
27	11. 28.	요통
28	12. 2.	코골이
29	12. 14.	요통
30	12. 21.	감기 보고서

◼ 副鼻洞炎

◼ 副鼻洞炎 ◼		
노○○	여	1967년생(48세)

[1] 초진일 : 2016년 1월 4일(月)

[2] C/C : 코막힘, 기침, 목이 잠김

[3] P/H : 1주일 전부터 몸살 감기로 편도선도 붓고 고생했다. 기침이 심하더니 목이 잠겼다. 코막힘이 심해서 K이비인후과에 갔더니 오른쪽 코 안에 물혹이 있고 부비동염이 심하다고 한다. 수술을 해야 한다는 것이다.
혈압강하제를 복용 중이고, 예전부터 천식이 있어서 종종 흡입기를 사용하고 있다.

[4] 감별체질 : 목양체질(Hep.)

[5] 치료경과

회수	날짜	치료 및 경과	
1	1. 4.	태음인 淸肺瀉肝湯 4봉	IXoVIoIII"oVIIIo lt.
2	1. 5.		IXoVIoIII"oVIIIo lt.
3	1. 6.	기침 하느라고 잠을 설쳤다. 淸肺瀉肝湯 8봉	IXoVIIoIII"oVIIIoVIo lt.
4	1. 7.	노란색 가래가 목 뒤로 많이 나왔다.	IXoVIIoIII"oVIIIoVIo lt.
5	1. 8.	목소리가 회복되었고 가래도 감소해서 잠이 편해졌다. 코도 뚫렸다.	IXoVIIoIII"oVIoVIIIo lt.
6	1. 9.	가래가 이제 노랗지 않다.	IXoVIIoIII"oVIo lt.

회수	날짜	치료 및 경과	
7	1. 11.	목소리가 돌아왔다. 이제 가래가 넘어오지는 않는데 상쾌하지는 않다. 숨 쉬는 것은 불편하지 않다. 밤에 한두 번 기침을 했다.	IXoVIIoIII"oVIo lt.
8	1. 12.	지난 밤에 아주 잘 잤다. 기침이 나기는 하지만 심하지는 않다. 80% 정도 회복된 거 같다. 태음인 鹿茸大補湯 16봉	IXoVIIoIII"oVIoIIo lt.

[6] 고찰

환자분은 우리 조합의 사무국장이다. 2011년 10월 24일에서 2015년 6월 12일 사이에 슬관절통, 알레르기성 피부염, 몸살, 우울감, 콧물 감기, 요둔통, 기침, 발목 염좌 등으로 65회 치료했다. 매번 치료 결과가 좋았다. 일찍 목양체질로 감별된 상태였다.

치료를 시작하면서 '病이 나으려면 膿이 배출되어야 하니, 며칠간은 노란색 가래가 많이 나오면서 기침이 더 심해지고 잠을 설칠 수도 있다'고 일러주었다.

1월 12일의 상황으로 보면 '수술을 하지 않았지만 코는 좋아졌다'고 판단되며 차후에 완전히 회복된 다음에 K이비인후과에 다시 가서 검사를 받도록 할 생각이다. 협동조합이라는 같은 울타리 안에 있으면서도 서로의 일에 바쁘다보니 이 분이 지닌 지병을 치료하자고 권고해 볼 여유가 없었다. 관심이 많지 않았다고 반성할 사항이다. 그래서 이번 기회에 천식을 중점적으로 치료해보자고 권하였다.

환자분이 지닌 천식을 고려하여 1월 6일에 DZPset로 바꾼 것이 더 효과적이었다고 판단한다. 이 set는 陽體質의 내장기능부전에 사용하는 set이기 때문이다. 그리고 부비동염이나 중이염, 녹내장, 전립선염, 골반염 등에 응용되기도 한다. 1월 12일의 처방은 喘息을 함께 치료하기 위해 전환한 것이다.

▣ 소화불량

▣ 소화불량 ▣		
이○○	여	1965년생(50세)

[1] 초진일 : 2016년 2월 11일(木)

[2] C/C : 心下痞, 酸痛, 惡心, 간혹 頭痛

[3] P/H : 설날에 떡국을 먹고 속이 답답해졌다.
역류성 식도염 약을 복용 중이다.

[4] 감별체질 : 토음체질(Gas.)

[5] 치료경과

회수	날짜	치료 및 경과	
1	2. 11.	IX진료실 / 수음체질맥	
2	2. 17.	양격산화탕 2봉	Gas. VqIqIII'', lt. + VqIIqIII'', rt.
3	2. 18.	IX진료실	중완 상완 수분 천추 족삼리 음릉천
4	2. 22.	속은 편하다. 左項背强	Gas. VIIoIXoIII''oIIo rt. + VqXa, lt.
5	2. 23.		Gas. VIIoIXoIII''oIIo b

[6] 고찰

첫 날 초진을 본 IX진료실의 기록은 아래와 같다. 체질침을 시술한 것인지 아닌지 모르겠다.

[2016-02-11]

＊명절에 떡국을 먹고 나서 속이 답답해짐.

＊역류성식도염 약을 복용 중.

＊쓰리고 울렁거린다.

＊두통도 간혹 나타남.

＊수음체질맥

2월 17일은 수요일이다. IX진료실이 쉬는 날이다. 그래서 환자분이 내 방으로 왔다. 초진을 보지 않아서 사양하려고 했는데 굳이 치료를 받겠다는 것이다. 그래서 초진 기록을 살펴본 후에 문진을 했다. 이 날은 두통은 없고 심하비와 오심이 있고 대변을 묽게 본다고 했다.

그런데 환자분의 인상이 수음체질은 아닌 듯 했다. 맥을 보았더니 영 다르게 나온다. 그래서 체질침 치료를 한 후에, '혹시 같은 것을 매일 먹고 있는 것이 있느냐'고 물었다. 그랬더니 아침 대신으로 양배추와 사과, 귤을 섞어서 갈아 먹고 있다는 것이다. 수년간 그렇게 했다고 한다. 체질맥을 처음 짚어본 것이므로 체질에 확신이 서지 않아서 少陽人 凉膈散火湯을 두 봉 주면서 저녁과 아침에 먹고, 다음날 아침에는 사과와 귤을 먹지 말라고 당부했다.

그리고 다음날은 목요일이었는데 오후에 내 진료가 없다. 그래서 혹시 오거든 IX진료실에서 침은 맞지 말고, 양격산화탕 먹은 것이 편했으면 약만 더 받아가라고 했다.

2월 18일은 IX진료실의 기록이다. 體鍼만 놓았다. 환자분은 양격산화탕 6봉을 받아가지고 갔다.

[2016-02-18]

＊양격을 먹고 너무 속이 편했다.

＊밥을 먹으니 다시 울렁거림.

＊오늘은 체침만

22일에는 속은 편하다고 하고 왼쪽 목과 등으로 불편하다고 해서 頸椎 치료를 하였다. 그리고 양격산화탕을 4봉 주었다. 다른 증상에 대한 치료 효과를 보면 체질을 확정할 수 있을 터이다.

23일에 중간 점검 삼아서 문진을 다시 하였다. 두통은 소실되었고 대변 상태는 좋다. 울렁거림은 경감되었고 심하는 약간 답답하다고 하였다. 양격산화탕은 복용하기가 계속 편하다고 한다. 평소에 어떤 음식을 즐기냐고 물었더니 오리고기를 좋아한다고 했다. 그리고 매운 것을 먹으면 배가 아프고 설사가 나며, 칡즙을 먹었을 때는 속이 부글거렸다고 한다.

자신의 체질이 알고 싶다고 했는데 23일 이후에 아직 방문하지 않았다.

▣ 眩暈

▣ 眩暈 ▣		
한○○	여	1987년생(28세)

[1] 초진일 : 2016년 2월 16일(火)

[2] C/C : 眩暈, 惡心, 頭痛

[3] P/H : 3일전 컴퓨터를 이용한 편집 작업에 집중하고부터 눈이 뻑뻑하고 구역감이 있고 어지럽더니 두통이 생겼다. 전에도 스마트폰을 오래 보면 이런 비슷한 증상이 있었다.

봄이 되면 아토피성 피부염이 올라온다.

BP 90/50(16:20)

[4] 감별체질 : 금양체질(Pul.)

[5] 치료경과

회수	날짜	치료 및 경과	
1	2. 16.	침이 처음 자극되면서부터 서서히 몸이 시원해졌다.	IoVII.×3 + IoIII"a.
2	2. 17.	증상이 경감되었고 어지러움이 약간 남았다. 잠은 잘 잤다.	IoVII.×3 + IoIII"a.
3	2. 18.	모든 종류의 전기기계를 멀리 했더니 훨씬 좋아졌다. 어지러움은 생활에 방해될 정도는 아니고 미미하게 남았다. 금양체질 섭생표 줌. 치료 종료.	IoVII.×3 + IoIII"a.

[6] 고찰

이 환자분은 자신에게 이 증상이 생긴 원인에 대해서 잘 짐작하고 있었다. 그리고 나도 이 분의 증상이 전자파에 의한 것이라고 판단하고 체질침으로 자율신경을 조절하는 치료를 하였다. 그리고 치료를 마친 후에 느낌이 어떠냐고 물었다. 그랬더니 침이 처음 자극되면서부터 서서히 몸이 시원해졌다는 것이다.

환절기에 온몸에 아토피가 돋는다고 하는데 그래서 이후에 고기를 안 먹고 있다고 했다.

금양체질은 다른 체질에 비해서 전자파에 과민한 분들이 많다. 그래서 나는 이 분에게 컴퓨터 작업을 할 때는 일정한 시간을 정해서 쉬면서 스트레칭도 하고 먼 풍경을 보면서 눈의 긴장을 풀어주라고 당부하였다. 그리고 모니터의 밝기를 최저 수준으로 조정해서 쓰라고 권고하였는데 이 분은 내가 말하는 것을 금방 알아들었다.

2월 18일에 섭생표를 주었는데, 17, 18세 때부터 지금까지 금니를 해 넣은 것이 8개가 있다고 하면서 걱정을 하였다. 그래서 나중에 교체할 필요가 있으면 세라믹 재질로 하라고 일러주었다.

▣ 물사마귀

▣ 물사마귀 ▣		
송○○	여	1986년생(29세)

[1] 초진일 : 2016년 2월 23일(火)

[2] C/C : 물사마귀

[3] P/H : 3주 전에 목과 양쪽 팔꿈치 肘尖 부위, 그리고 왼쪽 귀 뒤에 水泡性의 발진 생김. 가렵지는 않고, 목과 팔꿈치는 無色인데 귀 뒤는 약간 發赤. 팔꿈치 부분의 수포는 약간 딱딱한 기분.
피부과 한 곳에서는 쥐젖이라고 하며 레이저로 지지자고 했고, 다른 한 곳에서는 사마귀라고 함.

[4] 감별체질 : 목음체질(Cho.)

[5] 치료경과

회수	날짜	치료 및 경과	
1	2. 23.		VIIoIVoIII'.×3 lt.
2	2. 24.	목과 귀 뒤는 거의 없어졌고, 팔꿈치는 도르라진 것이 현저하게 낮아지고 부드러워짐.	VIIoIVoIII'.×3 lt.
3	2. 25.	거의 사라졌다.	VIIIoIVoIV'.×3 lt.

[6] 고찰

이 분은 2015년 6월에 남자친구와 함께 와서 체질감별을 받았었다. 1주 전에 결혼했는데 스트레스를 많이 받았다는 것이다. 스트레스가 면역력을 저하시켜서 바이러스성 질환이 생긴 것이다. 그래서 이 처방으로 면역이 회복되면 언제 그랬냐는 듯이 깨끗이 사라질 거라고 말하였고 다섯 번 치료하자고 하였다. 그런데 24일의 상황으로 보면 3회 정도에 종료될 것 같았다.

오늘은 꽉 붙는 바지를 입고 와서 발에 가까운 자리를 取穴했다. 거의 사라졌다.

▣ 副鼻洞炎

▣ 副鼻洞炎 ▣		
강○○	여	1968년생

[1] 초진일 : 2016년 3월 12일(土)

[2] C/C : 부비동염, 누런 콧물

[3] P/H : 한 달 되었다. 누런 코가 나오고, 코 주위가 전체적으로 무겁고 뻑뻑한 느
낌이다. 눈곱이 낀다. 눈에 열감이 있다가 감소한 상태이다.
평소 잘 붓고, 지방간이 있다.
체구는 통통하다.

[4] 감별체질 : 토음체질(Gas.)

[5] 치료경과

회수	날짜	치료 및 경과	
1	3. 12.	少陽人 凉膈散火湯 6봉	VIIoIoIII"oIIo lt.
2	3. 14.	열감과 코 부위가 묵직한 느낌은 경감되었다. 황체는 아직 있다. 凉膈散火湯 4봉	VIIoIoIII"oIIo lt.
3	3. 16.	황체 소실되었고 눈곱도 안 낀다. 凉膈散火湯 4봉	VIIoIoIII"oIIo lt.
4	3. 19.	거의 나았다. 凉膈散火湯 4봉	VIIoIoIII"oIIo lt.

[6] 고찰

이 분은 비구니 스님이다. 禪房을 돌며 참선 중에 잠시 언니 집에 머물고 있다고 한다. 언니는 중학교 교사로 토양체질이다. 체구가 아담한 편은 아니라서 언니와 같이 토양체질인가 했지만 토음체질 맥이 보였다.

涼膈散火湯의 효과도 무시할 수는 없지만 한 달 경과한 부비동염이 비교적 빠르게 치료되었다.

▣ 대변 출혈

▣ 대변 출혈 ▣		
연○○	여	1956년생(60세)

[1] 초진일 : 2016년 4월 9일(土)

[2] C/C : 치질로 대변을 볼 때마다 출혈이 있다.

[3] P/H : 통증은 심하지 않다. 2주 되었다.

[4] 감별체질 : 목음체질(Cho.)

[5] 치료경과

회수	날짜	치료 및 경과	
1	4. 9.	청심연자탕 4봉	VIIqIVc,×2 lt. + VIIqIIqIII', rt.
2	4. 11.	피도 멈추고 컨디션 좋아짐. 청심연자탕 4봉	VIIqIVc,×2 lt. + VIIqIIqIII', rt.

[6] 고찰

　　출혈이 2주간 지속되고 있으니, 감염 방지를 목적으로 살균방을 주방으로 하였다. 다음날 출혈도 멈추고 컨디션도 좋다고 하여 피가 나오지 않으면 오시지 않아도 된다고 하고, 체질에 맞는 음식을 잘 살펴서 드시라고 했더니 그제서야 그동안 생선과 조개류를 많이 먹었다는 것이다.

　　이 환자는 내가 화곡동에 근무하던 시절[1]에 만난 분이다. 그 이후로 연락이 되어

1　2008. 12. ~ 2010. 12.

몸이 불편하면 나를 찾아온다. 집이 가깝지 않고 딸이 직장을 그만 두기 전에는 외손주를 돌보고 있었으므로 자주 오시라고 말씀 드리기가 쉽지 않다.

아래는 내가 이곳에 와서 이 환자를 치료한 기록이다.

1) 눈 피로와 피부염

년/월/일	치료 및 경과	
13/12/26	손주를 보느라 힘들다. 보약을 권고함.	VIIoI.×3 lt. + VIIoIII'a. rt.
13/12/27	눈이 침침하다.	VIIoI.×3 lt. + VIIoIII'a. rt.
13/12/31	후발제에 피부염이 있다.	IXoIoIII'. rt. + VIIqIIa, lt.
14/01/04		VIIIqIIIqIV'qIVq lt.
14/01/11	후발제 피부염 호전됨.	VIIIqIIIqIV'qIVq lt. + VIIqIIc,

환자의 부군은 알코올 중독이다. 그리고 이미 肝이 모두 망가졌다. 그런데 사고를 당했다.

2)

년/월/일	치료 및 경과	
아저씨께서 문 앞에서 괴한에게 이마를 찍혀서 병원에 입원했는데, 자꾸 어지럽다고 해서 알코올 중독을 치료하는 병원에 입원시켰다.		
14/02/08	피부염은 호전됨.	VIIIqIIIqIV'qIVq lt. + VIIqIIc,

3) 치질 통증

년/월/일	치료 및 경과	
14/03/20	치질 통증. 아저씨는 좋아지셨다고 함.	VIIqIIIc,×2 lt. + VIIqIVc, rt.
14/03/21	어제 잠 잘 잤고 치질은 호전됨.	VIIqIIIc,×2 lt. + VIIqIVc, rt.
14/03/24		XqIIqIV', rt. + VIIqIIIc, lt.
14/03/25	호전됨.	XqIIqIV', rt. + VIIqIIIc, lt.

4) 요로결석

년/월/일	치료 및 경과	
14/06/13	화요일부터 요로결석으로 우협부 통증.	VIIqIIIc,×2 lt. + VIIqIVc, rt.
14/06/14		VIIqIIIc,×2 lt. + VIIqIIc, rt.
14/06/16	궁금해서 전화했는데 통화가 안 됨.	
14/06/17	딸이 어제 이사를 해서 진통제를 먹고 버티고 있다.	
14/06/18		VIIqIIIc,×2 lt. + VIIqIIc, rt.

아저씨가 술 드시고 없어져서 또 병원에 들어가 있다. 알코올성 치매가 왔다.

5) 타박상과 염좌

년/월/일	치료 및 경과	
14/11/03	화요일에 애기를 안고 넘어졌다.	VIIoIc.×3 lt. + VIIoIoIII'. rt.
14/11/07		VIIoIoIII'. lt. + VIIoIVc. rt.
14/11/08		VIIoIoIII'. lt. + VIIoIVc. rt.
14/11/15		VIIoIoIII'. lt. + VIIoIVc. rt.
14/11/22		VIIoIoIII'. lt. + VIIoIVc. rt.

6) 견비통

년/월/일	치료 및 경과
	따님이 직장을 그만 두었다. 아이가 셋이다.
15/03/13	XqIIqIV'qIVq rt. + VIIqIIa, lt.
	양쪽 견갑통이 있고, 윗 팔뚝도 아프다.
15/05/08	IXoIoIII'oIVo rt. + VIIqIIa, lt.

◼ 痔核

◼ 痔核 ◼		
박○○	여	1967년생(50세)

[1] 초진일 : 2016년 4월 21일(木)

[2] C/C : 外痔核, 땅콩 크기

[3] P/H : 3월 말에 시어머니가 갑자기 별세하였다. 장례식 치르고 신경을 많이 쓰고 했더니 근래에 대변을 볼 때 出血이 있었다. 그래서 병원에 갔더니 치핵이라고 하면서 수술을 하자고 한다. 치핵은 땅콩 크기로 단단하고 통증이 심하고 대변을 볼 때마다 출혈이 있다.

[4] 감별체질 : 금양체질(Pul.)

[5] 치료경과

회수	날짜	치료 및 경과
1	4. 21.	IqVqIII",×2 rt. + IqVIc,×2 lt. / 미후숙산탕 加 艾葉 30일분
2	4. 22.	통증이 경감되었다. 좌욕을 권고함.
		IqVqIII",×2 rt. + IqVIc,×2 lt.
3	4. 25.	통증이 없어졌고, 치핵의 상태가 말랑말랑해졌다.
		IqVqIII",×2 rt. + IqVIc,×2 lt.
4	4. 26.	대변이 좋아졌다. 신물이 약간 넘어 온다.
		IqVqIII",×2 rt. + IqVIc, lt.

회수	날짜	치료 및 경과
5	5.3.	외부로 노출되었던 덩어리는 사라졌다. 아프지 않고 출혈도 없다.
		IqVqIII", rt. + IqVIc, lt.

[6] 고찰

이 분은 2012년 10월 22일에 처음 만났고, 처음에 토음체질과 금양체질 사이에서 헷갈리다가 2012년 12월 3일부터 금양체질로 치료를 했다. 그동안 턱관절통, 경항통, 피부 寒冷 알레르기(물에 과민), 감기, 완관절통, 후두통, 발목 염좌, 항강통 등으로 2016년 2월 26일까지 41회 치료했다.

2016년 4월 21일에 와서 痔核도 치료가 가능한지 물었다. 병원에서 수술을 권해서 무서워서 찾아왔다는 것이다.

출혈도 있고 통증도 심하고 무엇보다도 치핵이 크기 때문에 일반적인 大腸炎 처방[2]을 倍方으로 시술했다. 25일에 내원하여 통증도 없어지고 치핵의 상태에 변화가 생겼다고 하였다. 그래서 26일에는 살균방은 배방을 하지 않았고, 5월 3일에는 모든 증상이 사라졌으므로 통상적인 처방으로 적용하였다.

환자는 大腸이 강한 금양체질이므로 활력방c는 적절하지 않다.

---

[2] KFP442 + KBc

▣ 대상포진

▣ 대상포진 ▣		
이○○	남	1991년생(25세)

[1] 초진일 : 2016년 4월 28일(木)

[2] C/C : 극렬한 두통, 목이 뻣뻣함

[3] P/H : 좌측 경부 임파선이 여러 개 부어서 잡히고 통증이 있다. 구내염이 6 군데 정도 생겼다. 귀 속도 아프다. 목 뒤가 뻣뻣하고 아프다. 경부 임파선이 부은 것을 안 것은 4월 23일이다. 포진은 왼쪽 얼굴과 後髮際 안쪽, 그리고 목 아래로 생겼다. 포진을 인지한 것은 4월 26일이다.
목이 불편해서 4월 27일에 ㅈㄷ병원에 가서 물리치료를 받았다.

[4] 감별체질 : 목음체질(Cho.)

[5] 치료경과

회수	날짜	치료 및 경과
1	4. 28.	사진 촬영.
		(23:50) VIIoIVoIII'.×3 rt. + VIIoIoIII'. lt.
2	4. 29.	포진이 조금 숙었다. 포진 부위가 따갑다고 함. 통증 양상은 맥동이 뛰듯이 아프다. 사진 촬영.
		(07:35) VIIoIVoIII'.×3 rt. + VIIqIIIqIII'.×2 lt.
		(17:16) 출근해서 일을 하니 좀 더 아파졌다. 피부는 가라앉는 것 같다. 크게 부푼 것은 가라앉고 좁쌀 같은 것이 돋았다.
		(21:04) VIIoIVoIII'.×3 rt. + VIIoIoIII'. lt.

회수	날짜	치료 및 경과
3	4. 30.	(21:44) 통증이 2/10 정도이다.
		VIIoIoIII'.×3 rt. + VIIoIVoIII'. lt.
4	5. 1.	(13:20) 통증은 없다. 피부발진 부위에 자잘하게 고름이 잡혔다. 구내염도 좋아졌다.
		VIIoIVoIII'.×3 lt. + VIIqIIIqIII',×2 rt.
5	5. 2.	(21:11) 뒷목이 약간 담 결린 것 같은 기분이고 간헐적인 통증이 있다. 사진 촬영.
		VIIoIVoIII'. rt. + VIIoIoIII'. lt.
6	5. 3.	(23:00) 구내염, 귀안의 통증 소실됨. 뒷목이 간혹 시큰거림.
		VIIoIoIII'. rt. + VIIoIVoIII'. lt.
7	5. 4.	(23:50) 모든 불편 증상이 소실되었고, 피부는 딱정이가 생겼다.
		사진만 찍고 치료는 하지 않았다.

[6] 고찰

등잔 밑이 어둡다더니, 창피한 일이다. 아버지는 체질침 임상책을 만든다고 골몰하고 있는 사이에 아들은 대상포진의 통증 속에서 신음하고 있었던 것이다. 밤에 늦게 퇴근한 아들이 목과 머리가 너무 아프니 침 좀 맞아야겠다고 해서, 평소처럼 頸椎의 긴장으로 인한 뭉침과 통증인가 생각했다. 종종 경추를 풀어주고 교정을 해주면 금방 좋아지고 침은 덤으로 놓아주는 경우가 있었다. 아들 녀석도 그걸 은근히 즐긴다. 당장 불편함이 해소되니 다른 건 몰라도 목 풀어주는 건 아빠를 인정하겠다는 것이다.

씻고 나오기를 기다렸다가 목을 살펴보려고 하는데 왼쪽 頸部 임파선 쪽이 아프다고 하는 것이다. 그래서 만져보았더니 제법 크게 부어올랐다. 몇 군데가 연이어 그렇다. 그리고 얼굴에 疱疹이 올라온 것이 보였다. 아들은 지난 토요일인 23일부터 26일까지 일본 오사카로 여행을 다녀왔다. 한참 아픈 동안에는 만나지 못했던 것이다. 그리고 입 안에도 염증이 생겼고 귀 안도 아프고 후발제와 목 아래에도 포진이 있는 것을 알게 되었다. 27일에 치료 받으러 갔던 병원의 의사는 아무 말을 안 해주었느냐고 물었더니 별 얘기가 없었단다.

내 침대에 눕히고 바이러스방과 척추방으로 치료했다. 밤이 늦었으므로 빨리 자라고 했다. 이미 포진이 올라온 상태이지만 통증이 심해서 척추방이 필요하다고 판단했다.

아들이 아침에 일찍 출근을 하기 때문에 내가 더 긴장이 되어 새벽 6시에 눈이 떠졌다. 조금 더 누워 있다가 30분쯤에 아들을 깨웠더니 오전에 반차를 쓰기로 해서 늦게 가도 된다는 것이다. 그래서 내 볼 일을 먼저 본 다음에 출근 하기 전에 아들 방으로 가서 통증이 좀 어떠냐고 물었더니 6/10 정도 된다고 한다. 그리고 포진 부위가 따갑다는 것이다. 그래서 보았더니 지난 밤에 부풀었던 것이 많이 삭은 상태였다. 그래서 바이러스방과 궤양방으로 치료했다.

오후에 상태가 궁금해서 톡으로 물었더니, 출근해서 일을 하니 통증이 아침보다는 좀 더 심해졌다고 한다. 그리고 포진은 좀 삭았는데 피부표면에 자잘한 것들이 돋았다고 한다. 아침에 통증이 경감되었다고 해서 처방을 바꾼 것이 좀 성급한 판단이었던 것 같다. 그래서 밤에 다시 前日 처방으로 치료했다.

4월 30일에는 통증이 많이 줄어들었다. 그래도 통증의 뿌리를 뽑자는 생각으로 통증 치료를 主方으로 하였다.

5월 1일에는 발진 부위에 자잘하게 돋은 것들이 곪았다. 통증은 없다고 하여 피부 치료에 집중했다. 5월 2일에 뒷목에 간헐적인 통증이 있다고 하여 통증치료방을 兼方으로 하였다. 5월 3일에는 피부나 입 안 粘膜의 불편감은 소실된 듯해서 통증 치료방을 主方으로 하였다.

5월 4일에는 피부발진 부위에 곪았던 것들이 해소되고 痂皮가 생겼다. 모든 증상이 소실되어 아이가 침을 맞지 않겠다고 하여 사진만 찍었다. 치료를 종료한다.

[7] 사진자료

▣ 心下痞

▣ 心下痞 ▣		
권○○	여	1966년생(50세)

[1] 초진일 :   2016년 4월 29일(金)

[2] C/C :   心下가 답답하고 울렁거린다.

[3] P/H :   食滯 感이 한 달 정도 오래 지속되고 있다. 먹는 게 두렵다.
　　　　　여성호르몬제와 胃病에 관해서 내과약을 복용 중이다.
　　　　　하루 한 번 먹는 정관장 紅蔘을 1개월 정도 먹고 있다.

[4] 감별체질 : 토음체질(Gas.)

[5] 치료경과

회수	날짜	치료 및 경과	
1	4. 29.	VqI.×2 lt. + VqIII"a, rt. 〉鍼 후 편함.	凉膈散火湯 6봉

[6] 고찰

　　이 환자는 2014년 9월 22일에 체질을 감별 받으러 왔었다. 뒷목이 불편하고 肩胛背部로 통증이 있다고 하였으며, 피로하기는 한데 잠을 이루기가 힘들고, 주 1회로 자주 滯한다고 하였다. 4년 전에 閉經이 되었다고 해서 첫 날은 토음체질로 보고 치료(VIoIoIV".)하였다. 둘째 날은 10월 8일인데 후두부로 통증이 심하다고 하여 대상포진을 의심하였고, 토양체질로 치료(IXoIVoIII'.×3+IXoVoIII'.)했었다.

예전에 체질을 보러 왔었기 때문에 이 환자의 정보가 차트에 떴을 때 그 목적으로 다시 왔나보다 하였다. 그런데 의자에 앉자마자 食滯感에 대하여 말했다. 위에 적은 主訴와 병력의 내용대로 한 달간 답답하고 울렁거리는 증상이 계속되고 있다는 것이다.

지난번에 보고한 적이 있는 토음체질 환자 생각이 나기도 해서, 診脈을 하면서 복용 중인 藥을 물어본 다음에 밥을 제외하고 정기적으로 또 먹고 있는 것이 있는지 물었다. 환자의 脈은 弱하고 환자는 비교적 차분한 태도를 갖고 있다. 그랬더니 정관장에서 구입한 紅蔘을 먹은 지 한 달이 되었다는 것이다. 만약에 이 환자를 IX 진료실에서 보았다면 또 수음체질이라고 했을지 모른다. 그리고 물론 홍삼을 먹고 있는 것은 알아내지도 않았을 것이다.

이 환자가 불편한 증상은 분명히 홍삼 때문이라고 판단하고, 침을 놓기 전에 그것을 설명했다. 그리고 부염방과 살균방으로 하지 않고 부염방과 정신방으로 하였다. 이것은 급체가 아니고 홍삼이 끼친 害惡이 오래 누적되어 자율신경 구조의 조절이 필요하다고 판단했기 때문이다. 鍼을 놓은 후 심호흡을 시켰더니 心下에 뭉친 증상이 많이 해소되었다.

少陽人 凉膈散火湯 6봉을 주고, 홍삼과 내과약은 먹지 말 것을 당부하고 주말이 끼었으므로 토요일에 내원하라고 당부하였다. 토요일에 오라고 권고한 것은 결과를 빨리 확인하고 싶었기 때문이다.

토요일에 접수팀장이 외부 행사에 출장을 나가서 치료실 근무자가 혼자서 하느라 바쁜 중에 외부에서 접수대로 걸려온 전화를 내가 진료실에서 당겨 받았다. 그랬더니 이 환자였다. 토요일에 예약했는데 못 오겠다는 것이다. 왜 그러냐고 했더니, 다른 일이 생겼고 많이 좋아져서 藥만 먹어도 될 것 같다는 것이다. 그래서 홍삼을 먹지 말라는 지시를 잘 지켰는지 확인했더니 안 먹었다고 했다. 월요일에 오겠다고 하여 그러라고 했다.

■ 요통

■ 요통 ■		
김○○	남	1965년생(51세)

[1] 초진일 : 2016년 4월 30일(土)

[2] C/C : 허리가 아프다.

[3] P/H : 1주일 전부터 허리가 아프다.

지금은 前後屈과 側屈, 回轉하는 동작이 모두 어려운 상태이다. 다리 증상은 없다.

병원과 한의원에서 치료를 받았으나 호전 반응이 없고 어제는 한의원에서 藥鍼을 맞았는데, 약침을 맞고 온몸이 뻐근하고 증상이 더 심해졌다.

도배 일을 한다.

[4] 감별체질 : 토양체질(Pan.)

[5] 치료경과

회수	날짜	치료 및 경과	
1	4. 30.	IXoVoIII'oXo rt. + IXoVoIII'oVIo lt.	獨活地黃湯 6봉

[6] 고찰

부천여성근로자복지센터에서 진행한 제36기 체질학교를 4월 28일에 종료하였는데, 당일에 참석하지 못하여 섭생표를 받지 못한 참가자가 내원했다. 이 분과 함께 온 환자가 허리가 아프다고 하여 치료를 요청했다.

토요일은 진료시간이 오후 1시까지이고, 대부분 예약을 하고 오는 환자로 스케줄이 짜여 있어서, 초진 환자를 끼워 넣을 시간 여유가 없다. 그런데 마침 한 사람 볼 여유가 생겨서 보게 되었다.

진료실에 들어 온 환자의 자세는 '어떻게 선 자세를 취해야 할지 애매한 듯' 한 상태로 섰다. 위에 설명한 것처럼 모든 동작 검사에서 편하지 않았다. 다리 증상은 없다고 하니 심각한 상태는 아니라고 판단했다.

침대에 눕히고 허리를 만져보니 긴장이 아주 심하다. 전날에 한의원에서 약침을 맞고 더 그렇다는 것이다. 혹시 약침이 아니고 蜂鍼이 아니었냐고 물었더니 약침이라고 대답했다.

어떤 經絡을 선택해야 할지 애매해서 오른쪽은 膀胱方을 왼쪽은 胃方을 추가한 4단방으로 놓았다. 침을 놓은 후에 '침대에서 혼자 일어나서 양말을 신어보라'고 했더니, 쉽게 일어나서 양말을 신으면서 아침에는 양말을 혼자 신기가 힘들었다는 것이다. 그리고 증상이 70%는 사라졌다고 좋아하였다.

독활지황탕 6봉을 주었는데, 거주지가 고양시라서 다음 주에 다시 내원할 것 같지는 않다.

▣ 치통

▣ 치통 ▣		
장○○	여	1971년생(46세)

[1] 초진일 : 2016년 5월 24일(火)

[2] C/C : 왼쪽 치아가 욱씬거린다. 씹으려고 자극이 갈 때 놀라게 된다.

[3] P/H : 치과에 갔더니 신경이 멍든 것 같다고 했다. 치과에 다녀도 별 반응이 없어서 혹시 체질침으로 될까 하여 왔다고 함.

[4] 감별체질 : 토음체질(Gas.)

[5] 치료경과

회수	날짜	치료 및 경과
1	5. 24.	
		VoIIoIII".×3 rt. + VoIXoIII". lt.
2	5. 25.	통증이 5/10 정도이다. 한결 가볍다. 그런데 기운이 없다.
		VoIIoIII".×3 rt. + VoXoIII". lt.
3	5. 26.	통증이 3/10 정도이다. 치아가 부딪치거나 음식이 씹힐 때 통증이 있다.
		VoIIoIII".×3 rt. + VoXoIII". lt.
4	5. 28.	통증이 1/10 정도이다. 무언가 치아에 자극이 생기면 아픈데 놀라는 정도가 감소되었다.
		VoIIoIII".×3 rt. + VoIXoIII". lt.
5	6. 3.	통증은 1/10 정도에서 변하지 않고 있다.
		VoXoIII". rt. + VoIXoIII". lt.

회수	날짜	치료 및 경과
6	6.7.	연휴 때 소라를 먹다가 잘못 씹어서 놀랐다. 왼쪽으로는 씹지 않고 있다.
		VoXoIII". rt. + VoIXoIII". lt.

[6] 고찰

이 분은 2012년 4월 13일에 처음 만났다. 근방에 있는 중학교의 한문 선생님이다. 초진 때, 이전에 8체질 한의원에 다닌 적이 있다고 하였고 당시에는 토양체질로 치료를 받았다고 하였다.

초진부터 Pan. → Gas. → Cho. → Pan. → Gas.의 순서로 돌아서 열세 번째 만났을 때 토음체질로 확정하였다. 아들이 둘 있는데 작은 아이도 토음체질이다.

■ 盜汗

■ 盜汗 ■		
홍○○	남	(34세)

[1] 초진일 : 2016년 7월 2일(土)

[2] C/C : 盜汗

[3] P/H : 6월 초부터 잠을 잘 때 계속 도한 증상이 있다.

[4] 감별체질 : 금음체질(Col.)

[5] 치료경과

회수	날짜	치료 및 경과
1	7. 2.	VIIoI.×3 lt. + VIIoIII'a. rt.

[6] 고찰

홍○○ 씨는 2016년 7월 2일 토요일에 용산역 itx 6실에서 연,「8체질의학 설명회」에 참석한 우석대학교 본과 4학년 학생이다. 강의를 진행한 후에 맥진과 침 치료를 시연하려고 자원자를 뽑았다. 두 명이 자원했는데, 이 학생에게 불편한 곳이 어디냐고 물었더니 '고환'이라는 것이다. 당시에 여성 참석자도 꽤 많았는데 그 얘기를 듣고 놀랐다. 속으로 참 거침없는 사람이라고 생각했다. 그래서 나중에 다시 말하자고 하면서 더 이상 묻지 않았다.

시연을 할 때 가까이 오게 하여 물으니 '고환이 아니고 도한'이었다. 환자가 한의

학 전공자니 불편한 것을 도한이라고 지칭한 것이다. 일반인이라면 아마도 식은
땀이라고 했을 것이고 그것을 주증으로 지목하기는 쉽지 않다. 그리고 체질침을
시술하지 않는 한의사라면 陰虛를 목표로 보약을 처방할 생각부터 하지, 침으로
치료하겠다는 생각을 일으키지는 않을 것이다.

사실 나도 이전에 도한을 목표로 체질침을 시술한 적이 한 번도 없었다. 그래서 도
한이라는 말을 듣고 좀 막막했다. 학생이 베드에 누웠는데 턱 아래로 목 부위가 붉
었다. KFP442가 먼저 생각이 났다. 맥을 보니 금음체질이었다. 만약 토양체질이
라면 腎補/心瀉/心瀉인 KFP442가 더 적절할 것이다. 臟腑辨證論적으로도 陰虛
火動이고 토양체질이라면 그에 적합한 처방이기 때문이다.

늘 만만한 처방이 자율신경조절방이다. 체질침의 묘미는 자율신경조절이 아닌가.
침을 놓아주고 그날 밤에 상태를 본 후 연락을 달라고 했다. 모임이 끝나고 그날
도와주러 와 준 회원들과 저녁을 먹는데 김병철 원장이, 침을 놓은 후에 학생의 목
에 올라왔던 붉은 기운이 사라지는 것을 보았다고 했다.

그런데 다음날인 일요일 아침에도 월요일과 화요일에도 연락이 없었다.

오늘(7월 6일 수요일) 오후 3시에 문자가 왔다,

"원장님 안녕하세요~ 지난 주 토요일 강의하실 때 도한으로 침 맞았던 우석대학
교 본과 4학년 홍○○라고 합니다. 그 이후로 잘 때 식은땀이 전혀 나지 않습니다.
정말 감사합니다~^^"

이런 반응에서도 체질 정보를 알 수 있다. 만약 興이 많은 토양체질이거나 목음체
질이라면 다음날 바로 연락했을 것이다. 이 학생은 신중하게 나흘을 관찰했다.

늦은 나이에 한의학 공부를 하고 있는데, 국가고시를 치른 후에는 다시 만나게 될
것 같다. 설명회에 45명이 참석 신청을 했는데, 실제로는 21명이 왔다. 그리고 끝
나는 시간까지는 11명이 남았다. 이 중 한두 명이라도 8체질의학의 험한 길로 인
도할 수 있다면 설명회를 개최한 보람으로는 충분할 것이다.

▣ 여섯 체질을 돌다

▣ 여섯 체질을 돌다 ▣		
박○○	여	1973년생(43세)

[1] 초진일 : 2016년 7월 4일(月)

[2] C/C : 체질감별

[3] P/H : 현재 불편한 증상은 잠을 이루기가 힘든 것, 잠이 들기 전에 尿意 頻數(10회 정도)이 있는 것, 그리고 생리통(시작 3일간 통증)이다. 잘 붓는 편이다. 위출혈과 위궤양이 있다고 진단을 받았었고 3개월 전에 조직검사를 했다. 무언가를 잘라냈다고 한다. 현재 위장약을 복용 중이다.

대변은 便意를 잘 느끼지 못해서 불편하다고 한다.

[4] 감별체질 : 목음체질(Cho.)

[5] 치료경과

회수	날짜	치료 및 경과
1	7. 4.	心下에 압통이 있다. 맥진을 하면서, 맥박이 빨리 뛰고 안정되지 못한 거 같아서 혈압을 쟀는데 혈압이 150/90(14:19)이다. 그간 치료 받은 경험을 말하면서 흥분이 되었는지 얼굴이 상기되었다.
		VIIqIIIqIII', lt. + VIIqIVqIII', rt.
		침 후에 압통이 풀렸다. 그리고 혈압도 내렸다.(130/80) 上氣 증상도 소실되었다.

회수	날짜	치료 및 경과
2	7. 6.	속은 편해졌는데 이틀간 兩태양혈 부위가 멍하게 아팠다.[3] 잠들기 전 요의 빈삭은 3-4회였다. 오늘 아침에 대변을 조금 보았다. BP 140/90(14:04)
		VIIoIIIoIII'. lt.
		자침 후에 혈압 체크. BP 130/80 葛根解肌湯(四象新編 처방) 4봉 주고, 대변 상태와 두통에 변화가 오는지 관찰하라고 권고하였다.
3	7. 8.	7일 아침에 왼쪽 머리가 잠깐 아프다가 괜찮았고 오늘은 아프지 않다. 약을 먹었더니 배가 끓으면서 대변을 묽게 보았다. 매일 보았다. 속도 편하다. 소변 보는 양이 1/3로 줄고 요의 頻數은 4회였다. BP 139/83(14:06)
		VIIqIIIqIII'. ×2 lt. + VIIqIIc, rt.
		BP 125/82(14:13)

[6] 고찰

이 환자의 집은 경기도 고양시이다.

잠을 이루기 힘든 것과 잠들기 전에 尿意가 頻數한 것 때문에 3년 전부터 8체질 한의원에 다니기 시작했다. 2년여 동안 열 몇 군데를 다니면서 여섯 가지의 체질을 들었다고 했다. 그래서 여섯 체질을 말한 한의원을 물어보았다.

＊8체질 한의원 순례

8+1한의원	목양체질
세○한의원, 새○○한의원, 예O한의원, 강○○○한의원	금양체질
○엘한의원	토양체질
이○한의원, 도○한의원	수음체질
주○○한의원	토음체질
8+1한의원[4]	금음체질

---

3 예전에 율무를 볶아서 차로 마셨더니 이후에 머리가 아파졌는데 이번에 아픈 것이 그때와 같다.

제일 많이 감별 받은 체질은 금양체질이다.[5] 그래서 치료를 받으면서 금양체질식을 3개월간 철저히 했는데 나중에 입안이 온통 헐어버렸다는 것이다. 그리고 아주 피곤해졌다. 치료한 원장에게 말했더니, 양념을 자꾸 먹어서 그렇다고 했단다.

환자는 혼란스러워져서 근래에 1년간은 체질침 치료를 받지 않았다. 그리고 음식은 골고루 따뜻한 것 위주로 먹었다고 한다.

그렇다면 왜 다시 여기를 찾아왔냐고 물었다. 그랬더니 '문득 끝은 봐야 할 것 같아서' 왔다는 것이다. 그동안 블로그나 카페의 글을 뒤진 것 같다. 여기는 어떻게 알았느냐고 했더니 어떤 사람의 블로그에서 봤다는 것이다. 8체질에 관심을 가진 일반인 카페나 블로그에 나에 대한 좋은 말이 적히지는 않았을 터인데, 궁금하여 자세히 물으려다가 '8체질 4life' 얘기가 나오기에 그만 두었다.

이곳과 ○○한의원 두 곳 중에 고른 것인데, 고양시에서 ○○한의원이 너무 멀어서 일단 이곳으로 왔다는 것이다.

* **음식 반응(長服)**

팥물	붓는다.
알로에	생리가 끊기는 줄 알았다.
전복	귀가 몹시 가려워졌다.

/20160704

오늘(7/8) 목음체질 섭생표를 주었다. 그리고 葛根解肌湯 1개월분을 처방할 예정이다. 이 분이 잠을 이루기 곤란한 증상은 이 분의 體質대로 근본적으로는 大腸의 문제 때문이다. 현재 大腸無力 상태에 있다고 판단한다. 대변을 상쾌하게 배출하지 못하니 2차적으로 2弱 장기인 膀胱에까지 영향을 미친 것이다. 대장의 불편함 때문에 답답한 상태에서 잠을 청하는데 잠은 들지 않고, 방광에 영향을 주어서 소변을 보고 싶은 욕구만 촉발시키는 것이다. 이런 睡眠 불안은 정말 자율신경조절

---

4 고양시 8+1에 가서는 목양체질과 금음체질로 침을 놓아 달라고 부탁을 했었다. 그리고 결국 나중에 원장은 금양체질로 감별을 했다.

5 2014년에 캐나다에서 잠시 귀국한 최○○에게 강○○○에서 맥진을 받았는데, 금양체질이라고 했다. 여러 가지 좋지 않은 반응에 대해 말했더니 '애매한 금양체질'이라고 말했다고 한다.

방으로 해결할 사태가 아니다.

이 환자의 증상 중에서 '잠이 들기 전에 요의가 빈삭하다'는 호소에 집중했던 의사는 없었던 것 같다. 그냥 '이 사람은 잠 들기가 어렵구나' 하고 단순하게 판단해 버렸다. 이 증상이 이 환자의 상황과 상태를 알려주는 요체다.

그런데 이전에 치료한 원장들은 환자가 主訴로 '불면증'이라고 하니 단순하게 자율신경조절방을 떠올렸고 주로 그런 치료를 했다. 그 이전에 체질감별을 잘못 했으므로 환자에게 미친 해악은 더 심각했다.

그리고 3개월간 금양체질 식을 철저하게 한 후에 입안이 온통 헐어버렸을 때, 그 때 상담을 받아 준 ㅅ한의원의 ㅁ원장은, '너무 체질식을 철저하게 하느라 먹어야 할 것도 제대로 먹지 않아서 그렇다'고 했다는 것이다. 그리고나서 그에게서 한 시간 동안 훈계를 받았다고 한다. ㅁ원장 이 사람이 정신이 온전히 박힌 사람인지 의심스럽다. 8체질 임상의라면 그런 호소를 들었을 때 당연히 '왜?'를 떠올려야 하는 게 아닌가. 결국 그는 환자가 체질식을 철저하게 했다는 것을 믿지 못한 것이다. 철저하게 했다는 사실을 받아들였다면 당연히 '왜'가 떠올랐어야 한다.

그렇지 않다면 평소의 진료 방식이 체질식에 대해서는 의미를 중하게 두지 않는다고 볼 수 있다. 철저하게 하는 환자를 만나지 못하니 그런 결과에 대해 궁리해본 적이 많지 않았던 것이다. 체질 식이지도를 정확하게 하지 않는 사람은 진정한 8체질의사라고 보기 어렵다.

세 번 치료한 결과로 보면 이 환자의 고혈압은 가짜고혈압인 거 같다. 어제 상복부 초음파 검사를 한 결과를 보러 병원에 갔었는데 그 때는 104/76이 나왔다는 것이다. 소변검사 결과에 혈뇨가 있다고 했다는데 이것은 지난날의 적합하지 않았던 치료의 부작용인 거 같다.

일단 나는 환자의 배변상태를 바로잡는데 집중할 생각이다. /20160708

▣ 쥐 남

▣ 쥐 남 ▣		
박○○	여	1941년생(75세)

[1] 초진일 :   2016년 7월 8일(金)

[2] C/C :   손가락에 늘 쥐가 난다.

[3] P/H :   어릴 때부터 그렇다.

어릴 때는 길을 가다가 쥐가 나면 울면서 주변 사람들에게 주물러 달라고 하기도 했다. 그런데 이것이 집안내력이다. 증조부부터, 조부, 부친, 자신, 그리고 둘째 아들이 그렇다.

잘 때도 쥐가 한두 번 난다. 요즘은 양쪽 검지 손가락이 까딱까딱거린다.

다행히도 집안 형편이 힘든 일 하지 않고 살만큼은 된다.

평소에 젓가락질을 못하고 포크를 움켜쥐고 찍어 먹는다. 물건을 제대로 들지를 못해서 잘 깨뜨려서 집에 사기그릇이 없다.

거의 플라스틱이고 1회용품을 쓴다.

가장 큰 문제는 언제 쥐가 날지 전혀 예측할 수 없다는 것이다. 오늘 아침에도 드라이로 머리를 말리다가 쥐가 내렸다.

[4] 감별체질 : 금음체질(Col.)

[5] 치료경과

회수	날짜	치료 및 경과
1	7. 8.	BP 160/70 (10:40) 환자분에게 혈압이 높다고 했더니, 자신이 혈압이 높은 것을 모르고 있다.
		VIIoIXoIII'oVIIIo b
		BP 148/60 (10:47)
2	7. 12.	침 맞은 이후 나흘 동안 쥐가 한 번도 안 내리고, 검지가 까딱거리는 것도 없었다. 오늘 아침에 오른쪽 4指 끝에 약간 느낌이 있다가 손을 털었더니 괜찮아졌다. 기적 같은 일이다. 이렇게 오래도록 쥐가 나지 않은 것은 없었던 일이다. (인터뷰 동영상 촬영함) BP 175/81 左 166/76 右 (09:50)
		VIIoIXoIII'oVIIIo b
		BP 152/74 (10:00) 예전에는 저혈압이었다. 금음체질 섭생표 드림. 고향이 강릉이라 예전에는 생선을 많이 먹었다. 그런데 근래에는 생선이 잘 안 먹힌다.
3	7. 19.	BP 158/71 (09:57)
		VIIoIXoIII'oVIIIo b
		BP 144/74 (10:06)
4	7. 22.	쥐는 안 내리고 약간 까딱거린다. 어깨는 안 아프다. 오늘은 우리 조합에 명상 수업하러 오느라고 늦게 왔다. 안산 상록수서 오는데 차를 네 번 갈아타고 두 시간 걸렸다. BP 144/71 (16:32)
		VIIoIXoIII'oIIoIVo lt.
5	7. 27.	쥐는 안 났고, 오늘 아침에 왼쪽 새끼손가락이 약간 비틀리다가 말았다. 오른쪽 견갑배부로 뻐근하다. BP 166/68 (09:12)
		VIIoIXoIII'oIVoVoIIo lt.
		BP 128/68 (09:20)

[6] 고찰

우리 조합과 긴밀한 관계인 안산의료사협에서 어떤 프로그램인지 열 몇 분이 왔다. 이 분들이 오기 전에 아침에 출근했는데 접수팀장이 안산의료사협에서 10시에 사람들이 오는데 그 중 두 사람이 진료를 받을 거라고 알려주었다. 그 중 한 분이다.

쥐 나는 것이 집안 내력이라는 것이 아주 흥미롭다. 큰 아들이 사업을 크게 해서 세계 각국을 돌아다니는데 가는 곳마다 물어보아도 모친의 병을 고칠 수 있는 방법은 못 찾은 거 같다고 한다. 어차피 나이도 먹을 만큼 먹어서 포기했는데 오늘 여기에 왔더니 누가 진찰을 받아보라고 권유해서 보게 되었다. 다음에 올 때는 작은 아들도 데리고 오겠다고 했다.

나는 일단 열 번만 치료를 해보자고 했다. 食指는 大腸經이라 4단을 大腸方으로 해 보았다. / 20160708

역시 체질이란 무섭다. 이렇게 효과가 났다면, 흥분이 되고 사람들에게 막 알리고 싶고 그럴 텐데 말이다. 진료실에 들어와서도 내가 물어보기 전까지 이 분의 표정과 태도는 아주 평온하고 침착했다. 자신의 표현대로 '기적 같은 일'인데 말이다. 내일부터 휴가라 이번 주에는 더 만날 수가 없어서 섭생표를 빨리 드렸다.

함께 온 아들(48세)[6]은 쥐가 나는 것이 심한 상태는 아니었다. 월 4-5회 정도 잠을 잘 때 다리에 쥐가 난다고 했다. 고혈압 약을 복용한 것이 7-8년 되었고, 근래에 알콜성 간염 판정을 받았다고 한다. 식당을 하다가 그만 둔 상태인데, 식당을 할 때 술을 많이 마셨다고 한다. / 20160712

위 내용을 7월 12일에 임상토론방의 톡방에 올렸을 때 박민학 원장이 네이버에서 검색한 내용을 덧글로 달았다.

---

6 일단 오늘은 금음체질로 보고 치료했다.

파킨슨병에서의 떨림은 동작이나 행동을 중단하고 편안한 상태에 있을 때 주로 손가락이나 손목 관절과 같은 말단 관절에서 율동적 떨림이 나타나고, 주파수는 4~6Hz 범위로 일어나는 특성이 있다. 파킨슨병 초기에는 증상들이 주로 신체의 한쪽에서 나타나지만 병이 진행된 경우에는 양측으로 나타나며 다리나 턱, 혹은 혀에서도 떨림이 발생하게 된다. 간혹 환자가 서 있는 경우나 걷는 경우에 손에서 엄지와 검지가 떨림의 방향이 서로 다르게 나타나는 형태인 환약말이떨림(pill rolling tremor) 증상이 발생하기도 한다. 파킨슨병 환자에게서는 근육의 긴장도가 증가되고 관절을 수동적으로 움직여 보면 경직이 관찰되는데, 특징적으로 자전거 바퀴를 돌릴 때와 같은 톱니바퀴경직(cogwheel rigidity)이 발생할 수 있다.[7]

환자가 '양쪽 검지 손가락이 까딱까딱거린다'고 표현한 것이 위 내용에 나오는 환약말이떨림과 유사하다.

환자에게 어떤 처방을 적용할까를 궁리하다가 환자의 혈압을 고려해서 파킨슨병 자료로 남아 있는 KDPV를 떠올렸고, 이 처방을 변형하여 KDPK'로 치료했던 것이다. 설사 이 환자의 병이 파킨슨병이라고 해도 환자에게는 이 사실을 알리지 않을 것이다.

19일에 오셔서, "또 하나의 기적이 생겼다. 원래 잠이 없어서 근래에는 4시간 이상 잠을 자 본 적이 없었다. 그런데 지난 화요일(12일)부터 7시간도 잔다. 잠이 잘 온다. 2지는 예전부터 아팠는데 약간 아프고 까딱거리는 기분이 있었다. 어깨가 좀 아파졌다. 생선 먹기가 영 어렵다. 두 토막 먹었다." 이렇게 말씀하였다. 부군께서 45세에 별세하였는데 환자분은 당시에 41세였다고 한다.

/ 20160727

---

7   [네이버 지식백과] 파킨슨병 [Parkinson's disease] (서울대학교병원 의학정보)

▣ 턱관절통

▣ 턱관절통 ▣		
고○○	남	1984년생(33세)

[1] 초진일 :　2016년 7월 25일(月)

[2] C/C :　입을 벌리기만 하면 오른쪽 악관절이 아프다.

[3] P/H :　3개월 전부터, 왼쪽에 임플란트 뿌리를 심느라고 오른쪽으로만 씹었더니 두 달 전부터 오른쪽 악관절이 입을 벌리기만 하면 아프다.

[4] 감별체질 : 토음체질(Gas.)

[5] 치료경과

회수	날짜	치료 및 경과
1	7. 25.	눕게 하여 입을 벌리게 하고 악관절 부위를 불렀더니 압통이 심하다. 경추협척 부위도 오른쪽이 더 긴장되어 있다.
		VoIXoIII". lt. + VoIIa. rt.
		침 후에, 벌릴 때 통증이 3/10으로 감소하였다며 신기하다고 한다.
2	7. 28.	모친이 내원하여 알리기를, 통증은 사라졌고 26일에 일본 여행을 떠났다고 한다.

[6] 고찰

2012년 11월 3일에 알러지성 비염으로 왔을 때는 금양체질로 치료하였다. 이후에 아들과 같은 체질이라고 판단했던 모친을 토음체질로 변경하여 치료하고 있었으므로 이번에는 바로 토음체질로 치료하였다.

한쪽으로만 씹게 되니 편측에 負荷가 누적되었고, 저작계통에 炎症을 초래하였다고 생각한다. 頸椎의 觸診에서 緊張이 발견되어 척추방을 主方으로 하였다.

▣ 충동조절장애

▣ 충동조절장애 ▣		
김○○	남	1992년생(25세)

[1] 초진일 :   2016년 7월 29일(金)

[2] C/C :   자위행위를 너무 자주 한다.(하루 5회 정도)

[3] P/H :   군대에서 자위행위를 배웠다. 이후 너무 이 일에 몰두를 한다.

2개월 전부터 정신과에서 약을 복용하고 있다.

174.4cm / 59kg

[4] 감별체질 : 토음체질(Gas.)

[5] 치료경과

회수	날짜	치료 및 경과
1	7. 29.	
		VIIIqXqIV", ×2 lt.
2	8. 1.	침 맞은 후에 잠이 왔고, 마음이 편했다.
		VIIIqXqIV", ×2 lt.
3	8. 3.	안정되는 기분이다.
		VIIIqXqIV", ×2 lt.
4	8. 8.	자위행위 회수는 하루 한 번 정도이다. 지난밤에 발등과 발바닥이 너무 가려워서 긁느라고 잠을 설쳤다. 피부에 상처가 났다.
		VIIIqXqIV", lt. + VIqIqIV", rt.

회수	날짜	치료 및 경과
5	8. 16.	피부소양감은 없다. 한약은 잘 먹는다.
		VIIIqXqIV",×2 lt.
6	8. 22.	조절되는 것 같다. 닭고기는 안 먹고 있다. 표정이 밝아짐.
		VIIIqXqIV",×2 lt.
7	8. 23.	오전 6시– 오후 3시 근무. 아침은 먹지 않고 자전거로 출근.
		VIIIqXqIV",×2 lt.
8	8. 26.	대체 휴무일임. 머리 빠지는 것은 멈춘 것 같다.
		VIIIqXqIV",×2 lt.
9	8. 29.	
		VIIIqXqIV",×2 lt.
10	9. 5.	전에는 2일에 한 번 꼴로 설사를 했는데, 한약 복용 후에는 배탈이 나지 않는다.
		VIIIqXqIV",×2 lt.
11.	9. 8.	엄마 방문.

[6] 고찰

자위행위에 몰두하는 청년이 있다. 그런데 그것을 엄마에게도 들키고 한 살 아래인 여동생에게도 들킨다. 엄마와 여동생은 견디다 못해서 정신과에 데리고 갔다. 그리고 병명을 듣고 약을 처방 받았다. 약을 복용한 뒤로는 횟수가 조금 준 것 같아서 엄마와 여동생은 좀 안도하는 상황이었다.

정신과 약을 복용하면서 횟수가 좀 줄었다고 하였는데, 그 약을 계속 복용하여 이 청년이 자신의 상황을 타개할 수 있으리라고 생각하지는 않는다. 이 청년은 정신과에 가서 '충동조절장애'라는 표식을 얻었을 뿐이다. 의사는 진단과 처방 외에 어떤 구체적인 코멘트도 하지 않았다.

물론 나도 전후 사정을 살피지 않고, 이 청년이 처한 상태만을 보고 상기 치료경과와 동일한 치료를 진행할 수 있다. 그런데 이 청년이 겪고 있는 곤란함이 그의 잘

못인가, 그의 故意인가? 엄마도 동생도 다만 손가락질을 할 뿐이다. '너는 왜 그 모양이야!'

이 청년의 이모와 외조모가 먼저 치료를 받으러 다니던 어느 날, 외조모가 내 손을 잡더니 "우리 손주 좀 잘 부탁합니데이." 하는 것이다. 묘한 병을 앓고 있다고 하였는데, 이모도 구체적인 상태에 대해서는 알려주지 않고 그저 잘 부탁한다고 신신당부를 하였다.

초진 당일에 엄마와 함께 왔는데 엄마를 먼저 보면서 이 청년이 처한 상황에 대한 대략적인 설명을 들었다. 그런데 이야기 도중에 엄마가 현재 남매와 함께 지내지는 않는다는 것을 알게 되었다. 다른 지방에서 지내면서 한 달이나 두 달에 한 번 잠깐씩 다녀간다는 것이다. 그래서 청년의 아버지에 대해 물었더니 그 분은 또, 다른 곳에 살고 있다는 것이다. 이혼을 한 것인가 했더니 이혼을 안 해주어 별거 중인데 자신의 귀책사유로 그리 되었다는 것이다. 순간적으로 상황을 파악하고 더 이상 묻지 않았다.

이 청년을 네 번 만나는 동안 '自慰'라는 말을 한 번도 입에 올리지 않았다. 첫 날에는, 닭고기를 무척 좋아한다는 것, 정신과 약을 복용한 이후에 배가 잘 고프지 않는다는 것, 근래에 머리가 많이 빠진다는 것을 알게 되었다.

두 번째 올 때는 여동생도 함께 왔다. 이모가 사전에, 그동안 여동생이 마치 엄마나 누나처럼 이 청년을 돌봐왔었다고 알려주었다. 체질을 보니 엄마나 오빠와는 다른 체질이었다. 아빠를 닮은 것이다. 엄마의 상황을 이해하느냐고 물었더니 자신은 엄마를 이해할 수 없다고 했다. 나는 당일에 이 두 사람(엄마와 여동생)을 만나기 전에 두 사람에게 당부할 것을 미리 정하고 있었다.

여동생에게 한 가지만 부탁할 테니 꼭 지켜달라고 했다. 이 시간 이후에 오빠에게 '왜 그 모양이냐'는 투의 지적을 하지 말아달라고 했다. 왜 그래야 하는지를 짧게 설명했는데 금방 알아들었다. 그리고 엄마에게도 동일하게 전달했고 엄마도 역시 상황을 바로 이해했다.

결혼 5년 후부터 그 일이 있었고 5년을 더 보낸 후부터 별거 중이라는 것이며, 그 때 만났던 남자분에게 아이들을 다 키우면 함께 지내겠다고 약속을 해서 지금 그렇게 지내고 있다고 했다.

두 남매가 지나온 날들에 대해 이 엄마에게 무엇을 추궁할 필요는 없을 것이다. 청년에게 여동생에게 했던 동일한 질문을 했다. 그랬더니 자신은 엄마가 이해된다는 것이다. 아빠를 세 달에 한번 정도 만나는데 자기는 아빠가 싫다고 했다.

이 청년의 체질로 보면 이 청년이 가진 충동조절장애는 陰虛火動이다. 그래서 건조한 땅과 거의 말라버린 연못을 예로 들면서 설명을 해주었다. 그랬더니 쉽게 이해했다. 머리가 빠지는 것까지도. 또래보다는 좀 모자란 듯한 이 청년이 자신의 상황을 이해했으므로 병은 이미 반은 고친 셈이라고 생각한다. 그리고 닭고기와 매운 음식을 먹지 말라고 당부했다.

세 번째 만나는 날 토음체질 섭생표를 주었고, 두 번 온 여동생에게는 금양체질 섭생표를 주었다. 그리고 지금까지 해왔던 것처럼 오빠를 잘 보살피라고 여동생에게 당부했다. 이 청년은 E마트에 근무한다. 매주 쉬는데 쉬는 날이 일정하지는 않다. 그래서 쉬는 날마다 꾸준히 나를 만나자고 했다.

8월 8일(月)에 네 번째 왔는데 지난 밤에 발과 바닥이 가려워서 긁느라고 잠을 설쳤다고 했다. 그래서 침처방을 오른쪽에 추가했다. 소양인 가미지황탕 1개월분을 주었다. / 20160808

9월 8일(木)에 이 청년의 엄마가 한의원에 왔다. 월요일에 올라왔다고 한다. 이전에는 퇴근하는 아들이 웃는 모습을 한 번도 본 적이 없었다며, 자신만만한 모습에다 웃는 얼굴로 퇴근하는 아들이 너무 놀랍다는 것이다.[8] 그리고 그동안 스스로 한의원에 열심히 치료를 받으러 왔다는 것도 대견하다고 했다. 아들을 이렇게 변화시켜주어서 아주 감사하다는 인사를 반복했다.

이 청년을 만난 후에 나는 청년의 큰 이모에게 '조카를 내가 맡겠다'고 다짐했었다. 이제 시작이기는 하지만, 지금 이 청년은 분명 예전과는 다른 길에 서 있다. 그런 역할을 잘 했다고 자평하고 이 보고서를 마무리한다.

물론 앞으로 상담과 치료는 계속할 것이다. / 20160908

---

8 직장일이 힘들다면서 그만두겠다는 말을 늘 입에 달고 있었다고 한다.

▣ 眩暈

▣ 眩暈 ▣		
조○○	여	1945년생(71세)

[1] 초진일 : 2016년 9월 2일(金)

[2] C/C : 보름 전부터 머리가 흔들리고 어지럽고 들 수가 없다.

병원에 가서 머리와 이비인후과 검사를 했으나 이상이 없다고 한다.

[3] P/H : 근래에 계속 토하고 설사를 했다.

고대안산병원에 다시 가서 제반 검사(갑상선/위내시경/초음파/대소변)를

했으나 별 이상을 발견하지 못했다.

대장에 용종과 선종이 있어서 수술을 받은 경력이 있다.

고혈압, 당뇨, 협심증 약을 복용 중이다. 현재 구내염도 있다.

혈압 114/71(11:19)

[4] 감별체질 : 목양체질(Hep.)

[5] 치료경과

회수	날짜	치료 및 경과
1	9. 2.	
		IqVqIII",×2 rt. + IqVIIIqIII",×2 lt. / 태음대보탕 6봉
2	9. 3.	조금 먹었다. 心下가 답답하다. 설사는 하지 않는다. 어지러움은 변화가 없다. 혈압 : 113/76(09:35) 혈당 : 225
		IqVqIII", rt. + IqVIIIqIII",×2 lt.

회수	날짜	치료 및 경과
3	9. 5.	한의원에 온 이후에는 설사를 하지 않았다. 오늘 아침에 대변을 보았다. 머리 증상이 조금 나아졌다. 아침에 미역국과 밥을 먹었다. 가슴이 답답하고 벌렁거린다. 혈압약을 안 먹고 있다. 혈압 : 125/74(09:47) 목양체질 섭생표 드림
		IqVIIIqIII",×2 rt. + IqVqIII", lt. / 태음대보탕 10봉
4	9. 6.	잠이 잘 안 옴. 가슴 벌렁거림 호전. 미역국 / 갈비탕 / 깍두기 / 우엉조림 드심. 혈압 : 113/73(10:03) 혈당 : 243
		XqVIIIqIV",×2 lt. + IqVqIII", rt. / 혈압약은 빼고 드시라고 함
5	9. 7.	점심에 장어를 먹고 저녁에 당뇨약을 먹었는데 속이 불편함. 저녁을 안 드심. 아침에는 식사를 하심. 구미불호. 혈당 : 213
		XqVIIIqIV",×2 lt. + IqVqIII", rt.
6	9. 8.	어제 저녁에 갈비탕과 사과, 유과, 배를 먹고 아침에 미역국을 먹었는데 아침에 설사를 세 번 했다. 혈압 : 110/70(09:41) 혈당 : 140
		XqVIIIqIV",×2 lt. + IqVqIII", rt.
7	9. 9.	어제 한의원에 와서 설사하고 안 했다. 아침에 대변을 조금 보았다. 혈압 : 110/70(09:59) 혈당 : 220
		XqVIIIqIV",×2 lt. + IqVqIII", rt.
8	9. 12.	토요일 오전에 설사를 네 번 했다. 어제는 대변을 안 보고 오늘 아침에 묽게 보았다. 미역국을 버리고 사골국을 드신다. 현훈은 많이 개선되었다. 혈압 : 120/74(09:40)
		XqVIIIqIV",×2 lt. + IqVqIII", rt. / 가미청심연자탕 1개월분
9	9. 13.	오늘 아침에 조금 대변을 보았다. 저녁 7시부터 새벽 2시까지 주무셨는데 오랫만에 잘 잤다. 입맛은 아직 없다. 혈압약만 빼고 다른 약은 복용 중이다. 혈압 : 122/85(09:44)
		XqVIIIqIV",×2 lt. + IqVqIII", rt.
10	9. 20.	설사는 안 했다. 가슴이 두근거리고 입이 쓰다. 잠은 잘 잔다. 혈압 : 112/75(12:32)
		XqVIIIqIV",×2 lt. + IqVqIII", rt.

회수	날짜	치료 및 경과
11	9. 24.	혈압 : 117/83(10:05) 혈당 : 146
		XqVIIIqIV"qVIq lt. + IqVqIII", rt.
12	9. 27.	여러가지 정황이 좋아짐. 혈압 : 111/77(09:45) 혈당 : 146
		XqVIIIqIV",×2 lt. + IqVIIIa,×2 rt.
13	9. 30.	잠, 입맛, 대변, 머리, 모든 불편 증상이 개선되었다. 다른 사람들이 얼굴이 좋아졌다고 한다. 혈압 : 124/71(09:32)
		XqVIIIqIV",×2 lt. + IqVIIIa,×2 rt.

[6] 고찰

사실 이 환자분은 체질을 감별하기 위해서 왔다. 본인은 아주 고통스러운데 검사를 실시한 병원에서는 원인을 찾지 못하니 답답했는데, 주위에서 체질을 보라고 권유했다는 것이다.

환자분을 모시고 온 사위에게 혈압강하제 때문에 생긴 腦虛血 상태라고 했더니, 병원에서도 뇌허혈이라고 했다는 것이다.

첫날과 둘째날은 위장 치료를 主方으로 했고, 세 번째 내원한 날에 아침 식사를 잘 하셨다고 하여 활력응용방을 주방으로 하였다. 위장 처방을 KFP442로 한 것은 구내염을 함께 고려한 것이다. / 20160905

혈압이 생각처럼 쉽게 올라가지 않는다.

그리고 섭생표를 드린 후에 식사를 잘 맞춰서 드시는 것 같은데도 자주 설사를 하였다. 아마도 복용 중인 양약과 관련이 있는 것 같다. 13일 이후로는 설사를 하지 않았다.

30일에 오셨는데 안색이 많이 좋아졌다. 그래서 말씀을 드렸더니 주위에서도 그렇게 말한다고 한다. 그래서 고기 열심히 드시라고 권고를 드리고 치료를 종료하였다. / 20160930

◼ 痛風

◼ 痛風 ◼		
김○○	남	1967년생(50세)

[1] 초진일 : 2016년 9월 3일(土)

[2] C/C : 왼쪽 발목 안쪽 통풍 증상

[3] P/H : 2-3년 전에 통풍 진단을 받고 부천 순천향병원에서 9개월간 약을 복용하였다. 처음에는 왼쪽 엄지 발가락과 발목에 증상이 발생했다.

알콜성 지방간으로 4-5년 약을 복용하고 있다. 간 초음파 검사는 1달 전에 받았다. 3개월 주기로 검사를 받고 있다.

당뇨와 고혈압도 있다.

대변은 軟泄 경향으로 하루 3회 이상이다.

[4] 감별체질 : 토양체질(Pan.)

[5] 치료경과

회수	날짜	치료 및 경과
1	9. 3.	IXoIIIoIII'.×3 rt. + IXoV.×3 lt. / 양격산화탕 6봉
		침 치료 후에 베드에서 내려와서 걸어보라고 하니 디디기가 수월하다고 함.
2	9. 7.	증상이 10% 정도 남음. 발목보다는 발바닥 쪽으로 불편함.
		IXoIIIoIII'.×3 rt. + IXoV.×3 lt. / 양격산화탕 6봉

[6] 고찰

왼쪽이 반관맥이라 오른쪽 脈만으로 체질을 판단해야 했는데, 태도로 보아 토양 체질임을 알았다. 약간 거들먹거리고 급하다.

환자는 자신의 병을 알고 있고, 이번에 발생한 증상은 7일 이후에 해소되었을 테 니 다시 내원하지는 않을 것이다.

兼方으로 장염방을 3배방으로 쓴 것은 肝과 膵를 함께 고려한 것이다.

▣ 대상포진 의심

▣ 대상포진 의심 ▣		
이○○	여	1972년생(44세)

[1] 초진일 :   2016년 9월 6일(火)

[2] C/C :   후두부 통증 심함

[3] P/H :   어제부터 후두부로 찌르듯이 아프다. 고개를 돌릴 수가 없다.

1주일 전에 코감기를 앓았고, 음식물을 삼킬 때 후두부로 이물감과 불편함이 있다. 뺨에 혈관염이 있다.

[4] 감별체질 : 토양체질(Pan.)

[5] 치료경과

회수	날짜	치료 및 경과
1	9. 6.	IXoIVoIII'.×3 rt. + IXoVoIII'. lt. / 凉膈散火湯 2봉
2	9. 7.	어제보다는 호전되었다. 아직도 침 삼킬 때는 통증이 있다. 오른쪽이 더 불편하다.
		IXoIVoIII'.×3 lt. + IXoVoIII'. rt. / 양격산화탕 2봉
3	9. 8.	통증과 불편감은 1-2/10 정도이다. 혈관염도 좀 가라앉음. 삼킬 때 불편함은 없다. 토양체질 섭생표 줌.
		IXoIVoIII'.×3 lt. + IXoVoIII'. rt. / 양격산화탕 6봉

[6] 고찰

환자의 호소를 듣고 대상포진이 의심되어 증상이 나타나기 전에 감기 증상이 있었는지 물었다. 환자는 상당히 전투적인 성향의 여성이다. 나쁘게 말하면 첫인상에는 약간 싸가지가 없다. 그러니 아픈 상태의 이 환자는 더 上衝되어 있다. 얼굴의 혈관염이 도드라져 보인다.

이런 토양체질 환자는 기선 제압이 중요하다.

단순히 경추의 이상이라면 식도 부근의 임파선이 붓지는 않았을 것이다. 임파선이 부었다는 것은 感染이라는 표식이다. 그래서 대상포진 처방으로 접근했다.

양격산화탕은 상충된 기운을 풀어주기 위함이다.

9일(金)에는 출장을 가고 토요일에도 오기가 힘들다고 하여 8일에 양격산화탕을 3일분을 주었다. 피부에 돋는 증상이 생기지 않으면 내원할 필요가 없다고 하였다.

▣ 어깨 근육통

<table>
<tr><td colspan="3" align="center">▣ 어깨 근육통 ▣</td></tr>
<tr><td align="center">김○○</td><td align="center">여</td><td align="center">1964년생(53세)</td></tr>
</table>

[1] 초진일 : 2016년 9월 21일(水)

[2] C/C : 오른쪽 견갑부가 불편하고 어깨를 위로 올리기가 힘들다.

[3] P/H : 오늘 딸기를 심었는데 같은 자세를 반복했다.

눈이 간지럽고 콧물이 있고 재채기가 나온다.

추석 전에 콧물과 재채기가 심해서 혈압이 195/95가 된 적이 있었다.

[4] 감별체질 : 목양체질(Hep.)

[5] 치료경과

회수	날짜	치료 및 경과
1	9. 21.	IoVIoIII". rt. + IoVIIa.×3 lt.
		침을 시술한 후에 바로 팔이 올라가고 통증과 불편감이 소실됨.

[6] 고찰

9월 21일에 하우스 딸기를 심으면 12월 21일에 수확을 한다고 한다.[9]

같은 자세를 반복해서 근육에 피로가 쌓이고 긴장이 많이 되었을 것이다. 그래서

---

9 2017년 12월 29일에 왔다. 이번에는 감기 기운이 있다. 딸기 수확철이라 바빠서 자주 올 수는 없다고 한다. / 20180101

근육의 긴장을 풀어주는 의미로 장염방을 썼다.

추석(15일) 전부터 이어 온 비염 증세가 이 환자분의 현재 상태를 상징한다고 판단해서 바이러스방을 主方으로 삼았다.

▣ 소화불량

▣ 소화불량 ▣		
김○○	여	1981년생(36세)

[1] 초진일 : 2016년 9월 21일(水)

[2] C/C : 메슥거리고 토하고 싶다.

[3] P/H : 주소증이 1개월 전부터 그렇다.

가슴이 두근거린다. 잠은 자다가 깨다가 한다.

월경 주기는 정상인데 간혹 통증이 있어서 진통제를 복용한다.

[4] 감별체질 : 수양체질(Ren.)

[5] 치료경과

회수	날짜	치료 및 경과
1	9. 21.	IXqIIIqIII', rt. + IXqVIqIII', lt.
		침 치료 후에 편하다고 함. / 청위단 1병(10알)
2	9. 23.	많이 편해졌고 가슴 두근거림도 없었다. 잠도 잘 잤다.
		IXqIIIqIII', rt. + IXqVIqIII', lt. / 보중양위탕 1개월분

[6] 고찰

체질과 불편한 기간을 고려하여 3단방으로 하였다.

23일에도 동일하게 치료한 후에 똑같이 한방소화제를 주려고 했더니, 보약을 먹고 싶다는 것이다. 그래서 소화제 처방은 취소하고 소음인 보중양위탕 1개월분을 처방하였다.

한 달간 고생한 것이 침 치료 한 번에 좋아져서 신뢰가 생긴 것 같다.

■ 頭重暗

■ 頭重暗 ■		
유○○	여	1977년생(39세)

[1] 초진일 : 2016년 9월 28일(水)

[2] C/C : 머리가 무겁고 멍하다.

[3] P/H : 지난 금요일(23일)에 체했고, 토요일에는 토하고 설사를 했다.
명치가 답답하고 압통이 있다.

[4] 감별체질 : 목양체질(Hep.)

[5] 치료경과

회수	날짜	치료 및 경과
1	9. 28.	IqVqIII", rt. + IqVIqIII", lt.
		침 치료 후에 심하 압통이 변화가 없다. / 청위단 1통
2	9. 29.	별로 변화가 없다. 대변은 보았는데 시원하지 않았다. 혈압 체크 : 111/65(11:03)
		IqVIIIqIII",×2 rt. + IqVqIII", lt. 〉좀 나아짐
3	9. 30.	뒷목이 무겁고 속이 좀 뜨끔거린다. 대변은 잘 보았다.
		IqVIIIqIII",×2 rt. + IqVqIII", lt.
4	10. 1.	머리 증상과 명치의 답답함이 좋아졌다. 잠도 잘 잤다. 얼굴 표정이 많이 좋아졌다. 혈압 체크 : 126/81(11:01) 목양체질 섭생표 줌.
		IqVIIIqIII",×2 rt. + IqVqIII", lt. / 청위단 1통

회수	날짜	치료 및 경과
5	10. 4.	먹지 말아야 할 것을 먹고 탈이 났다. 뷔페에 가서 초밥을 먹고 토하고 설사를 했다.
		IqVqIII'', rt. + IqVIqIII'', lt.

[6] 고찰

9월 2일에 내원했던 조○○ 님의 상황과 비슷하다. 목양체질이므로 활력방이 반드시 필요했던 케이스이다.

■ 안면신경마비

■ 안면신경마비 ■		
이○○	여	1950년생(67세)

[1] 초진일 : 2016년 10월 1일(土)

[2] C/C : 오른쪽 안면신경이 마비되었다.

[3] P/H : 오른쪽으로 전반적으로 마비되었고 上眼瞼만 움직인다.

9월 14일에 인지했다. 그 전에 귀 뒤쪽이 당기는 증상이 있었다. 집이 구로동인데 근처 한의원에서 침을 열 번 정도 맞았다.

9월 30일에 강동구에 있는 ○○한의원에 가서 1회 치료를 받았다.

2년 전에도 오른쪽에 발병한 적이 있다.

고혈압, 당뇨, 심장약을 복용 중이다.

왼쪽 슬관절이 변형되어 비틀어졌고, 양쪽 발목 근처와 손목에 乾癬이 있다. 올해 초에 생겼다고 한다.

[4] 감별체질 : 토양체질 〉 토음체질(Gas.)

[5] 치료경과

회수	날짜	치료 및 경과
1	10. 1.	Pan. IXoIVoIII'.×3 lt. + VIIoVoIII'. rt. / 형방도적산 4봉
		사진 촬영
2	10. 4.	눈이 약간 감기고, 윗입술이 약간 회복됨. 사진촬영
		IXoIVoIII'.×3 lt. + VIIoVoIII'. rt. / 형방도적산 4봉

회수	날짜	치료 및 경과
3	10. 6.	뺨에 약간 감각이 옴. 아래 눈꺼풀 움직임. IXoIVoIII'.×3 lt. + VIIoVoIII'. rt. / 형방도적산 4봉
4	10. 8.	회복 속도가 더디다. 아랫입술 변화. XoIIIoIV'oVo lt. + VIIoVoIII'. rt. / 형방도적산 4봉
5	10. 10.	귀 뒤가 아프지 않다. 사진촬영 XoIIIoIV'oVo rt. + VIIoVoIII'. lt. / 형방도적산 4봉
6	10. 12.	 XoIIIoIV'oVo rt. + VIIoVoIII'.×3 lt. / 가미지황탕 4봉
7	10. 17.	변화가 없음. 토음체질로 변경하여 치료. Gas. VoIXoIII".×3 lt. + VoIIoIII". rt. / 가미지황탕 4봉
8	10. 19.	鼻翼에 반응이 없음. VoIXoIII".×3 lt. + VoIIoIII". rt. / 가미지황탕 4봉
9	10. 21.	 VoIXoIII"oVIIIoVIo×3 lt. + VoIIoIII". rt. / 가미지황탕 4봉
10	10. 24.	왼쪽 눈이 깜빡거린다. VoIXoIII"oVIIIoVIo lt. + VIoIoIV"oIXo rt. / 독활지황탕 4봉
11	10. 26.	건선 좀 좋아짐. 안면마비 회복 상태 : 60점 VoIXoIII"oVIIIoVIo lt. + VIoIoIV"oIXo rt. / 가미지황탕 한달분
12	10. 28.	진전이 없음. VoIXoIII"oVIoVIIIo lt. + VoIIoIII". rt.
13	10. 31.	안면마비 회복 상태 : 65점 VoIXoIII"oVIoVIIIo×3 lt. + VoIIoIII". rt.
14	11. 3.	2일부터 감기 몸살 옴. 안면마비 회복 상태 : 70점 VoIXoIII"oVIoVIIIo×3 lt. + VIoIIoIV"oVIIoIo rt.
15	11. 5.	기침 소리가 깊다. VoIXoIII"oVIoVIIIo×3 lt. + VIoIIoIV"oVIIoIo rt.
16	11. 7.	오른쪽 비익 부분이 가렵다. VoIXoIII"oVIoVIIIo lt. + VIoIIoIV"oVIIoIo rt.

회수	날짜	치료 및 경과
17	11. 10.	내과에 가서 기침약을 타서 먹는다. 왼쪽 눈이 자꾸 깜빡거린다. 내과에서 혈압이 높다고 한다. 안면마비 회복 상태 : 80점 VoVIIoIII"oVIoVIIIo×3 lt. 〉 자침 후에 145/90
18	11. 12.	안면마비 회복 상태 : 85점 VoVIIoIII"oVIoVIIIo×3 lt. 〉 자침 후에 119/78 (11:22)
19	11. 14.	기침이 경감되고 기운이 좀 생기는 것 같다. VoVIIoIII"oVIIIoVIo×3 lt.
20	11. 19.	VoVIIoIII"oVIIIoVIo×3 lt. + VoIIoIII". rt.
21	11. 21.	기침이 아직 완전히 멈추지는 않았다. 코 주름 약간 잡힘. VoVIIoIII"oVIIIoVIo×3 lt. + VoIIoIII". rt.
22	11. 23.	김장하고 피곤해서 인중 부위에 포진이 생김. 기침 간혹 한 번씩 한다. VoVIIoIII"oVIIIoVIo lt. + VoIIoIII". rt.
23	11. 25.	VoVIIoIII"oVIIIoVIo lt. + VoIIoIII". rt.
24	11. 28.	人中 부위 포진이 남아있다. VoVIIoIII"oVIIIoVIo lt. + VoIIoIII". rt.
25	11. 30.	왼쪽 눈이 깜빡이는 것이 호전되었다. VoVIIoIII"oVIIIoVIo lt. + VoIIoIII". rt.
26	12. 2.	VoVIIoIII"oVIIIoVIo lt. + VoIIoIII". rt.
27	12. 5.	안면마비 회복 상태 : 95점 VoVIIoIII"oVIIIoVIo lt. + VoIIoIII". rt.
28	12. 7.	코주름 거의 됨. 부족한 곳 : 구각과 콧잔등 주름 VoVIIoIII"oVIIIoVIo lt. + VoIIoIII". rt.

회수	날짜	치료 및 경과
29	12. 9.	건선이 많이 호전됨. 발목 쪽은 소실, 왼손목에 약간 흔적 있음. 안면신경마비 회복 상태 : 97점
		VoVIIoIII"oVIIIoVIo lt. + VoIIoIII". rt.
30	12. 12.	BP 163/89(11:22)
		VoVIIoIII"oVIIIoVIo lt. + VoIIoIII". rt. 〉BP 133/80(11:28)

[6] 고찰

처음에는 토양체질로 했고, 7회 이후에 토음체질로 치료하였다.

환자분은 고혈압, 당뇨, 심장약을 복용 중이며, 2년 전에도 오른쪽에 발병한 적이 있다. 그래서 쉽지는 않겠다고 생각은 했었다. 하지만 이런 정도로 치료가 길어질 것은 전혀 생각하지 못했다. 보통의 케이스에 비해서 3배 정도 느린 것 같다.

30회 치료 시점에 완전히 정상적으로 회복되지는 않았다.

이후에 한 번 더 방문하였는데 혈압이 계속 높게 나왔다. 이것이 걱정스럽다.

▣ 만성 위염 & 불안장애

▣ 만성 위염 & 불안장애 ▣		
김○○	여	1966년생(51세)

[1] 초진일 : 2016년 10월 7일(金)

[2] C/C : 위가 전체적으로 아프다. 화끈거리는 기분이 있다. 늘 트림이 난다.

[3] P/H : 주소의 증상이 심하게 된 것은 5개월 정도 되었다.

숨 쉬기가 힘들다. 과민성 방광이다.

대변이 묽은 경향이었는데 한약을 복용한 이후로는 굳어졌다.

[4] 감별체질 : 수양체질(Ren.)

[5] 치료경과

회수	날짜	치료 및 경과
1	10. 7.	IXqIIIqIII′,×2 rt. + IXqVIqIII′, lt.
		침을 맞은 후에 좀 편하다.
2	10. 10.	속이 좀 편하고 트림이 좀 감소했다. 소변이 예민한 것이 계속 그렇다.
		IXqIIIqIII′,×2 rt. + IXqVIqIII′, lt.
3	10. 12.	위가 힘이 없는 것 같다. 통증은 많이 가라앉았는데 약간 역류하는 느낌이 있다. 트림은 더 줄었고, 전에는 대변이 까맣게 나왔는데 침을 맞은 후에 황색 대변을 보았다. BP 120/68 11:05
		IXqIIIqIII′,×2 rt. + IXqVIqIII′, lt.

회수	날짜	치료 및 경과
4	10. 14.	지난 밤에 빈뇨가 심했다. 평소에 아침에는 허기가 져서 자주 먹는다.
		IXqIIIqIII', ×2 rt. + IXqIVc, ×2 lt. / 소음인 補中養胃湯 1개월분
5	10. 17.	약을 먹으니 손이 따뜻해지는 것 같다. 소변은 아직 별 변화가 없다.
		IXqIVc, ×2 rt. + IXqIIIqIII', lt.
6	10. 19.	소변 보는 시간이 조금 길어지기는 했다.
		IXoV, ×3 rt. + IXoIII'a. lt.
7	10. 21.	19일 침 후에 좀 더 힘들었다. 소변이 더 많이 나오고 右下肢무력감이 더 심했다.
		VIIqIVqIII', lt. + IXqIIIqIII', rt.
8	10. 24.	소변에 거품이 많다. 대변은 하루 한 번 본다. 누우면 허리 부분이 화끈거리는 기분이 들어서 자주 뒤척이게 된다.
		IXoVc. ×3 rt. + IXoIVc. lt.
9	10. 26.	화끈거리는 기분이 조금 변화 경감.
		IXoVc. ×3 rt. + IXoIVc. lt.
10	10. 27.	예전에 신경정신과 가서 약 두 번 먹고 속이 뒤집어져서 못 먹었다. 가슴에 열감이 돌아다니면서 나타나고 재채기가 나기도 한다. 근래에는 대변이 좋다. 이런 대변을 보고 산 적이 없다.
		IXoV. ×3 rt. + IXoIII'a. lt.
11	10. 31.	열감은 경감되었다. 눈이 잘 안 떠진다.
		VIIIqVIqIV', ×2 lt.

[6] 고찰

이 환자는 서울 모처의 한의원에서 한약을 거의 2년간 복용했다고 한다. 약을 먹으면서 피로감과 잠이 많은 것은 개선되었다. 그런데 어느날부터 오른쪽 다리가 아프기 시작했고 頻尿 증상이 심해졌다. 그리고 그동안 없던 하지정맥류가 생겼고, 구토와 복통, 설사가 심해지더니 血尿까지 나왔다. 그래서 스스로 복용을 중지하고 인터넷에서 광고를 보고 위○○방병원을 찾아갔다. 그게 10월 6일이다. 그런데 그곳에서 상담을 받은 대로는 할 자신이 생기지 않아서 가지 않고 이곳에 오게 되었다. 10년 전에 8체질 진료를 받은 기억이 나서 인터넷에서 검색해서 왔다. 이 환자의 집은 안산이다.

10월 14일에 수양체질 섭생표를 주었는데, 집에 돌아가서 전화가 왔다. 10년 전에 는 목음체질로 감별을 받았다[10]면서 한약을 지은 것이 걱정된다는 것이다. 그래서 침을 통해 검증한 것이니 안심하라고 했다. / 20161014

이후에 치료를 계속하면서 처음에 호소한 胃腸 관계 증상은 많이 좋아졌는데, 올 때마다 새로운 불편에 대한 호소를 했다. 그래서 몇 번은 컨디션 변화가 없는 것인 지 의아했다. 소변에 대해 계속 호소하다가 24일에는 이상한 열감에 대해 말한 것 이다. 27일이 되어서, 이 환자분이 처한 상황에 대해 이해하게 되었다. 소화장애 이면에 도사리고 있던 것은 오래된 불안장애였다. 표면을 막았던 증상이 사라지 니 비로소 이 분의 진짜 문제가 무엇인지 드러나게 된 것이다. / 20161101

[7] 이후의 경과

회수	날짜	치료 및 경과
12	11. 2.	체중 : 45kg 10년 전에 사람에 대한 실망감으로 쇼크를 받았다.
		VIIIqVIqIII',×2 lt.
13	11. 4.	아침에 허리가 갑자기 아프다. 담 결린 것 같음.
		IXoVc.×3 rt. + VIIoVIoIII'. rt. 〉편하다.
14	11. 7.	허리는 4일 이후로 조금씩 덜해지더니 오늘은 괜찮다.
		VIIIqVIqIII',×2 lt. + IXqIIIqIII', rt.
15	11. 9.	컨디션은 좋아지고 있다.
		VIIIqVIqIII',×2 lt. + IXqIIIqIII', rt.
16	11. 11.	오리고기를 자주 먹는다.
		VIIIqVIqIII',×2 lt. + IXqIIIqIII', rt.
17	11. 14.	체중 : 46.2kg 잠을 깊이 못 자고 자주 깬다. 팔이 힘이 없고 후둘후둘 떨린다.
		VIIIqVIqIII',×2 lt. + IXqIIIqIII', rt.

---

10 대전 백○○한의원

회수	날짜	치료 및 경과
18	11. 16.	아침 조회 시간에 사람들 앞에서 이야기하려고 하면 머뭇거리게 되는 증상이 있었는데 이것이 사라졌다. 耳鳴도 사라졌다.
		VIIIqVIqIII',×2 lt. + IXqIIIa',×2 rt.
19	11. 18.	8년 전에 허리에 금침을 20개 맞았다.
		VIIIqVIqIII',×2 lt. + IXqIIIa',×2 rt.
20	11. 21.	허리는 전반적으로 호전되었다. 낮에는 소변 회수가 줄었다.
		VIIIqVIqIII',×2 lt. + IXoIVoIII'. rt.
21	11. 23.	
		VIIIqVIqIII',×2 lt. + IXoIVoIII'. rt.

■ 임신성 당뇨

■ 임신성 당뇨 ■		
고○○	여	1982년생(35세)

[1] 초진일 :   2016년 10월 22일(土)

[2] C/C :   임신 중 검진을 받고 있는데 1주일 전에 당뇨가 나옴.

[3] P/H :   2017년 1월 16일 출산 예정이다.

임신 중 검진 중에 1주일 전에 당뇨가 나옴.

공복당은 정상인데 식후혈당이 200 정도로 나와서 의사사 인슐린을 투여

해야 한다고 하여, 환자의 모친이 걱정이 되어서 데리고 옴

부천○○○병원에서 검사한 결과가 27일에 나온다고 함.

[4] 감별체질 : 목음체질(Cho.)

[5] 치료경과

회수	날짜	치료 및 경과
1	10. 22.	VIIoI.×3 lt. + VIIoIII'a. rt.
2	10. 24.	혈당 체크 : 99(18:55)
		VIIoI.×3 lt. + VIIoIII'a. rt.
3	10. 25.	혈당 체크 : 91
		VIIoI.×3 lt. + VIIoIII'a. rt.

회수	날짜	치료 및 경과
4	10. 26.	혈당 체크 : 93(18:33)
		VIIoI.×3 lt. + VIIoIII'a. rt.
5	10. 29.	27일 검사 결과 병원에서 인슐린을 맞지 말고 지켜보자고 했다.
		VIIoI.×3 lt. + VIIoIII'a. rt.

[6] 고찰

이 분은 怯이 굉장히 많다. 그런데 또 고집이 세다. 어머니가 과하게 참견하지 않았다면 의사의 말을 듣고 인슐린을 맞았을 것이다.

과학 기술이 발달하면서 의사들에게 쌓인 지식은 아주 많아졌다. 그런데 그것이 환자와 의사에게 안심을 보장하는 것이 아니라 오히려 불안을 助長한다. 의사로서는 혈당이 높아졌다는 사실을 알게 된 이상 그것에 대처할 방안을 모색해야 한다. 그래서 일차적으로 그것을 임신부에게 통보한다. 왜냐하면 향후에 발생할지도 모르는 나쁜 결과에 대한 책임 문제가 있기 때문이다. 아래와 같은 것이다.

임신성 당뇨가 있을 경우, 태아는 다음과 같은 위험을 겪을 가능성이 커집니다:
- 출산 중 부상
- 출생 후 저혈당 증세
- 호흡 곤란
- 황달
- 발달 장애
- 이후 생전에 제2형 당뇨병 발생

임신성 당뇨가 있을 경우 산모는 다음과 같은 위험을 겪을 가능성이 커집니다:
- 제2형 당뇨병
- 임신 중 고혈압
- 제왕절개
- 다음에 임신할 경우 임신성 당뇨병 발생

그래서 의사는 이 임신부에게 이런 결과에 대해 경고한다. 임신부는 당연히 아기의 위험에 대해서 고민할 수밖에 없다. 그리고 이 분은 아주 怯이 많다.

27일에 다행스런 결과가 나와서 인슐린을 맞지 않았다.

＊이전 치료 기록

회수	날짜	치료 및 경과
1	2012. 10. 27.	2012년 2월에 결혼함. 생리불순 한 달에 한 번 나오다가 세 달에 한 번 나오기도 함. 帶下가 있고 냄새가 심하다. 겁이 많다.
		VIIqIIIc, lt. + VIIqIVc, rt.
2	2012. 11. 3.	
		VIIqIIIc, lt. + VIIqIVc, rt.
3	2012. 11. 10.	帶下가 변화가 없음
		Hep. IqVc, ×2 rt. + IqVIc, lt.
4	2013. 1. 2.	VIIqIIIqIII', lt. + VIIqIV, rt.
		목음체질 섭생표 줌.

＊이후 혈당 점검 기록

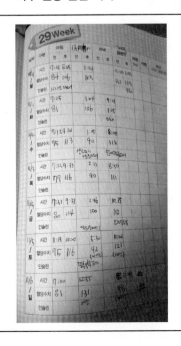

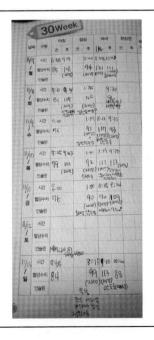

▣ 불면증

▣ 불면증 ▣		
양○○	남	1968년생(49세)

[1] 초진일 : 2016년 10월 27일(木)

[2] C/C : 한 달 전부터 불면증에 시달리고 있다.

[3] P/H : 3주 전부터 성모병원에서 항우울제와 항불안제를 처방 받아서 복용 중이다. 3알이다.

매일 아침에 대변을 세 번 보는데 거의 묽은 변을 본다.

심하비 상태가 되면 계속 방광을 자극하여 尿意를 느낀다.

체중 49kg

평소에 우유와 커피를 마시지 않음.

[4] 감별체질 : 금양체질(Pul.)

[5] 치료경과

회수	날짜	치료 및 경과
1	10. 27.	IoVII.×3 rt. + IoIII"a. lt. / 미후숙산탕 4봉
2	10. 28.	어제 한약을 두 번 먹었고, 저녁에 바나나를 끓여먹었는데 속이 불편했다. 집에 있는 반하사심탕 엑스를 먹고 좀 편해서 2시부터 6시까지 잤다. 지금까지 이렇게 잔 적은 없다. 오늘 아침에 약간 불안하다. 혈압 : 109/75 (10:19) / 금양체질 섭생표
		XqVIIIqIV",×2 lt. + IqVqIII", rt. / 미후숙산탕 1개월분

회수	날짜	치료 및 경과
3	11. 1.	대변이 좋아졌다. 변을 이렇게 본 것은 처음이다. 토요일에 잘 못자고 일요일에 4시간을 잤다. 그리고 새벽기도에 다녀왔다. 새벽기도에 간 것도 오랜만이다. 어제도 3시간 반 정도 잤다. 잠이 깊지는 않고 꿈을 꾼다. 오늘 운전하고 오면서 졸았다. 전에는 졸림 자체도 없었다. 심하비는 괜찮다. 요의 빈삭은 없었다. 한약이 좋은 것 같다. 음식표를 받은 이후로 잘 지키고 있다. 평소 굴을 많이 먹는다. XqVIIIqIV",×2 lt. + IqVqIII", rt.
4	11. 3.	1일은 11시 30분에서 3시까지, 2일은 11시 30분에서 3시에 잠깐 깼다가 바로 잠들어서 4시 30분까지 잤다. 어제 오전까지는 불안증이 있었는데 오후에 계속 졸리더니 여태껏 있었던 머리 눌림이 해소된 것 같다. 이후에 마음이 편해짐 새벽기도 다녀와서 잠이 와서 잠들려고 하면 무언가 엄습하는 기분이 든다. 좋지 않은 꿈을 꾼다. 요즘은 너무 좋아서 웃는다. 이렇게만 살면 좋겠다. 너무 기분이 좋다. 소변량이 증가했다. 우견관절이 불편한 것이 오래되었다. XqVIIIqIV",×2 lt.
5	11. 7.	어제 밤에 힘들었다. 토요일에 소고기를 먹었다. 주일 점심에 닭강정을 먹었다. 포도당 주사를 맞았더니 좋았다. 머리도 맑았다. XqVIIIqIV",×2 lt. + IqVqIII", rt.
6	11. 10.	이제 잠은 고정적으로 잔다. 두 시간 반에서 세 시간은 연속으로 자고 깨었다가 다시 누우면 잔다. 새벽기도 다녀와서 자고 싶은데 그런 기분이 계속 있다. 갑자기 신경 쓰는 일이 생겨서 2일간 두통이 심했다. 한약을 세 번 먹으니 확실히 좋다. 식욕이 더 좋다. IXoVIIoIII"oVIIIo lt. + IoIII"a. rt. / 경추 교정
7	11. 17.	소화 잘 된다. XqVIIIqIV",×2 lt.
8	11. 21.	잠은 이제 잘 자는 것 같다. 12시에서 4시까지 잔다. 담임 목사님께 말씀을 드리고 새벽기도를 안 가고 잠을 좀 더 잔다. XqVIIIqIV",×2 lt. + IqVqIII", rt. / 미후숙산탕 1개월분

회수	날짜	치료 및 경과
9	11. 23.	
		XqVIIIqIV'',×2 lt. + IqVqIII'', rt.
10	11. 30.	이제 잠은 잘 잔다. 12시 전에 잠들어서 6시까지 자는데, 중간에 한 번 소변 보려고 깬다. 새벽 느낌도 호전되었다. 낮에 약간 불안했다. 이번 약을 먹고는 약간 배가 꿀렁거리는 느낌이다.
		XqVIIIqIV'',×2 lt. + IqVqIII'', rt.
11	12. 5.	대변을 본 후에 배가 약간 꿀렁거린다.
		XqVIIIqIV'',×2 lt. + IqVqIII'', rt.

[6] 고찰

이 분은 인천에 있는 교회의 목사님이다. 교회 권사님의 소개로 왔다.

원인이 무엇일까 궁금해서 '무슨 문제냐'고 물었더니 사람이라고 한다. 환자분의 직분을 고려해서 더 묻지는 않으려 했는데, 사람에게서 상처를 깊게 받았고 그 사람을 계속 의심하게 된다고 하였다.

맥진을 하는 동안 눈물을 흘렸다. 밤에 자려고 누우면 무언가 엄습하는 기분이 들어서 무섭고 불안하다고 했다.

체질을 잘 보았는지 검증도 해야 하니까 일단 기본적인 자율신경 치료를 했다. 그리고 오히려 양약을 계속 복용해서는 불면증과 불안증에서 탈출할 수 없다고 설명하고 약을 끊으라고 권고하였다. 이로 인해 환자의 불안감이 더 커질 염려가 있어서 한약을 처방해야겠다고 말하였다.

환자분은 초진 이후로 3주 동안 복용하던 양약을 끊었다. 금양체질다운 결단력이다. / 20161101

이후 치료에서 점차 좋아졌다. 하지만 아직 불안 상태에서 탈출한 것은 아니다. 그래서 주처방을 계속 D'VP'442로 운용하고 있다. 수면이 안정되고 불안감이 해소되면 소화력도 더 회복될 것이다.

이후에는 오른 어깨를 치료해야 한다. / 20161204

◼ 요통

◼ 요통 ◼		
이○○	남	1962년생(53세)

[1] 초진일 :   2016년 11월 28일(月)

[2] C/C :   요통

앞으로 숙이는 게 어렵고 앉았다가 일어설 때 힘이 들어가지 않는다.

[3] P/H :   아침에 제품 박스를 들다가 허리 부위가 뚝 하면서 삐끗함.

평소에 허리가 좋지 않음.

[4] 감별체질 : 금음체질(Col.)

[5] 치료경과

회수	날짜	치료 및 경과
1	11. 28.	VIIoIoIII'. lt. + VIIoIc.×3 rt.
		침 시술 후에 동작 편해지고 통증 완화됨.

[6] 고찰

올해 8월 11일과 12일에 IX진료실에서 허리 치료를 받은 적이 있은 환자다. 기록을 보니 체질감별과 체질침에 관한 내용은 없다.

Greenpack이라는 로고가 적인 작업복을 입고 온 것을 보면 아마도 포장재 관련 작업장인 거 같다. 진료실 의자에 앉는데 자세가 어정쩡하다. 아침에 제품 박스를 들다가 삐끗했다는 것이다. 그러면서 평소에 허리가 좋지 않다고 말한다. 8월 기록을 보니 그때도 '원래 허리가 좋지 않다'고 적혀 있다.

요즘 날씨가 추워지면서 이 분처럼 작업 중에 허리를 다쳐서 내원하는 환자들이 많다. 전동베드에 올라가서 양말을 벗고 누우라고 하였다. 발가락양말인데 벗으면서 영 불편한 기색이다. 환자를 편히 눕게 한 후에 내가 양말을 벗길 수도 있지만, 환자의 상태를 관찰하고 그것을 본인에게 인지시키려고 일부러 그런 것이다. 누워서는 양 무릎을 세우게 하였다.

체질을 감별하고 체질침을 놓는데 맞는 혈자리마다 아픈 표현을 한다. 그래서 이 분이 금음체질이 아닌가 의심이 되었다. 반대쪽 장염방 3배방을 완결하고 다시 맥진을 한 후에 일어나보라고 하였다. 수월하게 일어나면서 본인이 흠칫 놀라는 기색이다. 그리고 양말을 신어보라고 하였다. 양말을 신으면서 혼자 웃는다. 베드에서 내려와서 서보라고 하였더니 신을 신으며 시키지도 않은 허리 돌리기 동작을 하면서 신기하다고 한다.

이 처방이 이 환자의 본디 좋지 않은 허리를 완쾌시킨 것은 아니다. 오늘 발생한 허리 근육의 과도한 긴장 상태를 해소시킨 것이다.

▣ 코골이

▣ 코골이 ▣		
박○○	여	2004년생(12세)

[1] 초진일 :   2016년 12월 2일(金)

[2] C/C :   코골이

[3] P/H :   목이 많이 부었고 코가 막힌다. 목이 아프다.
코골이가 심하다.

[4] 감별체질 : 목음체질(Cho.)

[5] 치료경과

회수	날짜	치료 및 경과
1	12. 2.	
		VIIqIIIa, lt. + VIIqIVa, rt.
2	12. 5.	
		VIIqIIIa, lt. + VIIqIVa, rt.
3	12. 7.	좀 덜 고는 것 같다. (방탄소년단 팬이다.)
4	12. 12.	많이 좋아졌다.
		VIIqIIIa, lt. + VIIqIVa, rt. / 목음체질 섭생표 줌
5	12. 14.	코 고는 상태가 1-2/10 정도이다. 목에 멍울진 것도 없어졌다.
		VIIqIIIa, lt. + VIIqIVa, rt.

[6] 고찰

이전에 코골이를 목표로 치료해본 적은 없었다. 하지만 환자가 보여주는 증상들을 개선시킨다면 코골이도 좋아질 수 있다고 판단하고 치료를 시작했다.

▣ 요통

▣ 요통 ▣		
박○○	남	1976년생

[1] 초진일 : 2016년 12월 14일(水)

[2] C/C : 허리 가운데로부터 양쪽 장골릉으로 전체적으로 아프고, 왼쪽 무릎쪽으로 불편함.

[3] P/H : 40시간 전부터 그렇다. 오래 앉아있고부터 그렇다.

[4] 감별체질 : 토음체질(Gas.)

[5] 치료경과

회수	날짜	치료 및 경과
1	12. 14.	VIIoIXoIII"oVIo×3 rt.
		일어나서 서게 했더니 금방 편하다며 신기하다고 한다.

[6] 고찰

오랫만에 JYP가 왔다. 8월 12일에 왔었으니 4개월만이다. 입시가 마무리되는 때라 한번쯤 오리라고 생각은 하고 있었다.

전에 DZPset을 써서 좋았던 경험이 있으므로, 무릎 쪽을 목표로 하여 胃經을 추가하였다. / 20161214 [11]

---

[11] 2017년 1월 2일에 방문하여 지난 번 침 치료 후에 모든 증상이 사라졌다고 하였다. / 20170102

입시생을 1년간 맡아서 가르치는 것이 이 분의 직업이다. 그래서 그 해의 대학입시가 마무리되면 꼭 찾아온다. 내게 오지 않는 동안은 집에서 가까운 곳에 다닌다고 한다. 이번에는 2017년 12월 29일에 부친의 보약을 지으러 왔다. / 20180101

▣ 감기 보고서_20161221 21:45

[1] 발병

2016년 12월 8일(木), 오후 8시부터 10시까지 부천여성근로자복지센터에서 39기 체질학교 제3講을 진행했다. 그날은 비가 조금 내렸고 분위기가 좀 음산했다. 강의를 끝내고 집에 가는데 咽喉部가 칼칼한 느낌이 있었다. 아마도 강의실이 추웠던 것 같다. 강좌관리직원이 난방기를 한 대만 가동을 시켰는데 그것은 강의하는 위치에서 제일 먼 곳이었다. 그런 환경에서 말을 했으니 목구멍 안쪽의 느낌이 그랬을 것이다. 평소에도 그러다가 괜찮아지곤 했으므로 放心을 하고 당일에 鍼을 맞지 않았다.

[2] 증상과 진행

금요일(9일) 아침부터 맑은 콧물이 흐르고 간혹 재채기가 나왔다. 그래서 출근을 해서 평소처럼 [VIIIoIVoIV'oIXoIIIo / K'BP'DF]을 맞았다. 惡寒은 그다지 심하지 않았고 發熱은 없고 頭痛도 없었다. 약간 무력감이 있으나 筋肉痛도 없었다. 입맛이 떨어지거나 소화장애도 없고 大便도 평소와 다르지 않았다.

토요일(10일)에도 출근해서 鍼을 맞았다. [VIIIoIVoIV'oIXoIIIo] 그날은 임상토론방이 있는 날인데 진행을 하는 도중에 콧물 양이 많아지고 재채기가 심하게 나왔다. 그런데 토론 모임을 끝낸 후에 뒤풀이를 하면서 맥주를 마셨다.

일요일(11일)부터 매우 힘들어졌다. 化膿性 분비물이 다량 배출되면서 코를 풀면 누런 콧물이 나왔고, 이것이 코에서 咽喉로 흘러내리면서 기침이 심해졌다.

이날 이후로는 동일한 증상이 반복되었는데, 낮에는 맑은 콧물이 앞과 뒤로 계속 흐르고 後鼻漏로 인한 기침이 나왔다. 밤에 자려고 누우면 후비루로 인한 기침으로 잠을 이루기가 힘들었다. 그리고 아침에 일어나면 밤새 화농되었던 분비물이 배출되면서 누런 코를 풀거나 뱉게 되었다. 아침 10시쯤까지는 화농성분비물을 배출하고 낮에는 다시 맑은 콧물이 흘렀다.

화요일(13일) 아침 8시 50분쯤에 한의원 근방의 내과에서 건강검진을 받느라고 흉부 방사선 촬영을 했다.

그리고 목요일(15일)은 39기 체질학교 종강날이었다. 그런데 참 妙한 것이다. 지난 3講에 참석했던 수강생들은 12명이었는데, 그 중 두 사람이 나와 동일한 증상의 감기에 당일에 함께 걸렸던 것이다. 나를 포함한 세 사람의 증상이 똑같았다. 그날은 終講이라 체질을 알려주는 날인데 두 사람이 모두 목음체질(Cho.)이었다. 나머지 열 명 중에는 목음체질이 없었다. 결과적으로 본다면 12월 8일에 우리 세 사람을 감염시킨 감기 바이러스는 목음체질에 특화된 바이러스였던 셈이다. 동일한 장소에서 같은 시간대에 동일한 체질의 세 사람이 동일한 증상의 감기에 함께 感染된 것이다.[12] 그리고 1주일이 지난 후의 증상이 똑같았다.

15일 밤에는 잠을 1시간 반밖에 자지 못했다. 누울 수가 없었다. 그래서 쿠션을 등에 괴고 비스듬히 기댄 채로 억지로 잠을 청했다. 그날 저녁에 평소에는 거의 먹지 않는 귤을 한 개 정도 먹었는데, 그것 때문에 酸이 역류하면서 인후를 더 자극했던 것 같다.

12월 17일(土), 1시에 한의원 진료를 끝내고, 오후 1시 30분부터 5시 30분까지 장애인 방문 진료를 했다. 그 날은 대상자가 일곱 명이었다. 12월 18일(日)에는 하루 종일 머리가 띵하게 아팠다.

[3] 치료

[VIIIoIVoIV'oIXoIIIo / K'BP'DF] 이 처방을 5회 정도 시술하다가, 너무 뻔하게 대처하는 것 같아서 여러 처방으로 바꾸어서 시술해 보았다. 아래와 같은 처방들이다.

[VIIoIVoIII'oVIIIo / KBPK'], [IXqIIIqIII'qIVq / DFPB], [IXoIVoIII'oIIIo / DBPF], [VIIoIVoIII'.+VIIqIIIa, / KBP+KFa]

이 중에서 [IXqIIIqIII'qIVq]와 [IXoIVoIII'oIIIo]을 선택한 것은 이번 감기의 증상이 예전에 急性副鼻洞炎을 앓을 때의 상황과 비슷하다고 느껴졌기 때문이다.[13] 그리고 이후에 앓았던 부비동염이 이런 처방으로 호전된 경험이 많았다.

하지만 鍼을 매일 맞아도 鍼은 나의 병세를 전혀 꺾지 못했다.

---

[12] 동일 시간 / 동일 공간 / 동일 체질 / 동일 감염 / 동일 진행 / 동일 증상
[13] 1998년 여름에 급성부비동염을 앓았을 때는 오한, 발열(고열), 극심한 두통, 신체무력감, 음식무미 등이 있었다. 그 때는 수음체질로 알고 있던 때라 침으로 전혀 효과가 없었고 결국에는 이비인후과에 갔다.
그때 발병 이유는, 예비군 동원훈련에 갔는데 서늘하고 눅눅한 야외 텐트 속에서 잔 것이다.

[4] 失機

감기가 시작된 후 총 다섯 번의 失機가 있었다고 판단한다. 첫째는 발병 당일에 침을 맞지 않은 것이다. 둘째는 12월 10일(土)의 飮酒다. 세 번째는 12월 13일(火)의 흉부 방사선 촬영이다. 네 번째는 12월 15일(木)의 講義다. 아내는 이것을 취소하든지 한 주 미루라고 권고했었다. 하지만 그날 강의를 하지 않았다면 목음체질 동반감기라는 중요한 사실을 발견하지 못했을 것이다. 다섯 번째는 12월 17일(土)의 장애인 방문진료다. 다행히도 그날은 그다지 춥지는 않았다. 하지만 평소에도 늘 피곤하고 처지는 토요일 오후에, 쉬지 못하고 車를 몰고 일곱 군데로 움직이며 다닌 것은 아프지 않은 때라도 몹시 지치는 일이다.

[5] 대책

오늘 점심 때 '3단방의 변천'을 마무리하면서 아이디어가 하나 생겼다. 사실 오늘 임상토론방 톡방과 임팔연 홈피 게시판에 올린 자료는 원래 DBPset에 대한 궁리를 진행하던 내용이었다. 애초 궁리를 시작할 때의 생각은 感氣와는 큰 관련은 없었고 감기와 관련한 내용이 조금은 들어 있었다.

DBPset를 감기에 응용한다면 KBP와의 감별점은 무엇인가를 먼저 설정해야만 한다. 이번 감기가 부비동염과 증상이 유사하다는 것에 착안을 했다.[14] 또 D방으로 한 것은 惡寒, 發熱, 頭痛, 身痛 같은 表證 양상이 없어서 이것이 表部보다 깊은 곳으로 바로 들어온 것이라고 판단한 것이다.

그리고 매일 동일한 증상이 반복되고 있다는 것은, 感染의 원인인 바이러스를 제대로 퇴치하지 못하고 있다는 뜻일 것이다. 그러니 2단에 B方은 반드시 필요하다.

나의 몸에 들어온 감기(바이러스)는 내게 불리한 환경이었을 때 나의 脆弱한 곳을 타고 들어왔다.(혹은 취약한 곳에서 活性化되었다.) 나와 같은 체질인 두 사람이 함께 發病했다. 지금 바이러스가 활발히 활동하고 있는 곳은 나의 취약 構造 중 하나인 코(鼻)다. 그곳으로 집중하는 방법이 있다. 大腸經이다. 대장경의 終止穴인 迎香이 코 옆이다.

이렇게 DBPset와 大腸經을 결합하면 [IXoIVoIII'oVIIIo / DBPK']가 된다. 高段方은 4段보다는 5段이 더 안정적이고 정확한 효과를 보여준다. 5단방에 맞게 순환구조를

---

14 물론 상기도 감염으로 감염성 비염이 되면서 부비동에도 함께 염증이 생길 수 있다.

맞추려면 5단에는 膽方이 와야 한다. 그래서 순환구조는 [水 → 火 → 金 → 木 / → 相 췐구조]이 된다. 4_5th formula의 목표도 補金瀉木으로 補金이 된다. 이런 과정을 통해 완성된 5단방이다. [IXoIVoIII'oVIIIoIIo / DBPK'V]

이 처방을 오후 5시쯤 맞았다. 퇴근길에 버스를 타고 가면서 '감기 유레카!!'라고 임상토론방 톡방에 올렸다.(19:29)

오늘이 감기에 걸린 지 13일째이니 나을 때가 되어서 그럴 수도 있다. 하지만 鍼을 맞기 전과는 상황이 확연히 달라졌다. 일단 콧물이 거의 나오지 않고, 침을 맞은 이후 지금까지 기침을 한 번도 하지 않았다. 後鼻漏가 없다는 것이다. 이런 저녁과 밤은 처음이다.

내 궁리와 아이디어가 적합했는지는 오늘밤에 잘 자는지, 그리고 내일 아침에 상태가 어떤지 보면 확실하게 알 수 있을 것이다. 잠자리에 들기 전에 침을 한 번 더 맞으려고 한다. / 20161221 23:12

12월 22일(木)

지난밤은 큰 불편 없이 잘 잤고, 아침에 콧물이 조금, 膿 배출이 약간 있다. 어제 5시 이후로 기침은 하지 않았다.

[IXoIVoIII'oVIIIoIIo / DBPK'V] 09:20

우측 흉곽 하부로 흉통 약간 있음. 담낭 부위가 아닌가?

콧물, 농배출 약간, 기침은 없음.

[IXoIVoIII'oVIIIo / DBPK'] 14:49

흉통 사라짐.

콧물, 농배출 약간, 기침은 없음.

[IXoIVoIII'oVIIIo / DBPK'] 17:50

[6] 臨八研 회원의 반응

김웅시_Pul

우리 직원은 한 번에 해결되더군요. 감사 / 20161230 16:29

김상열_Ren

선생님의 코감기 5단방에 수양체질도 일도쾌차 탁효를 보입니다. 코가 날아갈 것 같습니다. 저의 코감기 인생의 일대 전환이 이루어질 것 같습니다. 저 같은 경우는 이번에 골절통 무력감 현기증 두통 척추통 있었지만 코가 매우면서 비연이 매 감기에 발생했기 때문에 이번에 DBP로 했는데 일단 코는 좋은 경과를 보이고 있습니다. 제 평생 코 감기 은인이신 선생님께 다시 깊은 감사를 올립니다. 선생님 감사합니다.

단자로 1회만 시술했는데 코막힘도 없어지고 평소의 정상 상태로 회복이 되었습니다.

DBPK'V 5단으로 했는데 4단이 방광방이 된 것은 울광증이 방광의 울축된 양기가 상승하지 못해서라면 이해는 되는 것 같습니다.

아직 DBPD' DBPK'는 사용해 본 적이 없고 DBPF DFPB로는 반응이 나타나지 않고, 독감5단방만 조금씩 효과가 있어서 코감기에 목마름이 있었습니다. 그래서 이강재 선생님의 임상보고에서 공감을 더 많이 했습니다. / 20170102 08:34

7

2017년

2017년은 8체질의학에 입문한지 20년이 되는 해였다. 그래서 기념출간을 고민하다가 『체질맥진_Key of ECM』이 4월에 나왔다. 1997년에 입문할 당시에 그리고 이 이후로 20여 년간 내가 체질맥진에 관한 책을 쓰게 되리라고는 전혀 상상하지도 않았다.

체질맥진을 테마로 정하고 보니 정말 필요한 책이라고 판단했다. 그래서 문답식으로 아주 쉽게 썼다. 쉬운 글쓰기는 정말 어려운 작업이다. 문답식 서술 방식은 내게 여러 차례 영감을 준 혼마 쇼하쿠(本間祥白)의 책 『鍼灸經絡治療講話』에 대한 오마주였다.

2017년 한 해를 보내는 12월에 우리 임팔연은 역사적인 책을 세상에 내놓았다. 그것은 바로 『체질침의 새로운 처방 ZBPset』이다. 이 책은 2017년 6월에 시작되었고 6개월간 사례를 모으고 검증을 거친 결과물이다. 그것을 11월 19일에 열린 정기모임에서 발표하였고 한 달 간의 편집 작업을 거쳐서 12월 22일에 책이 나왔다. ZBPset은 체질침의 역사에서 그 존재가 드러난 적이 없는 처방이다. 우리는 새로운 생각을 일으켰다. 이것을 나는 '臨八研의 獨立宣言'이라고 규정한다. / 20171230

구분	초진일	질병/증상
1	1. 9.	구내염
2	1. 9.	두드러기
3	1. 23.	안면신경마비
4	2. 28.	변비
5	3. 20.	머리 흔들림
6	4. 18.	고혈압
7	4. 27.	단순 포진
8	5. 4.	꽃가루 알레르기
9	5. 9.	발목과 발등의 통증
10	5. 12.	발열
11	6. 5.	터널증후군
12	6. 8.	항생제 부작용
13	6. 13.	후두암동
14	6. 20.	슬관절통
15	6. 30.	요통
16	7. 12.	불면증, 조열
17	7. 12.	대퇴 장경인대 통증
18	9. 6.	대상포진 의심 통증
19	9. 7.	요통 & 무릎 불편
20	9. 7.	발뒤꿈치 통증
21	9. 16.	수음체질
22	9. 18.	중이염
23	9. 23.	타박 후유증
24	9. 28.	소화불량
25	9. 28.	고관절 부근 통증
26	10. 23.	조열
27	10. 30.	손목 통증
28	12. 5.	요통

▣ 구내염

▣ 구내염 ▣		
허○○	여	1997년생(20세)

[1] 초진일 :   2017년 1월 9일(月)

[2] C/C :   구내염

[3] P/H :   거의 일년 내내 구내염이 생긴다.

매운 것을 좋아한다.

잘 체한다.

[4] 감별체질 : 금양체질(Pul.)

[5] 치료경과

회수	날짜	치료 및 경과
1	1. 9.	IIoVIoIV"oXo rt. + IqVqIII", lt.
		미후숙산탕 1개월분
2	1. 16.	9일 이후로 구내염이 생기지 않았다.
		IIoVIoIV"oXo rt. + IqVqIII", lt.
3	1. 19.	소화도 잘 되고 여러 가지가 좋아졌다.
		IIoVIoIV"oXo rt. + IqVqIII", lt.
4	1. 25.	구내염이 2일 전에 하나 작게 생김. 소화는 좋다.
		IIoVIoIV"oXo rt. + IqVqIII", lt.

회수	날짜	치료 및 경과
5	2. 1.	구내염은 금방 나았다.
		IIoVIoIV"oXo rt. + IqVqIII", lt.
6	2. 7.	하나 생김.
		IIoVIoIV"oXo rt. + IqVqIII", lt.
7	2. 13.	7일 이후로 발생하지 않음.
		IIoVIoIV"oXo rt. + IqVqIII", lt.
8	2. 20.	이제는 구내염이 생기지 않고, 소화도 좋다. 모든 컨디션이 좋다.
		IIoVIoIV"oXo rt. + IqVqIII", lt. / 치료 종료함.

[6] 고찰

베체트씨병이 의심되었는데 환자의 어머니는 아직 병원에 가서 검사를 받아보지는 않았다고 하였다.

◼ 두드러기

◼ 두드러기 ◼		
이○○	여	1979년생(38세)

[1] 초진일 : 2017년 1월 9일(月)

[2] C/C : 두드러기

[3] P/H : 4개월 전에 두드러기가 발생했고 스테로이드를 복용 중이다.

스테로이드 때문에 체중이 5kg 증가했다.

현재 감기 몸살이 있고 비염도 있다.

4개월 동안 중간에 고등어를 먹을 때 심해지는 것을 알았다.

어렸을 때도 고등어를 먹으면 두드러기가 올라왔던 경험이 있다.

7월에 허리디스크 수술을 했다.

월경은 후기 경향이다.

변비가 심하다.

비타민, 철분제, 유산균을 먹고 있다.

혈압 120/79(15:23)

[4] 감별체질 : 목음체질(Cho.) 〉 토양체질(Pan.)

[5] 치료경과

회수	날짜	치료 및 경과
1	1. 9.	Cho. VIIqIVqIII', ×2 lt. + VIIqIIIqIII', rt. / 갈근해기탕 4봉

회수	날짜	치료 및 경과
2	1. 11.	밤에 가려움증 심하다. 목음체질 섭생표 줌.
		Cho. VIIqIVqIII',×2 lt. + VIIqIIIqIII', rt. / 갈근해기탕 1개월분
3	1. 13.	압박 받는 부분, 겨드랑이와 발목에 생긴다. 대변은 비교적 좋다. 음식 메모 지시 비타민제, 철분제 복용 중지 권고.
		Cho. VIIqIVqIII',×2 lt. + VIIqIIIqIII', rt.
4	1. 16.	두드러기가 더 심해졌다. 발열과 소양감이 극심하고, 엉덩이 부분과 왼팔은 부풀어서 부었다.
		Cho. VIIoI.×3 lt. + VIIqIIIqIII',×2 rt. / 양격산화탕 10봉
	1. 17.	15:00 전화통화 : 열이 삭았고, 소양감은 경감되었다. 대변은 보았다. 두드러기가 옆으로 퍼졌다. 어지러워서 내일 오겠다.
5	1. 18.	사과와 복숭아에 알러지가 있다.
		Pan. IXoV.×3 rt. + IXqIIIqIII',×2 lt. / 양격산화탕 10봉
6	1. 20.	자국만 남았다. 토양체질 섭생표 줌.
		Pan. IXoV.×3 rt. + IXqIVqIII',×2 lt. / 양격산화탕 1개월분
7	1. 24.	대변이 시원하지 않고 굳게 나온다. 체중은 좀 줄었다.
		Pan. IXoV.×3 rt. + IXqIIIqIII',×2 lt.

[6] 경과사진

2017. 1. 9.	2017. 1. 18.

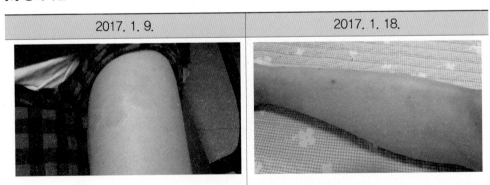

2017. 1. 20.	2017. 1. 24.

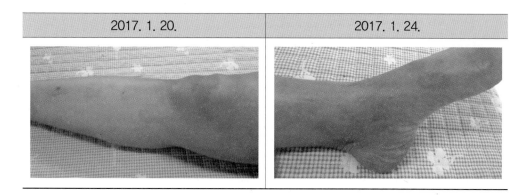

[7] 고찰

결론적으로 말하면 '고등어'에 속았다.[1]

1월 16일에도 바로 토양체질로 치료하지 않고, 약만 양격산화탕을 주었다.

---

1   고등어에 과민 반응을 가진 토양체질을 자주 보는데, 이 사실을 자주 깜빡깜빡해 버린다.
    / 20180101

▣ 안면신경마비

▣ 안면신경마비 ▣		
오○○	여	1970년생(47세)

[1] 초진일 : 2017년 1월 23일(月)

[2] C/C : 오른쪽 안면신경마비

[3] P/H : 어제 아침에 알았다. 최근에 신경 쓸 일이 많았다.
결정적으로는 남편이 직장을 그만두겠다고 하여 신경을 썼고,
토요일에 술을 많이 마시고 밤에 돌아다녔다.
BP 167/101 (10:02)

[4] 감별체질 : 목양체질(Hep.)

[5] 치료경과

회수	날짜	치료 및 경과
1	1. 23.	IoVIoIII".×3 lt. + IoVIIoIII". rt. / 갈근해기탕 4봉
2	1. 24.	어지럽다. BP 171/109 (10:22) IoVIoIII".×3 lt. + IoVIIoIII". rt. 〉좀 시원하다. 158/108 갈근해기탕 1개월분
3	1. 25.	걸을 때 왼쪽으로 쏠린다. 오른쪽 귀 뒤가 아프다. BP 170/108 (10:13) IoVoIII"oVIoVIIIo rt. + IoVIoIII". lt. 〉174/112 (10:20)

회수	날짜	치료 및 경과
4	1. 26.	입이 좀 더 돌아갔다. 귀 뒤에 통증 있다. BP 170/110 (12:04)
		IoVIoIII''.×3 lt. + IoVIIoIII''. rt. 〉167/108 (12:10)
5	1. 31.	BP 164/94 (10:13) 왼쪽으로 쏠리는 것은 없다. 어지럽지도 않다. 대변은 연변. 귀속이 아프다. 밤에 아프다. 마비된 쪽 얼굴을 만지면 통증이 있다.
		IoVIoIII''.×3 lt. + IoVIIoIII''. rt. 〉160/94 (10:20)
6	2. 1.	귀 통증은 호전, 안면부 통증은 여전함. BP 152/89 (11:18)
		IoVIoIII''.×3 lt. + IoVIIoIII''. rt. / 뺨 부풀리기 하라고 권고
	2. 2.	내원하지 않아서 걱정이 되어 18:53 전화
		학부모와 상담하느라고 바빴다고 함.
7	2. 3.	BP 137/91 (11:45) 병 나기 전부터 잠 들기가 어렵다. 치료를 받으며 잘 잤는데 2-3일 전부터 다시 그렇다. 대변은 묽은데 괜찮다. 예풍혈 압통 / 귀안이 간혹 쿡 한다.
		IoVIoIII''.×3 lt. + IoVIIoIII''. rt.
8	2. 4.	입술이 어제보다 더 돌아간 느낌이다. 이마 움직이지 않음. BP 133/81 (10:48)
		IoVIIoIII''.×3 lt. + IoVIoIII''. rt. 치료 성적이 좋지 않아서 주말에 외출하지 말고 무조건 쉬고 잠이 오면 낮에라도 자라고 권고하였다.
9	2. 6.	이마와 코주름 약간 움직인다. BP 153/93 (16:56)
		IoVIIoIII''.×3 lt. + IoVIoIII''. rt.
10	2. 7.	잠을 잘 잤다. 입 근육은 어느 정도 회복된 것 같다. 이마 반응도 좀 진전되었는데, 뺨은 아직 움직이지 않음. BP 183/83 (15:00)
		IoVIIoIII''.×3 lt. + IoVIoIII''. rt.
11	2. 8.	뺨에 감각이 통하기 시작했다. BP 143/78 (12:24)
		IoVIIoIII''.×3 lt. + IoVIoIII''. rt.

회수	날짜	치료 및 경과
12	2. 13.	코주름 잡기 : 4/10 정도이다. 이마와 입술은 잘 회복되고 있다. 귀 뒤 통증 소실. / 종합 점수 70점 정도. 147/89 (12:42)
		IoVIIoIII".×3 lt. + IoVIoIII". rt.
13	2. 14.	코주름 잡기 : 5/10 정도 / 체질맥 컨디션이 좋다. BP 141/78 (14:41)
		IoVIIoIII".×3 lt. + IoVIoIII". rt.
14	2. 15.	코주름 잡기 : 6/10 정도 BP 145/89 (17:09)
		IoVIIoIII".×3 lt. + IoVIoIII". rt.
15	2. 20.	마무리가 중요하다고 주의를 줌. 제사 때문에 바빴다고 함. 코주름 잡기 : 7/10 정도 BP 146/82 (12:21)
		IoVIIoIII".×3 lt. + IoVIoIII". rt.
16	2. 21.	코주름 잡기 : 8/10 정도
		IoVIIoIII".×3 lt. + IoVIoIII". rt.
17	2. 22.	휘파람을 시도하나 아직 안 된다. 코주름 잡기 : 8.5/10 정도 BP 170/99 (16:54)
		IoVIIoIII". lt. + IoVoIII".×3 rt.
18	2. 23.	코주름 잡기 : 별무 변화 BP 153/92 (17:38) 평소(고교때부터) 천식기가 있었는데, 요즘 한약을 먹고 천식이 호전되었다. 이번 겨울 나기가 수월하다. 고교부터 베르텍 복용.
		IoVIIoIII".×3 lt. + IoVIoIII". rt.
19	2. 24.	코주름 잡기 : 9/10 정도
		IoVIIoIII".×3 lt. + IoVIoIII". rt.
20	2. 25.	코주름 잡기 : 9.5/10 정도 입술은 모아지는데 휘파람은 안 됨
		IoVIIoIII".×3 lt. + IoVIoIII". rt.
21	2. 27.	휘파람이 된다. 코주름 잡기 : 9.8/10 정도 BP 152/90 (17:00)
		IoVIIoIII".×3 lt. + IoVIoIII". rt. / 치료 종료

[6] 고찰

이 환자는 이번에 발병하기 전에 치료를 두 번 받은 적이 있다.

친정어머니가 토양체질인데 아주 괄괄한 분이다. 이 환자도 평소의 행동 양태는 거의 토양체질 같다. 사교적이고 아주 쾌활하고 낙천적이다.[2]

앞선 치료 결과가 없었다면 초반에 아주 고전했을 것 같다. 다행히도 두 번의 치료에서 반응이 있었고, 고혈압이 인지된 상태였기 때문에 초반 치료 과정에서 당황하지 않았다.

여느 안면신경마비 환자의 경우처럼 초진에서 환자가 흔들리는 경우에 대하여 충분히 설명을 했다. 다행히도 이 환자분은 단 한 번도 흔들리지 않고 잘 따라와 주었다. 그것이 좋은 치료결과로 나타났다고 생각한다.

21회 치료에서 종료한 것은 휘파람이 되는 상태라서 나머지는 휘파람 연습을 더 열심히 하는 과정에서 정상으로 회복될 거라는 믿음 때문이다.

[8] 이전 치료

C/C : 오른쪽 手三里 부위와 왼쪽 손목이 아프다.

P/H : 1개월 전부터 양손으로 잡고 칼질을 하는 작업을 계속 했다.
고혈압이 있다.

감별 : 목양체질(Hep.)

회수	날짜	치료 및 경과
1	2016. 7. 5.	근막염으로 보았다.
		IoVIa.×3 rt. + IqVqIII″, lt.
2	7. 6.	많이 좋아졌다.
		IoVIa.×3 rt. + IqVqIII″, lt.

---

2 그래서 부모의 체질에서 토양체질이 있다면(그렇다면 당연히 환자분의 부친은 목양체질이거나 목음체질) 자녀가 목체질이라고 하여도 토양체질적인 성향을 많이 나타낼 거라고 생각하게 되었다.

▣ 변비

▣ 변비 ▣		
송○○	여	1999년생(18세)

[1] 초진일 : 2017년 2월 28일(火)

[2] C/C : 변비가 심하다.

[3] P/H : 1월부터 심해졌다.
洋藥이 효과가 없다.

[4] 감별체질 : 목양체질(Hep.)

[5] 치료경과

회수	날짜	치료 및 경과
1	2. 28.	IqVqIII",×2 rt. + IqVIqIII", lt. / 清肺瀉肝湯 6봉
2	3. 7.	약을 먹으니 속이 부글거리기는 했다. IqVqIII",×2 rt. + IqVIqIII", lt. / 葛根解肌湯 6봉
3	3. 10.	배변량은 많지 않으나 하루에 한 번은 통변을 하게 되었다. 생리 중인데 통증이 있고, 생리 양이 많다. IqVqIII", rt. + IqVIIIqIII", lt.
4	3. 13.	IqVqIII", rt. + IqVIIIqIII", lt. / 葛根解肌湯 1개월분
5	3. 17.	많이 좋아졌다. 신호가 자꾸 온다. 3회/일 IqVqIII", rt. + IqVIIIqIII", lt.

회수	날짜	치료 및 경과
6	3. 20.	새벽 1시 반에 조개와 초밥을 먹고 복통이 심했다. 오늘은 통변이 안 되고, 계속 하복부가 불편하다.
		IqVqIII",×2 rt. + IqVIqIII", lt.

[6] 고찰

이 학생은 초진 때부터 혼자 왔다. 3월 7일에 왔을 때, 약을 오래도록 먹어야 하니 다음에 올 때는 엄마와 함께 오라고 얘기를 하였다.

3월 20일 이후에 오지 않았다. 아마도 변비는 해결되었을 것이다. 대변이 개선된다면 생리통도 좋아질 거라고 이야기해주었는데, 학생이 내원하지 않아서 이 부분은 확인하지 못하였다. / 20170504

▣ 머리 흔들림

▣ 머리 흔들림 ▣		
김○○	여	1949년생(69세)

[1] 초진일 :   2017년 3월 20일(月)

[2] C/C :   머리를 흔든다.

[3] P/H :   스스로는 머리를 흔드는 것을 인지하지 못하기 때문에, 증상이 생긴 것이
정확하게 언제부터인지는 잘 알지 못하나 한참 되었다.
고지혈증약 복용 1년 되었다.
오른쪽 얼굴이 씀벅씀벅하다.
어릴 때 골수염을 앓은 후유증으로 왼쪽 다리가 불편하여 전다.
식당일(알바)을 하다가 쉬고 있다.

[4] 감별체질 : 수양체질(Ren.) 〉 금음체질(Col.)

[5] 치료경과

회수	날짜	치료 및 경과
1	3. 20.	Ren. IXoVoIII'. rt. + IXoIVoIII'. lt.
2	3. 22.	Ren. IXoVoIII'. rt. + VIIoVIoIII'. lt.
3	3. 23.	얼굴 느낌은 소실되었다. 집중을 하면 머리를 흔드는 것 같다.
		Col. VIIoIoIII'. lt. + IXoIIoIII'. rt.

회수	날짜	치료 및 경과
4	3. 24.	VIIoIoIII'. lt. + IXoIIoIII'. rt.
5	3. 27.	VIIoIoIII'.×2 lt. + IXoIIoIII'. rt.
6	3. 29.	VIIoIoIII'.×2 lt. + IXoIIoIII'. rt.
7	3. 31.	VIIoIoIII'.×3 lt. + IXoIIoIII'. rt.
8	4. 3.	VIIoIoIII'.×3 lt. + IXoIIoIII'. rt.
9	4. 5.	어제는 잘 잤다. VIIoIoIII'.×3 lt. + IXoIIoIII'. rt.
10	4. 7.	VIIoIoIII'.×3 lt. + IXoIIoIII'. rt.
11	4. 10.	VIIoIoIII'.×3 lt. + IXoIIoIII'. rt.
12	4. 12.	식당에서 7-11시까지 설거지 알바 하심. VIIoIoIII'.×3 lt. + IXoIIoIII'. rt.
13	4. 14.	VIIoIoIII'.×3 lt. + IXoIIoIII'. rt.
14	4. 17.	어제 아침부터 콧물과 재채기가 있다. VIIIoIVoIV'oIXoIIIo lt.
15	4. 19.	머리 흔드는 증상으로 함께 내원했던 홍○○님이 보고서 많이 좋아졌다고 한다. VIIIoIVoIV'oIXoIIIo lt. + IXoIIoIII'. rt.
16	4. 21.	감기는 아직 좀 덜 낫다. VIIIoIVoIV'oIXoIIIo lt. + IXoIIoIII'. rt.

회수	날짜	치료 및 경과
17	4. 24.	콧물이 아직 조금 있다. VIIIoIVoIV'oIXoIIIo lt. + IXoIIoIII'. rt.
18	4. 26.	舌炎이 자주 생긴다. VIIoIoIII'.×3 lt. + IXqIIIqIII'. rt.
19	4. 29.	 IXoIIoIII'.×3 lt. + IXqIIIqIII'. rt.
20	5. 2.	혀는 거의 나았다. IXoIIoIII'.×3 lt. + IXqIIIqIII'. rt.
21	5. 4.	혀는 다 나았다. VIIoIoIII'.×3 lt. + IXoIIoIII'. rt.
22	5. 6.	간혹 기침이 난다. VIIoIoIII'.×3 lt. + IXoIIoIII'. rt.
23	5. 8.	코가 맹맹하다. IXoIIoIII'.×3 lt. + IXoIVoIII'. rt.
24	5. 10.	코가 좋아짐. IXoIIoIII'.×3 lt. + IXoIVoIII'. rt.
25	5. 12.	 VIIoIoIII'.×3 lt. + IXoIIoIII'. rt.
26	5. 15.	혀는 요즘은 다 나았다. VIIoIoIII'.×3 lt. + IXoIIoIII'. rt.
27	5. 17.	동영상 촬영함. VIIoIoIII'.×3 lt. + IXoIIoIII'. rt.
28	5. 19.	아들만 둘이라 딸이 있는 사람이 부럽다. VIIoIoIII'.×3 lt. + IXoIIoIII'. rt.
29	5. 22.	 VIIoIoIII'.×3 lt. + IXoIIoIII'. rt.
30	5. 24.	손녀가 흔들지 않는다고 말하였다 함. VIIoIoIII'.×3 lt. + IXoIIoIII'. rt.

회수	날짜	치료 및 경과
31	5. 26.	
		VIIoIoIII'.×3 lt. + IXoIIoIII'. rt.
32	5. 29.	
		VIIoIoIII'.×3 lt. + IXoIIoIII'. rt.
33	5. 31.	VIIoIoIII'.×3 lt. + IXoIIoIII'. rt.
		동영상 촬영함. 치료 종료함.

[6] 고찰

3월 20일에 머리를 흔드는 환자가 時差를 두고서 두 명이 왔다. 흔한 일이 아니라서 두 번째 온 분께 그 말을 했더니 먼저 온 환자분께 이야기를 듣고서 왔다는 것이다. 그런데 먼저 온 분은 그 날 한 번 오고서 한동안 오지 않았다.

그리고 4월 19일에 이 환자를 거리에서 만나서 증상이 많이 좋아진 것을 확인한 후에 다시 왔다.

첫 날에 확신이 서지 않아서 10회만 치료를 해보자고 환자에게 제안을 했다.

5월 4일 현재, 약 95% 정도는 좋아진 것 같다. 이 환자에게 주로 쓴 [VIIoIoIII'. +IXoIIoIII'.] 는 어떤 자료에 남아 있던 것이 생각이 났다.

또 다른 자료에는 척추방과 2단정신방을 兼方으로 쓴 것도 있었다. 머리를 흔드는 것은 자신도 모르게 그렇게 하는 것이므로 자율신경을 조절한다는 의미로 2단 정신방을 兼方한 것이라고 그 자료의 보고자가 코멘트를 남겨 놓았었다. 이것을 권우준 선생이 지지했으므로 한동안 저쪽에서 이런 형식의 처방이 다용되었다.[3]

척추방과 퇴행방 조합의 의미는, 척추방은 頸椎의 골관절에 적용되고, 퇴행방은 靭帶나 筋肉 조직에 힘을 주는 의미라고 생각했다. 그래서 경추의 균형이 잡히고 지탱하는 힘이 좋아져서 흔드는 증상이 개선되었다고 판단한다.

환자와 신뢰가 쌓였으므로 증상이 완전히 없어질 때까지 다니라고 하였다.

/ 20170504

---

3 내가 있는 곳이 이쪽이라면 저쪽은 '저쪽'이다. / 20180101

▣ 고혈압

▣ 고혈압 ▣		
김○○	남	1958년생(59세)

[1] 초진일 :   2017년 4월 18일(火)

[2] C/C :   1주일 전부터 머리가 멍하다.

[3] P/H :   눈이 충혈되어 있다.

혈압 148/86(15:00)

어제부터 혈압약을 먹기 시작했다. 혈압이 140/80이었다.

[4] 감별체질 : 토음체질 〉 토양체질(Pan.)

[5] 치료경과

회수	날짜	치료 및 경과
1	4. 18.	Gas. VoVIIoIII".×3 lt.
		침 치료 후에 133/82(15:04) 涼膈散火湯 4봉
2	4. 20.	126/74(14:55)
		Gas. VoVIIoIII".×3 lt. 양격산화탕 4봉
3	4. 22.	머리가 맑지는 않다. 132/81(09:40)
		Gas. VoVIIoIII".×3 lt. 〉 131/75(09:45) 양격산화탕 4봉
4	4. 24.	대변은 좋다. 132/78(11:21)
		Gas. VoIoIII".×3 lt. 〉 127/73 양격산화탕 4봉
5	4. 26.	머리는 호전되었다. 어지럽지 않다. 잠이 편하지 않다.
		131/79(14:53) Gas. VoIoIII".×3 lt. 〉 125/81(14:58)

회수	날짜	치료 및 경과
6	4. 28.	138/77(10:58) Gas. VoIoIII".×3 lt. 〉 136/81
		양격산화탕 6봉
7	5. 2.	컨디션은 좋다. 체력이 좀 달린다. 양격산화탕 4봉
		144/80(11:20) Pan. IXoIIIoIII'.×3 rt. 〉 128/79(11:25)
8	5. 4.	양격산화탕 4봉
		140/86(15:58) Pan. IXoIIIoIII'.×3 rt. 〉 124/82(16:03)
9	5. 6.	컨디션은 좋다. 양격산화탕 4봉
		132/68(09:47) Pan. IXoIIIoIII'oVIIIo rt. 〉 117/71(09:52)
10	5. 8.	126/77(15:41) 여태껏 130 밑으로 내려간 적이 없었다.
		Pan. IXoIIIoIII'oVIIIo rt. 〉 129/81(15:45) 양격산화탕 4봉
11	5. 10.	136/81(14:44) 혈당도 약간 있다. 120 정도이다.
		Pan. IXoIIIoIII'oVIIIo rt. 〉 118/80(14:48) 양격산화탕 4봉
12	5. 12.	136/81(14:40) / 혈당 체크 : 118 (점심식사 13:20) 어제부터 약간 피곤했다.
		Pan. IXoIIIoIII'oVIIIo rt. 〉 123/81(14:45) 양격산화탕 6봉
13	5. 15.	127/77(15:42)
		Pan. IXoIIIoIII'oVIIIo rt. 〉 120/75(15:46) 양격산화탕 2봉
14	5. 16.	125/75(14:40) 3일간 올 수 없다.(어디를 간다.)
		Pan. IXoIIIoIII'oVIIIo rt. 〉 120/75(14:45) 양격산화탕 6봉
15	5. 20.	126/77(10:27)
		Pan. IXoIIIoIII'oVIIIo rt. 〉 121/79(10:31) 양격산화탕 4봉
16	5. 22.	어제 오늘 약간 어지럽고, 식도 부위에 불편감이 있다. 134/82(16:06)
		IXqIIIqIII',×2 rt. + IXqIVqIII', lt. 〉 125/82(16:11) 양격산화탕 4봉
17	5. 24.	고개를 숙이면 흉골 부위가 불편하고, 식후에 증상이 더 심하다. 105/68(09:51)
		IXoV.×3 rt. + IXoIII'a. lt. 〉 103/67(09:56) 양격산화탕 4봉
18	5. 26.	어제 아침부터 괜찮다. 133/78(14:44)
		IXoV.×3 rt. + IXoIII'a. lt. 〉 120/71(14:49)

회수	날짜	치료 및 경과
19	5. 29.	어제도 아침을 먹은 후에 통증이 있었다. 그래서 심장에 이상이 있나 의심이 되어 부천 세종병원에 가서 심장초음파 검사를 받았다. 아무 이상은 없다고 한다. 118/72(15:07)
		IXoV.×3 rt. + IXoIII'a. lt. 〉 115/79(15:11)
20	5. 31.	어제 오늘은 통증이 없고 약간 몽롱한 상태이다. 혈압약은 먹지 않는데 의사가 아스피린은 꼭 먹으라고 하여 먹고 있다. 114/72(14:42) 금요일(6/2)에 운동부하 검사를 한다.
		IXoV.×3 rt. + IXoIII'a. lt. 〉 110/71(14:47)

[6] 고찰

두 번째 내원했던 4월 20일에, 1월에 간수치가 높아서 약을 1개월간 복용했다고 하면서 혈압약을 먹는 것이 부담스럽다고 했다. 그래서 혈압약을 복용하지 말고 침으로 한 번 치료해보자고 했다.

결론적으로 말하자면 나는 아직 이분이 토양체질인지 토음체질인지 명확히 가름할 수 없다. 토음체질로 여섯 번 치료하고, 일곱 번째 내원한 5월 2일에 토양체질로 바꾸어 치료하면서 토양체질 섭생표를 처음 주었다.

예전에 군대에서 사격 후 충격으로 이명이 생긴 것이 오래되었다고 하는데 이것을 고치기는 환자 당사자도 어렵다는 것을 인지하고 있다.

치료 15회 차인 5월 20일에 내원하였을 때, 그 다음 주에 경과를 본 후에 치료를 종료할 생각이었다. 그런데 22일에 와서 식도 부위 불편감을 호소하였다. 환자분은 복용하는 한약 때문이라고 생각하고 있다. 약 때문은 아니라고 말하고 24일까지는 약을 그대로 주었다. 세종병원의 검사 결과로 보면 흉골 부위 통증은 식도염인 것 같은데 특별한 원인을 찾지는 못했다.

5월 26일에 내원하였을 때, 이 분이 근방에 있는 요양원에서 일한다는 것을 알았다.

5월 29일에 토양체질로 계속 치료하였으나, 토음체질로 회귀해야 하는 것이 아닌가 회의가 생겼다.

다음 주부터는 주 1회씩 혈압을 체크하면서 관찰해보자고 하였다.

▣ 단순 포진

▣ 단순 포진 ▣		
정○○	남	1974년생(44세)

[1] 초진일 : 2017년 4월 27일(木)

[2] C/C : 단순 포진

[3] P/H : 어제 오른쪽 목 뒤에 포진이 발생함. 소양감 심하고 약간 따가움.
발열은 없었다.

[4] 감별체질 : 금음체질(Col.)

[5] 치료경과

회수	날짜	치료 및 경과
1	4. 27.	사진 촬영.
		VIIoIVoIII'.×3 lt.

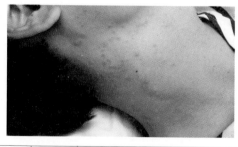 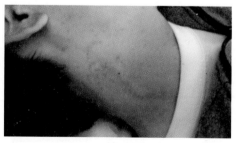

회수	날짜	치료 및 경과
2	4. 29.	어제 하루 종일 열감이 있었다. 포진은 삭았다. 사진 촬영.
		VIIoIVoIII'.×3 lt.

회수	날짜	치료 및 경과
3	5. 4.	아들의 치료를 위해 내원하여서, 확인해 보니 흔적만 조금 남음.

[6] 고찰

이 환자는 2015년 11월 14일에 IX진료실에서 목음체질로 좌측 견배통을 치료한 기록이 있다.

근래에 초등학생 아들이 고환 아래 부분에 물사마귀가 생겨서 치료를 받았는데, 금음체질로 감별되었다. 아이의 물사마귀는 치료되었고, 지난 주와 이번 주에는 비염을 치료하고 있다. 아들의 물사마귀가 치료될 즈음에 아빠에게 포진이 발생한 것이다.

4월 27일에 왔을 때 3배방으로 치료하면서, '이 침이 효과를 발휘하면 바로 가라앉을 것'이라고 말했고, 그대로 되었다.

▣ 꽃가루 알레르기

▣ 꽃가루 알레르기 ▣		
백○○	여	1963년생(53세)

[1] 초진일 :   2017년 5월 4일(木)

[2] C/C :   꽃가루 알러지. 눈이 심하다. 자다가 깬다.

[3] P/H :   당뇨가 오래되었다.
결막염 / 배탈 설사 / 발목 염좌 / 피부 가려움/ 요통 / 좌견비통 / 위염
그간 이런 질병으로 체질침 치료를 받았다.

[4] 감별체질 : 토양체질(Pan.)

[5] 치료경과

회수	날짜	치료 및 경과
1	5. 4.	
		IVoXoIV'oIIIoVo ×2 rt.
2	5. 6.	훨씬 좋아졌다. 안약만 넣고 약을 먹지는 않았다.
		IVoXoIV'oIIIoVo ×2 rt.

[6] 고찰

2011년 8월 개원 이후로 내원하고 있는 열성 조합원이다. 시흥 지역을 중심으로
활동하는 동양화가인데 金鯉魚 그림이 전공이다.
한 번 더 오라고 하였는데 6일 이후에 오지 않았다.

■ 발목과 발등의 통증

■ 발목과 발등의 통증 ■		
김○○	여	1973년생(세)

[1] 초진일 : 2017년 5월 9일(火)

[2] C/C : 왼쪽 발목 아래와 발등과 기골 부위 통증 심함.

[3] P/H : 지난 밤부터 아프다. 이렇게 아픈 것은 이번이 처음이다.
디딜 때 욱씬거린다.

[4] 감별체질 : 금양체질(Pul.)

[5] 치료경과

회수	날짜	치료 및 경과
1	5. 9.	발등과 기골 부위 표면을 누르니 통증이 심하다. 약간 부었다. 發赤과 열감은 없다.
		IoVoIII"oIIoVIo ×2 rt. 〉 디디기가 좀 낫다.
2	5. 10.	말짱하다. 아침에 일어나니 통증이 소실되었다. 눌러도 아프지 않다.
		IoVoIII"oIIoVIo ×2 rt.

[6] 고찰

2013년 4월부터 10월까지는 요통, 위염/식도염, 대하, 현훈, 주부습진 등으로 내원하였다. 이 때는 금음체질로 보았다.

이후에 금양체질로 확진하고 알러지성 비염, 요둔통, 주부습진, 경추통, 견배통, 한

포진, 항배강, 현훈, 발목 염좌 등으로 치료를 했다.

이번 통증은 통풍 같은데, 심한 통증 이외에 통풍이라고 할 만한 정황은 별로 없었다. 약간의 부기가 있었으므로 통풍에 쓰는 KFPset에, 통증 부위의 경락을 좇아 膽方과 胃方을 붙였다. 너무 빨리 통증이 사라져서 싱겁고 생각을 더 진전시키기도 어렵다.

▣ 발열

▣ 발열 ▣		
박○○	여	2015년생(3세)

[1] 초진일 :   2017년 5월 12일(金)

[2] C/C :   발열

[3] P/H :   오후 2시에 열성경련이 있었다. 아침에는 37.2도였다가 열이 더 올랐다.

경련 이후에 트름을 했고 방귀가 나왔다.

주식은 밥이다. 오늘은 보리차와 흰죽을 먹였다.

예○○한의원에서 가족이 모두 체질감별을 받았었다.

엄마 Col. 아빠 Pan.

첫째 11살 Col. 둘째 Pan.

[4] 감별체질 : 금양체질(Pul.)

[5] 치료경과

회수	날짜	치료 및 경과
1	5. 12.	먼저 四關, 合谷, 隱白에 點刺를 하고 IoVIa. rt.
2	5. 19.	12일에는 서서히 열이 떨어져서 밤에는 완전히 떨어졌다. 콧물 감기가 늘 있다. 오늘 아침에 발열 37.1도. 어제 통변 유제품을 먹이고 있어서 아토피가 있다.
		IoVIa. rt.

[6] 고찰

가족 중에서 첫째 아이와 둘째의 체질을 나는 금양체질과 토음체질로 보고 있다.

첫날 체질침을 놓으면서 이 아이의 체질이 금양체질이라는 확신이 들었다.

이 치료 이후에 식이지도를 적극적으로 하여 피부상태는 많이 개선되었다. 코가

여전히 좀 문제라 띄엄띄엄 침을 맞으러 온다. / 20170728

▣ 터널증후군

▣ 터널증후군 ▣		
이○○	남	1990년생(27세)

[1] 초진일 : 2017년 6월 5일(月)

[2] C/C : 체질감별

왼쪽 발목 불편함.

2주 전부터 왼쪽 주먹을 쥐기가 불편함.

[3] P/H : 부모의 체질은 父(Pan.) 母(Hep.)이다.

체중 112kg (최고 체중임)

[4] 감별체질 : 목양체질(Hep.) 〉 토양체질(Pan.)

[5] 치료경과

회수	날짜	치료 및 경과
1	6. 5.	Hep. IoVIIoIII". rt. + IoVIc. lt.
2	6. 7.	Hep. VIIoVIoIII".×3 rt. + IoVIIoIII". lt.
3	6. 10.	비염이 있음. 왼손은 변화가 없음. Pan. VoIVoIII'.×3 rt. + VIIoIVoIII'. lt.
4	6. 14.	코 증상과 손 좋아짐. Pan. VoIVoIII'.×3 rt. + VIIoIVoIII'. lt. / 토양체질 섭생표 줌.

[6] 고찰

부모가 먼저 와서 체질감별을 받았다. 체중도 많이 나가고 약간 둥글둥글하게 생겨서 엄마를 닮았다고 생각했다. 이것이 선입견이다.

이 분은 1년 전부터 동대문 새벽시장에서 일을 하고 있는데, 소매상에서 주문한 옷을 대신 떼서 가져다주는 일이다. 일을 마치고 오후 2시에 잠을 청한다고 한다.

몸은 비후한데 바쁘게 움직여야 하니 아마도 발목을 자주 다치게 될 것이고, 물건을 든 비닐봉지를 나르다가 보면 팔꿈치와 손목에 부하가 생겼을 것이다.

첫 날에는 발목을 먼저 치료해 달라고 하였다.

두 번째 만났을 때, 박민학 원장의 보고가 생각이 나서 ZBPset을 운용해 보았다.

▣ 항생제 부작용

▣ 항생제 부작용 ▣		
민○○	여	1970년생(46세)

[1] 초진일 : 2017년 6월 8일(木)

[2] C/C : 구역질, 불면

[3] P/H : 4일 전에 속이 메슥거렸다. 모임에 나갔더니 다들 염려를 해서 6년 만에 위내시경 검사를 받았다. 헬리코박터균이 많이 나와서 항생제를 먹기 시작했다. 3일간 먹었는데 구역질이 심해져서 잠을 못 잘 지경이다. 검사를 하고 처방을 받은 ○○내과 원장에게 문의하니 어쩔 수가 없다고 한다.

[4] 감별체질 : 토음체질(Gas.)

[5] 치료경과

회수	날짜	치료 및 경과
1	6. 8.	VqIIqIII", ×2 lt. + VqIqIII", rt. / 涼膈散火湯 2봉
2	6. 9.	어제 저녁까지는 구역감이 약간 남아 있었는데, 밤에 잠을 잘 잤고 오늘 아침에는 구역감이 전혀 없다. 내과에서 처방 받은 약은 모두 버렸다.
		VqIIqIII", ×2 lt. + VqIqIII", rt. / 양격산화탕 2봉

[6] 고찰

이 분은 우리 조합의 전무이사이다. 2011년 9월에 토음체질로 감별했다. 그 이전에는 少陰人이라고 생각하고 닭과 홍삼, 그리고 누룽지를 즐겼다.

나를 만난 이후로 위내시경 검사를 받지 않았는데, 父親과 叔父가 모두 胃癌 수술을 받은 가족력이 있어서 늘 염려가 된다고 한다.

항생제의 부작용이라 KBP442를 主方으로 하였다.

▣ 後頭暗疼, 眩暈, 惡心

▣ 後頭暗疼, 眩暈, 惡心 ▣		
남○○	여	1967년생(50세)

[1] 초진일 :　2017년 6월 13일(火)

[2] C/C :　後頭暗疼, 眩暈, 惡心

　　　　　위 증상이 와서 화장실에 가면 식은땀이 나면서 대변을 본다.

[3] P/H :　위 증상이 작년 9월부터 생겼다.

　　　　　그런데 근래에는 주 1회 일요일에만 생긴다.

　　　　　거의 주말마다 그렇다.

　　　　　조카들이 운영하는 과일가게에서 일한다.(10시~20시)

　　　　　칡즙 오래도록 복용했는데(매일 아침) 10일 전부터 중지했다.

　　　　　콜리스테롤약, 비타민D, 아스피린 복용 중이다.

　　　　　헬리코박터 약도 복용하고 있다. 7월에 결과를 보러 간다.

[4] 감별체질 : 목양체질(Hep.)

[5] 치료경과

회수	날짜	치료 및 경과
1	6. 13.	IqVqIII",×2 rt. + IqVIqIII", lt. / 청심연자탕 4봉
2	6. 15.	컨디션은 좋았다. 약이 식도를 훑어 내려가는 것 같다. 트림이 올라온다.
		IqVqIII",×2 rt. + IqVIqIII", lt. / 청심연자탕 4봉

회수	날짜	치료 및 경과
3	6. 17.	가스가 많이 나온다. 냄새는 독하지 않다.
		IqVqIII'',×2 rt. + IqVIqIII'', lt. / 청심연자탕 4봉
4	6. 20.	일요일에 좋았다. 별 일 없었다. 속 깎이는 느낌은 한 번씩 있다. 대변이 좋아지고 횟수도 줄었다(1-2회/일). 상열이 있어서 잠이 완전히 편하지는 않다.
		IqVqIII'', rt. + IqVIqIII'', lt. / 청심연자탕 6봉
5	6. 24.	
		IqVqIII'',×2 rt. + IqVIqIII'', lt. / 청심연자탕 1개월분
6	7. 4.	주말이 두 번 지나갔다. 09:26 전화 연결 안 됨
7	7. 6.	12:31 전화 연결됨
		주말이 두 번 지나가는 동안 전과 같은 증상은 발생하지 않았다. 다만 트림이 올라오면 약간 속을 훑는 기분이다. 열은 약간 올라온다. 대변도 괜찮다.

[6] 고찰

결과적으로 일요일에만 발생하던, 뒷머리가 띵하면서 메스껍고 어지러워서 화장실에 가면 식은땀이 나면서 대변을 보게 되는 증상은 3주째 발생하지 않았다. 하지만 정확하게 위 증상을 일으키는 원인이 무엇인지는 아직 규명하지 못했다.

이 환자는 목양체질인데 오래도록 칡즙을 복용한 것이 위와 식도의 염증을 만들었다고 나는 판단한다. 그리고 그것을 환자에게 설명했다.

침 처방은 위와 식도의 염증에 작용했다.

▣ 슬관절통

▣ 슬관절통 ▣		
강○○	여	1954년생(63세)

[1] 초진일 : 2017년 6월 20일(火)

[2] C/C : 체질감별 / 슬관절통

[3] P/H : 다음 주 화요일(6/27)에 왼 무릎관절 수술 예정이다. 인대가 파열되었다
고 하는데 걷기가 불편하다. 이전에 연골치환 수술을 받은 적이 있다.
고혈압약 복용 중이다.
체중은 96kg으로 최고이다. 20대 이후에 최저는 47kg이었다.
오르막을 오르면 숨이 찬다.

[4] 감별체질 : 목양체질(Hep.)

[5] 치료경과

회수	날짜	치료 및 경과
1	6. 20.	IoVoIII"oVIoVIIIo rt. + VIIoIoIII".×3 lt.
		〉걷기가 좀 낫다. 편하다.

회수	날짜	치료 및 경과
2	6. 21.	어제는 안 쑤시고 잘 잤다. 차에서 내려서 여기까지 잘 걸어왔다. IoVoIII"oVIoVIIIo rt. + VIIoIoIII".×3 lt. 〉조금 더 낫다.
3	6. 27.	오늘 가서 수술 할 예정이다. 5일 동안 입원할 예정이다. IoVoIII"oVIoVIIIo rt. + VIIoIoIII".×3 lt. / 목양체질 섭생표 줌.
4	6. 30.	마취가 안 되어서 수술을 못했다. 큰 병원에 가라고 한다. 침 맞으면 부드러워서 다시 왔다. IoVoIII"oVIoVIIIo rt. + VIIoIoIII".×3 lt.

[6] 고찰

첫 날 아들 내외가 진료실에 함께 들어 왔는데, 며느리가 마치 애기를 데리고 온 듯이 나서면서 참견을 해서 며느리에게 주의를 주느라고 환자분의 상황에 대해 자세히 탐색하지 못했다.

두 번째는 혼자 오셨는데 지난밤에 잠도 잘 자고, 걸어오는 데도 큰 불편이 없다고 했다. 그래서 환자분에게 수술을 미뤄볼 것을 아들과 상의해보라고 권고했다. 그런데 세 번째 날에 며느리가 함께 왔는데, 그 날 수술을 하기로 했다는 것이다. 그러면서 환자분 댁이 온양이고 2주간 머물 예정으로 오셨다고 말하는 것이다. 이미 가족들의 스케줄이 짜여 있고, 멀리에 계신 분이므로 이 분을 내가 맡아서 치료하는 게 어렵다는 것을 알았다.

오늘 혼자 오셨는데 수술을 하려고 갔는데 마취가 안 되어서 수술을 받지 못했다는 것이다. 이곳에 계신 동안만이라도 자주 오셔서 침을 맞으시라고 하였다.

관절이 많이 부었기 때문에 KFPset가 필요하다고 판단했다. 그리고 문득 ZKPset를 써야겠다는 생각이 들어서 이 처방을 3배로 하였다.

치료 기간에 좀 여유가 있다면 이 두 처방을 교대로 主方으로 삼거나 아니면 단독으로 써 보면서 경과를 관찰해보면 좋겠으나, 내게 주어진 시간이 많지 않아서 첫날에 쓴 처방을 변경하지 않았다. / 20170630

5	7. 1.	IoVoIII"oVIoVIIIo rt. + VIIoIoIII". ×3 lt.

ZKPset는 척추가 아닌 국소적인 관절의 염증에 쓰는 것이 아니가 하는 생각을 해 본다.

■ 요통

■ 요통 ■		
이○○	남	1958년생(59세)

[1] 초진일 : 2017년 6월 30일(金)

[2] C/C : 요통, 자세가 우측으로 기울었다.

[3] P/H : 앞으로 숙이기가 어렵다.

이틀 전에, 결과적으로 보면 도저히 들 수 없는 물건을 들려고 힘을 과도하게 쓴 거 같다. 물건을 들어 올리려고 하다가 허리가 뚝 했다.

[4] 감별체질 : 금양체질(Pul.)

[5] 치료경과

회수	날짜	치료 및 경과
1	6. 30.	IXoVIIIoIII"oXo×3 lt. 치료 후에 일어나서 서서 허리를 움직여 보게 했더니, "나 원 이거 참" 하면서 웃는다.

[6] 고찰

2011년 11월에 처음 치료했을 때는 목음체질로 잘못 보았다.

2013년 6월에 금양체질로 확정한 후에 경추디스크 증상을 치료했고, 2014년 2월에도 동일한 증상을 치료했다.

우리 조합의 이사님인데, 그동안 치료받은 횟수는 많지 않다.

이 처방은 지난 4월에 스스로 시험해 본 처방(DVPD')이다. '用力過度'가 포인트이다. 허리를 지탱하는 근육이 힘을 잃은 것에 집중한 것이다. 그래서 2단이 V방이다. 오른쪽으로 기울었다는 것은 오른쪽 근육이 지탱하는 힘이 더 없다는 것이므로 처방을 왼쪽에 시술했다.

■ 불면증, 潮熱

■ 불면증, 潮熱 ■		
정○○	여	1961년생(55세)

[1] 초진일 : 2017년 7월 12일(水)

[2] C/C : 잠을 못 잔다.

[3] P/H : 上熱, 汗出이 심해진 것이 반 년 정도 되었다. 그래서 잠을 못 잔다.

10일 전부터 속이 쓰리다. 매운 것을 좋아한다.

2년 전에 갑상선암 수술을 받았다.

[4] 감별체질 : 금양체질(Pul.)

[5] 치료경과

회수	날짜	치료 및 경과
1	7. 12.	IIoVoIV"oVIo rt. + IqVqIII", lt. / 양격산화탕 4봉
2	7. 15.	좀 잘 잤다.
		IIoVoIV"oVIo rt. + IqVqIII", lt. / 양격산화탕 4봉
3	7. 17.	잠이 아주 좋아졌다.
		IIoVoIV"oVIo rt. + IqVqIII", lt. / 양격산화탕 4봉

[6] 고찰

갱년기 조열과 같은 국소의 발열에는 K'FP'set이 유효하다.

당시에 태양인 藥이 남아 있지 않아서 열증과 속쓰림을 목표로 양격산화탕을 주었다.

▣ 대퇴 장경인대 통증

▣ 대퇴 장경인대 통증 ▣		
조○○	남	1946년생(71세)

[1] 초진일 :   2017년 7월 12일(水)

[2] C/C :   오른쪽 대퇴외측 통증, 평지 보행은 가능한데 계단 오르내리기가 안 됨.

[3] P/H :   1주일 전에 경사진 밭에서 오른쪽 다리로 지탱하고 서서 블루베리를 네다
섯 시간동안 땄다. 당일에 다리를 절룩거렸다. 좀 풀리는가 싶었는데 어제
상태가 심해졌다.
고혈압약, 당뇨약 복용한지 오래 됨.

[4] 감별체질 : 목양체질 〉토양체질(Pan.)

[5] 치료경과

회수	날짜	치료 및 경과
1	7. 12.	Hep. IXoVIIIoIII"oIIo ×3 lt. 〉별무변화
		핫팩/텐스/습부하고, Pan. VoIVoIII'oVIo ×2 lt. 〉일어나기 수월하고, 계단 오르내리기 가능함. 통증은 약간 있음.

[6] 고찰

초진 내원 후에 오지 않았다. 다 나았을 거라고 편하게 생각한다.

목양체질로 보고 DVPset으로 치료 후에 반응이 없어서 빨리 개념을 전환하여 토
양체질로 ZBPset으로 하였다.

이 처방은 확실하게 속효를 보이는 것 같다.

■ 대상포진 의심 통증

■ 대상포진 의심 통증 ■		
강○○	남	1953년생(65세)

[1] 초진일 : 2017년 9월 6일(水)

[2] C/C : 어제(9/5)부터 오른쪽 가슴과 등 쪽으로 통증. 움직이지 않아도 아픔.
오른쪽 어깨를 들기도 힘들다.

[3] P/H : 2년 전에 동일한 부위에 대상포진 앓은 적 있다.
6-7년 전부터 고혈압 약 복용 중이다.
평소에 약간 안면홍조 경향이 있다.

[4] 감별체질 : 목음체질(Cho.)

[5] 치료경과

회수	날짜	치료 및 경과
1	9. 6.	
		VIIoIVoIII'.×3 lt.+ VIIoIoIII'. rt.
2	9. 7.	가슴이 통증은 소실되었고, 어깨 올리는 것만 불편하다. 어깨 올릴 때 등에 통증이 있다. 10년 전에 오십견이 있었다.
		VIIoIVoIII'.×3 lt.+ VIIoIoIII'oIVo rt.
3	9. 8.	어깨 거상 90% 호전됨.
		VIIoIVoIII'.×3 lt.+ VIIoIoIII'oIVo rt. / 녹용대보탕 1개월분

[6] 고찰

2017년 3월 7일에 목음체질 섭생표를 드렸다.

9월 6일 문진에서 대상포진 같다고 했더니, 2년 전에 동일한 부위에 대상포진을 앓았다고 하였다.

이 분은 고등학교 교장선생님 하시다가 은퇴하시고, 지역사회에 기여하고 싶어서 사회복지사 자격을 취득했다. 그리고 현재는 우리 조합에 나와서 자원봉사를 하고 계시다.[4]

8일 이후에는 치료를 받지 않았고 증상은 모두 소실되었다.

평소에 좀 그런 경향이 있는데 이번 여름부터 기립성 眩暈이 심하다고 하셔서 太陰人 鹿茸大補湯을 처방하였다.

---

4   조합 건물 이전 추진위원장 직함을 받으셨다.

▣ 요통 & 무릎 불편

▣ 요통 & 무릎 불편 ▣		
김○○	남	1976년생(42세)

[1] 초진일 : 2017년 9월 7일(木)

[2] C/C : 허리가 불편하다. 펼 수가 없다. (자세가 오른쪽으로 약간 기움)

[3] P/H : 지난밤에 좀 춥게 잔 것 같다. 아침에 일어나니 그렇다.

은계지구 현장에서 일한다.(주소가 대전임)

고혈압약과 금연약을 복용 중.

[4] 감별체질 : 목양체질(Hep.)

[5] 치료경과

회수	날짜	치료 및 경과
1	9. 7.	
		IXoVIIIoIII"oXo×2 lt. 〉편하다.
2	9. 13.	2일 전에 의자에 다리를 올리고 잤는데, 그 이후로 왼쪽 무릎이 불편해졌다. 슬개골 밑에 통증이 있고, 차를 올라타기가 곤란하다.
		VIIoVIoIII".×3 rt. 〉풀렸다.

[6] 고찰

이런 경우에는 침 치료 후에 베드에서 일어날 때 바로 편해져야만 한다. 그것은 체질감별이 제대로 되었고, 적합한 처방을 선택했다는 증명이다. 사용된 처방은 DVPD'인데 이 환자와 같이 척추를 잡아주는 근육의 한쪽이 무력해진 경우에 적합한 처방이라고 판단한다.

평소에는 刺針 후에 환자의 상체를 받쳐서 일어나는 것을 도와준다. 하지만 이런 경우에는 침을 놓은 후에 스스로 일어나게 하고 그것을 관찰한다. 양말을 신고 또 신발을 신고 일어나서 자침 전과 느낌이 어떤지 체크하고 물어본다. 대답을 하는 환자의 안색이 금방 풀리고 미소가 생겼다면 치료에 성공한 것이다.

7일에 바로 효과가 있었으므로 환자분은 13일에도 그런 기대를 갖고 왔을 것이다. 두 번째 치료 결과로 보아도 그렇고, 근래에 ZBPset을 적극적으로 사용해 본 경험으로 보면, ZBPset는 外傷이나 외부의 負荷에 의한 인대나 건의 문제에 아주 효과가 좋은 것 같다.

▣ 발뒤꿈치 통증

▣ 발뒤꿈치 통증 ▣		
황○○	여	1979년생(38세)

[1] 초진일 :　2017년 9월 7일(木)

[2] C/C :　오늘 아침에 왼쪽 발뒤꿈치를 디디기가 힘들다. 절룩거린다.

[3] P/H :　2주 전부터 헬스를 시작했고, 주 3회 50분씩 런닝머신을 했다.
　　　　　발바닥아치가 특이하게 휘어서 엄지쪽 발바닥과 뒤꿈치발바닥에 군은살
　　　　　이 박여 있다. 하이힐을 신지 못한다.

[4] 감별체질 : 목양체질(Hep.)

[5] 치료경과

회수	날짜	치료 및 경과
1	9. 7.	IoVIIoIII"oIXo　rt. + IoVIIoIII"oXo　lt.
2	9. 21.	아이 둘(두 살/네 살)에게 침을 맞히려고 데리고 왔다. 발뒤꿈치는 그날 이후 괜찮다고 한다.

[6] 고찰

　　소개자와 함께 왔는데, 침을 맞고 나가면서 통증이 하나도 없다고 놀라워한다.
　　뒤꿈치 안쪽은 腎經이고 바깥쪽은 膀胱經인데 애매해서 양쪽으로 나누어서 치료
　　해보았다.

▣ 수음체질

▣ 수음체질 ▣		
권○○	여	1959년생(58세)

[1] 초진일 : 2017년 9월 16일(土)

[2] C/C : 체질감별

[3] P/H : 복용 중인 약은 없다.

앉아서 일을 하면 허리가 아프다.

돌배기를 보느라 힘이 든다.

대변은 정상이다. 유제품을 먹으면 가렵고 두드러기가 난다.

과자를 먹어도 알레르기가 있다.

위축성 위염 진단을 받았고, 코막힘과 後鼻漏가 있다.

혈압 93/59(09:48)

[4] 감별체질 : 수음체질(Ves.)

[5] 치료경과

회수	날짜	치료 및 경과
1	9. 16.	VIIIqXqIV", lt. + VqIqIII", rt.
2	9. 23.	VIIIqXqIV", lt. + VqIqIII", rt.
3	9. 30.	VIIIqXqIV", lt. + VqIqIII", rt. / 수음체질 섭생표 줌.

[6] 고찰

이 분은 초진 때 문진 중에 어릴 적에는 돼지고기를 먹지 못했다고 하였다. 돼지고기를 먹으면 두드러기가 생겼다고 한다. 그런데 자라면서 그런 반응이 서서히 사라졌다고 했다.

이런 것을 사람들은 '成長'으로 받아들일 것이다. 하지만 이는 성장이라기보다는 무뎌짐이다.

▣ 중이염

<table>
<tr><td colspan="3" align="center">▣ 중이염 ▣</td></tr>
<tr><td align="center">서○○</td><td align="center">남</td><td align="center">1949년생(68세)</td></tr>
</table>

[1] 초진일 : 2017년 9월 18일(月)

[2] C/C : 좌측 중이염. 밤에 진물과 膿이 나온다.

[3] P/H : 10개월 되었다. 먹는 약은 먹지 않고 외용제만 넣고 있다.
외용제를 사용하지 않으면 통증이 있다. 청력도 많이 저하되었다.
잇몸이 약해서 비타민을 먹는다.
혈압 : 127/77 (10:34)

[4] 감별체질 : 수음체질 〉 목음체질(Cho.)

[5] 치료경과

회수	날짜	치료 및 경과
1	9. 18.	VIIoIIoIII"oVIIIoXo rt. / 少陰人 十二味寬中湯 10봉
2	9. 20.	진물과 膿이 약간 감소한 기분이다. 통증도 경감된 것 같다.
		VIIoIIoIII"oVIIIoXo rt.
3	9. 22.	수요일(20) 저녁부터 진물이 멈췄다. 통증도 더 감소했고 느낌도 좋다.
		VIIoIIoIII"oVIIIoXo rt. / 十二味寬中湯 5봉 / 수음체질 섭생표
4	9. 25.	주말에 진물이 나왔다.
		Cho. IXoIVoIII'oVIIIoIIo rt.

회수	날짜	치료 및 경과
5	9. 27.	월요일보다 어제 진물이 약간 줄었다.
		IXoIVoIII'oVIIIoIIo ×2 rt.
6	9. 29.	수요일에 진물이 많이 나오더니 어제는 말랐다. 면봉을 넣어본다
		IXoIVoIII'oVIIIoIIo ×2 rt.
7	10. 2.	진물이 계속 나온다. 외용제를 넣지 말아 보시라고 권고함.
		IXoIIIoIII'oIVo ×2 rt.
8	10. 10.	외용제 안 넣은 지 5일 됨. 간혹 진물이 소량으로 격일로 나오다가 안 나오다가 함. 통증은 경감됨. 오다가 이비인후과 들러서 왔는데 고막색이 좋아졌다고 한다.
		IXqIIIqIII'qIVq ×2 rt. + IXqIIqIII', lt.
9	10. 13.	바짝 말랐다. 통증도 거의 없다. (이대로 가면 나을 것 같다.)
		IXqIIIqIII'qIVq rt. + IXqIIqIII', lt. / 목음체질 섭생표로 다시 드림.
10	10. 16.	진물은 멈춘 것 같다. 경미한 통증은 있다. 통증이 잠시 생긴 후 귓밥 같은 것이 나왔다.
		IXqIIIqIII'qIVq rt. + IXqIIqIII', lt.
11	10. 19.	
		IXqIIIqIII'qIVq rt. + IXqIIqIII', lt.
12	10. 23.	진물은 안 나오는데 통증은 약간 있다.
		IXoIIIoIII'oIVo rt. + IXqIIqIII', lt.
13	10. 27.	어제 이비인후과에 갔더니 귀속이 다 말랐다고 한다. 고막이 2/3 정도는 하얗게 됨.
		IXoIIIoIII'oIVo rt. + IXqIIqIII', lt.
14	10. 30.	통증 조금씩 나아짐
		IXoIIIoIII'oIVo rt. + IXqIIqIII', lt.
15	11. 2.	통증은 거의 없다. 청력이 회복은 안 된다고 하고, 이제 진물이 안 나오니까 보청기를 했다. 잇몸 염증도 좋아진 것 같다.
		IXoIIIoIII'oIVo rt. + IXqIIqIII', lt.

[6] 고찰

이 분은 며느리가 미국 아틀란타서 한의원을 한다고 한다. 그 며느리가 8체질의학을 하는지 어떤지는 잘 모르겠으나, 아드님이 부친께서 오래도록 중이염을 앓고 있다는 소식을 듣고 인터넷으로 검색해서 우리 한의원으로 가라고 했다는 것이다. 환자분은 부천에 사신다.

초진 때 체질침 치료를 하고, 마침 냉장고에 소음인 십이미관중탕이 있어서 처방을 했다. 22일에는 약이 5봉 밖에 남지 않아서 그것만 드렸다.

수음체질 남자분은 아주 오랜만이다. / 20170922

9월 25일에 오셨는데 안색이 편치 않아 보였다. 일단 먼저, 주말에 진물이 또 나왔다고 하셨다. 그러면서 하시는 말씀이 자신의 아들이 목음체질이라는 것이다. 그리고 환자분 본인은 미국에서 목음체질로 치료를 하다가 목양체질로 한 적도 있는데 감기에 걸렸을 때 목음체질로 치료받고 좋았던 경험이 있다는 것이다. 그러면서 자신은 위장이 절대 약하지 않다고 하셨다.

며느리가 8체질 치료를 한다는 것을 알게 되었다. '아틀란타에 있는 8체질 치료를 하는 여성분'을 알고 있다. 혹시 내가 알고 있는 그분인지는 확실하지 않아서 25일에는 그것을 말하지 않고 참았다. 그리고 목음체질로 치료했다. 첫 두 번의 치료에서 효과가 나타났으므로 체형에서 의심한 목음체질 가능성은 배제했었다고 설명을 해드렸다.

수음체질로 치료한 처방이 肺補방, 膽瀉방, 大腸補방, 膀胱瀉방이므로 목음체질에서도 일시적인 효과를 나타냈다고 판단한다. 하지만 臟腑方의 실제 내용도 그렇고 '적합하지 않은 神經方'이 들어가는 고단방이므로 효과가 지속되지는 못했던 것이다.

9월 27일에 오셨을 때, 내 카카오톡에 등록된 며느님의 영문 이름을 보여드렸다. '세상 참 좁다.' 자연스럽게 이 말이 떠오른다.

그런데 이 환자분에게는 DBPK'V가 적방은 아니라고 10월 2일에 판단했다.

그래서 DFPB로 바꾸었다. 나중에 DVP442를 추가한 것이 좋은 선택이었다고 자평한다. / 20171020

■ 타박 후유증

■ 타박 후유증 ■		
최○○	여	1960년생(58세)

[1] 초진일 :   2017년 9월 23일(土)

[2] C/C :   팔꿈치 불편.

[3] P/H :   2-3개월 전에 왼쪽팔꿈치 안쪽을 모서리에 부딪혔다.

이후에 주관절을 굽히면 계속 아프다.

복용 중인 약은 없다.

[4] 감별체질 : 토양체질(Pan.)

[5] 치료경과

회수	날짜	치료 및 경과
1	9. 23.	
		VoIVoIII'.×3 rt.
2	9. 29.	많이 풀렸다. 오른쪽 뒷목이 뻐근한 것을 함께 치료하고 싶다.
		VoIVoIII'.×3 rt.

[6] 고찰

모서리의 끝에 주관절의 연부조직이 傷해서 염증을 일으켰고, 그것이 지속되고 있다고 판단해서 ZBP를 썼고, 의도한 효과가 바로 나타났다.

▣ 소화불량

▣ 소화불량 ▣		
윤○○	여	1988년생(30세)

[1] 초진일 : 2017년 9월 28일(木)

[2] C/C : 소화불량

[3] P/H : 늘 소화가 안 되고 식사량이 적다. 心下가 답답하고 딱딱해진다.

트림이 심하고 숨이 가빠진다. 심하 腹診에서 振水音이 심하다.

속이 불편한 것과 연관해서 두통은 없다. 손발이 차다.

대변은 매일 보는데 가늘다.

월경은 정상적이고 통증은 없다. 철분제 복용 중이다.

[4] 감별체질 : 수양체질(Ren.)

[5] 치료경과

회수	날짜	치료 및 경과
1	9. 28.	IXqIIIqIII', rt. + IXqVIqIII',×2 lt. / 소음인 補中養胃湯 4봉
2	9. 29.	어제보다 좋아졌다. 안색이 펴졌다. 잠을 잘 잤고 대변을 조금 보았다. 腹診을 해보니 진수음이 전부 소실되었다.
		IXqVIqIII',×2 rt. + IXqIIIqIII', lt.

[6] 고찰

이 분은 캐나다에서 2년 체류하다가 근래에 왔다고 한다. 유학생들에게 영어를 가르치는 학원에서 근무했는데 몸이 너무 안 좋아서 버티지 못하고 돌아왔다고 한다.

맥진을 하는데 손바닥에 땀이 많고 몹시 예민해져 있는 것이 느껴졌다. 당일 오전에 대장내시경 검사를 받고 왔다고 했다. 혈압을 쟀더니 92/60(14:32)이다.

첫 치료를 한 후에 다음날 환자분의 상태는 놀랍게 변화했다. 보통 진수음은 胃下垂로 인한 경우가 많으므로 이렇게 하루 사이에 없어지지는 않는다.

다시 한약을 처방 받으러 오리라고 기대하고 있는데 아직 내원하지는 않았다.

 / 20171017

▣ 고관절부근 통증

▣ 고관절부근 통증 ▣		
정○○	남	1965년생(53세)

[1] 초진일 :   2017년 9월 28일(木)

[2] C/C :   오늘 아침에 비둘기공원을 뛰었는데 우측 고관절 부위가 갑자기 아픔.

[3] P/H :   이 분은 2015년 9월 3일부터 9월 19일까지 토양체질로 손목의 결절종 치
                료를 8회 받았고[5], 이후에는 IX진료실에서 2016년 8월 27일까지 경추와
                견갑부위 증상과 손목 치료를 받았다.
                IX진료실에서도 물론 토양체질로 치료하였다.

[4] 감별체질 : 토양체질 〉 토음체질(Gas.)

[5] 치료경과

회수	날짜	치료 및 경과
1	9. 28.	IXoIIoIII".×3 lt. 〉 괜찮다.

[6] 고찰

    이 분은 성공회대학교 사회복지학과 교수님이다.

    2016년 9월 1일부터 다시 내가 치료하기 시작했다. 2017년 1월 19일까지 토양체

---

5   Pan. IXoIIIoIII'.

질로 9회를 치료하다가 치료효과가 미진하여 토음체질을 생각하게 되었다.

2017년 1월 31일부터 토음체질로 2회 치료[6]했다.

2017년 9월 11일에 와서 본인의 체질이 알고 싶다고 하였다.

회수	날짜	치료 및 경과
1	9. 11.	오른 손목과 왼쪽 무릎이 시큰거리면서 아프다.
		Gas. IXoIIoIII". lt. + IXoVoIII". rt.
2	9. 13.	11일 치료 후에 손목과 무릎이 많이 좋아졌다.
		IXoIIoIII". lt. + IXoVoIII". rt. / 토음체질 섭생표 줌.

2017년 9월 28일에 갑자기 고관절 부위가 아프게 된 것은 순간적으로 건이 긴장되는 부하가 생겼다고 판단하여 ZBP를 선택했고 치료 후 빠르게 회복되었다.

---

6 Gas. VoIoIII". + VoIIa.

▣ 조열

▣ 조열 ▣		
김○○	여	1970년생(47세)

[1] 초진일 : 2017년 10월 23일(月)

[2] C/C : 潮熱, 汗出 (전보다 더 심해졌다)

[3] P/H : 2016년에 침 치료 후 7월부터 생리를 다시 했다. 그런 후에 2017년 9월까지 생리를 했다. 그리고 다시 조열이 시작되었다. 10월 생리는 아직 하지 않았다.

위염약을 복용 중이다. 대변은 좋다.

2016년 6월 17일에 갱년기 조열 증상으로 내원하여 5회 치료하였다.

당시에 3주전부터 조열이 있었고, 수면은 양호하다고 했다.

우측 난소에 혹이 있어서 우측난소를 절제했다.

과식하면 속쓰림이 심하다. 당시에 2-3년간 생리량이 많았다.

복숭아, 자두 알레르기가 있다. 붓고 가렵다.

[4] 감별체질 : 토양체질(Pan.)

[5] 치료경과

회수	날짜	치료 및 경과
1	10. 23.	XoIIIoIV'oIVo rt. + IXqIIIqIII', lt.

회수	날짜	치료 및 경과
2	10. 25.	XoIIIoIV'oIVo rt. + IXqIIIqIII', lt.
3	10. 27.	약간 호전. 위염과 역류성식도염이다. XoIIIoIV'oIVo rt. + IXqIIIqIII', lt.
4	10. 30.	수면 양호. 효과가 있다. XoIIIoIV'oIVo rt. + IXqIIIqIII', lt.
5	11. 1.	XoIIIoIV'oIVo rt. + IXqIIIqIII', lt.
6	11. 3.	수면 양호. / 토양체질 섭생표 줌. XoIIIoIV'oIVo rt. + IXqIIIqIII', lt.
7	11. 6.	조열이 많이 좋아졌다. XoIIIoIV'oIVo rt. + IXqIIIqIII', lt.
8	11. 8.	목에 이물감이 아직 있다. XoIIIoIV'oIVo rt. + IXqIVqIII', lt.
9	11. 10.	XoIIIoIV'oIVo rt. + IXqIVqIII', lt.
10	11. 13.	상열감은 소실되었고, 식도염 증상도 좋아졌다. XoIIIoIV'oIVo rt. + IXqIVqIII', lt.
11	11. 15.	XoIIIoIV'oIVo rt. + IXqIVqIII', lt.
12	11. 17.	XoIIIoIV'oIVo rt. + IXqIVqIII', lt.
13	11. 20.	XoIIIoIV'oIVo rt. + IXqIVqIII', lt.
14	11. 23.	화요일(21일)부터 생리하는데 양이 많아서 힘들다. 안 하는 게 좋은데. XoIIIoIV'oIVo rt. + IXqIVqIII', lt.

[6] 고찰

여성의 갱년기 조열에 운용하는 K'FP'B의 효능은 잘 알려져 있고, 여러 임상가들에 의해 누차 검증된 처방이다.

이 환자의 경우는 폐경이 좀 이르게 왔는데, 멈추었던 월경을 침 치료 후에 다시 하게 된 케이스이다. 2016년에 침 치료를 받은 후에 생리를 다시 했다는 것을 이번 내원에서 알게 되었다.

이번에도 9월에 생리를 하고 10월은 건너뛰었는데 침 치료를 받고 11월 21일에 다시 생리가 나왔다. 환자 본인은 생리량이 많아서 힘들고 안 했으면 좋겠다고 하였다.

[7] 2016년의 치료 기록

회수	날짜	치료 및 경과
1	2016 6. 17.	XoIIIoIV'oIVo rt.
2	6. 21.	경감된 것 같다. XoIIIoIV'oIVo rt.
3	6. 25.	XoIIIoIV'oIVo rt.
4	6. 27.	XoIIIoIV'oIVo rt.
5	7. 2.	많이 좋아졌다. XoIIIoIV'oIVo rt.

■ 손목 통증

■ 손목 통증 ■		
황○○	여	1961년생(55세)

[1] 초진일 : 2017년 10월 30일(月)

[2] C/C : 왼 손목 陽谿 부위가 어느 순간 깜짝 깜짝 놀라게 된다.
1년 전부터 그렇다.

[3] P/H : 작년에 침대에서 떨어져서 오른쪽 무릎을 다쳤다. 연골이 찢어졌다고 한다.
갑상선기능저하증 약을 20년 정도 복용 중이다.

[4] 감별체질 : 목양체질(Hep.)

[5] 치료경과

회수	날짜	치료 및 경과
1	10. 30.	핫팩, SSP, 간접구
		VIIoVIoIII".×3 rt.
2	10. 31.	많이 좋아졌다. 1년 되었는데 공갈병 같다.
		핫팩, SSP, 간접구 / VIIoVIoIII".×3 rt.

[6] 고찰

환자분은 초진에서 손목과 무릎을 함께 치료하기를 원했다. 치료의 목표를 달리해야 할 것 같아서 좀 더 쉬운 것부터 먼저 치료하자고 했다.

엄지손가락을 굴신시켜 보았는데 굽히는 자세에서 자극이 있었고, 양계 부위를 누를 때는 일정한 부위에서 압통이 있었다.

1회 치료 후에 상당히 좋아졌다.

손목을 치료한 후에 무릎 치료를 하기로 했는데 11월 1일에는 내원하지 않았다.

◼ 요통

◼ 요통 ◼		
임○○	남	1973년생(45세)

[1] 초진일 : 2017년 12월 5일(火)

[2] C/C : 요통, 완전히 펴기가 힘들고 자세가 오른쪽으로 기울었다.

[3] P/H : 1주일 전에 축구를 한 후에 그렇다. 왼쪽 허리와 다리 쪽으로 불편한 기분이 있다. 왼쪽 무릎도 불편하다.

[4] 감별체질 : 목음체질(Cho.)

[5] 치료경과

회수	날짜	치료 및 경과
1	12. 5.	IXoIoIII'oIIoVIIIo rt.
		〉침 치료 후에 일어나는 것이 수월하고, 허리를 펴기도 편하다.

[6] 고찰

이 환자분께 쓴 처방은 근래에 나 스스로 맞아보는 처방인데, 아주 효과가 좋다. 그래서 같은 체질 환자에게 한번 적용해 보았다. 알파벳표기로 DZPVK'이다. 5단에 선 大腸方이 포인트이다. / 20180101

■ 체질침 처방을 선택하는 방법

체질침 처방이 지향하는 목표는 2단방이 결정한다.

1) 질병의 원인에 집중

: 예를 들어 감염성 비염과 알러지성 비염의 증상(결과)은 거의 동일하다.

감염성 질환에는 K'BP'set을 쓰고 알러지성 질환에는 BK'P'set을 쓴다. 알레르기성 질환은 감염이 아니므로 2단에 B를 쓰지 않는다.

2) 질병의 증상(결과)에 집중

: 보통 근골격계 질환에서 증상의 양태에 따라서 처방을 선택한다.

대표적으로 관절염증방은 KZP인데 이것은 관절의 炎症으로 인한 신경통증을 목표로 한다.

통풍방은 KFP인데 이것은 관절의 염증으로 붓고 아픈 것을 목표로 한다.

건과 인대의 염증에는 KBP를 쓴다. 그리고 신경의 염증은 KVP이다.

통증에는 Z, 무력에는 V, 저림과 시림은 V, 마비에는 Z 혹은 V, 부종이나 발열에는 F를 2단 처방으로 선택한다.

3) 원인(先)과 증상(後)을 모두 고려

: 대표적인 것이 삼차신경통이다. 이 질병은 혈관의 염증(원인)으로 인한 신경통(증상)이다. 혈관의 염증이 원인이므로 2단에 F가 온다. 그리고 신경통증은 Z가 필요하다. 그렇게 구성된 set이 ZFPset이다.

또 다른 처방으로 ZBP가 있다. 건과 인대의 염증이 원인인 통증이나 관절의 가동범위 제한에 쓰인다. 건과 인대의 염증이 원인이므로 2단에 B가 온다. 그리고 신경통증은 Z가 필요하다.

▣ Dr. Lage U. Kim N.D.

1993년에 나온 『한국자연건강학회지』제1집에 실린 이명복 선생의 글, [체질의학, 식사법과 침법]의 참고문헌 말미에 이명복 선생이 "미국 아이다호에 거주하는 한의사인 Dr. Lage U. Kim에게 1991년에 개인지도를 받았다"는 내용이 있다.

전하는 바에 의하면, 권도원 박사가 제자로 인정했던 유일한 사람이 있었다고 한다. 그는 아내와 이혼하고 가족과 떨어져살면서 重病에 걸렸다. 그리고 병을 치료하기 위해 권 박사를 만났고, 8체질 치료를 받으면서 체질침 공부에 몰두했고 마침내 권 박사로부터 제자로 인정을 받았다는 것이다. 권 박사를 만나기 전에 신학대학을 나왔는지 이후였는지는 알 수 없지만 그러다가 목사가 되었고, 선교활동을 하기 위해 미국으로 떠났고 아이다호에서 꽤 명망을 얻은 목사로 활동했다. 그러던 중에 교통사고를 당해서 사망했다는 이야기다.

권 박사의 측근들을 통해서 이런 얘기가 전해지고 있는데, 만약 이명복 선생이 1991년에 미국에 있는 이 분을 찾아가서 개인지도를 받았다면 그는 상당히 이른 시기에 권 박사에게서 지도를 받았다는 의미가 된다. 지도를 받던 시기는 1980년대라는 것이다. 1962년생인 조재의 씨가 그분의 연배가 자신보다 스무살 정도 연상이라고 했다.그렇다면 1982년에 작성된 8체질별 사상처방정리집의 작성자가 그분일지도 모른다.

이명복 선생이 자신의 병을 치료하기 위해 권도원 박사와 처음 만났던 때는 1968년이다. 그리고 2년 반의 치료 실패 후에 얻은 기적 같은 탁효를 통해서, 마침내 권도원 박사의 제자라고 자처하게 된 때가 1970년이다. 권 박사를 만난 시기로 보면 이명복 선생이 Dr. Kim보다는 먼저겠지만, 이명복 선생이 직접 미국까지 찾아가서 가르침을 받았다는 것만으로도 Dr. Kim의 당시 위상을 짐작할 수 있다.

8

부록

구분	내용
1	體質鍼 臟腑 / 經絡 / 臟腑穴 略語 일람표
2	8체질 臟腑方 일람표
3	내장기능부전 처방
4	체질침 고단방의 순환 구조에 관한 가설
5	내장기능부전 처방의 구조

▣ 體質鍼 臟腑 / 經絡 / 臟腑穴 略語 일람표

臟腑	肝	膽	心	小腸	膵	胃	肺	大腸	腎	膀胱	心包	三焦
	I	II	III	IV	V	VI	VII	VIII	IX	X	III'	IV'
	1	2	3	4	5	6	7	8	9	10	3'	4'
經絡	I'	II'	III'	IV'	V'	VI'	VII'	VIII'	IX'	X'	III"	IV"
五行	木		火		土		金		水		火	

臟經	木	火	土	金	水		腑經	金	水	木	火	土
	1	3	5	7	9			8	10	2	4	6
I'	대돈	행간	태충	중봉	곡천	臟腑穴	II'	규음	협계	임읍	양보	양릉
III'	소충	소부	신문	영도	少海		IV'	소택	전곡	후계	양곡	小海
V'	은백	대도	태백	상구	음릉		VI'	여태	내정	함곡	해계	삼리
VII'	소상	어제	태연	경거	척택		VIII'	상양	이간	삼간	양계	곡지
IX'	용천	연곡	태계	부류	음곡		X'	지음	통곡	속골	곤륜	위중
III"	중충	노궁	대릉	간사	곡택		IV"	관충	액문	중저	지구	천정

■ 8체질 臟腑方 일람표

Hep.	木 水 火 / 土 金						Pul.
	I K	IX D	III		V F	VII Z	
+ 1	VII'7I'7 경거 중봉	V'5IX'5 태백 태계	III" P	III"5 대릉	VII'7V'7 경거 상구	V'5VII'5 태백 태연	**−**
− 2	IX'9I'9 음곡 곡천	I'1IX'1 대돈 용천		III"9 곡택	IX'9V'9 음곡 음릉천	I'1VII'1 대돈 소상	**+**
	II K'	X D'	IV		VI B	VIII V	
+	VIII'8II'8 상양 규음	VI'6X'6 삼리 위중	IV" P'	IV"6 천정	VIII'8VI'8 상양 여태	VI'6VIII'6 삼리 곡지	**−**
−	X'10II'10 통곡 협계	II'2X'2 임읍 속골		IV"10 액문	X'10VI'10 통곡 내정	II'2VIII'2 임읍 삼간	**+**

3

Ren.	水 金 木 / 火 土						Pan.
	IX K	VII D	I		III F	V Z	
+	V'5IX'5 태백 태계	III'3VII'3 소부 어제	III' P	III'5 신문	V'5III'5 태백 신문	III'3V'3 소부 대도	**−**
−	VII'7IX'7 경거 부류	IX'9VII'9 음곡 척택		III'9 少海	VII'7III'7 경거 영도	IX'9V'9 음곡 음릉천	**+**
	X K'	VIII D'	II		IV B	VI V	
+	VI'6X'6 삼리 위중	IV'4VIII'4 양곡 양계	IV' P'	IV'6 小海	VI'6IV'6 삼리 小海	IV'4VI'4 양곡 해계	**−**
−	VIII'8X'8 상양 지음	X'10VIII'10 통곡 이간		IV'10 전곡	VIII'8IV'8 상양 소택	X'10VI'10 통곡 내정	**+**

1 + : pro-puncture, 수법(隨法)

2 − : con-puncture, 영법(迎法)

3 Hep.와 Pul.은 간방(肝方,I)이, Ren.와 Pan.은 신방(腎方, IX)이 본방(本方)이다.

金 水 土 / 火 木

Col.	VIII K'	X D'	VI		IV B	II V	Cho.
−	X'10VIII'10 통곡 이간	VIII'8X'8 상양 지음	IV' P'	IV'8 소택	X'10IV'10 통곡 전곡	VIII'8II'8 상양 규음	+
+	II'2VIII'2 임읍 삼간	IV'4X'4 양곡 곤륜		IV'2 후계	II'2IV'2 임읍 후계	IV'4II'4 양곡 양보	−
▷	VII K	IX D	V		III F	I Z	
−	IX'9VII'9 음곡 척택	VII'7IX'7 경거 부류	III' P	III'7 영도	IX'9III'9 음곡 少海	VII'7I'7 경거 중봉	+
+	I'1VII'1 대돈 소상	III'3IX'3 소부 연곡		III'1 소충	I'1III'1 대돈 소충	III'3I'3 소부 행간	−

土 金 火 / 木 水

Gas.	VI K'	VIII D'	IV		II B	X V	Ves.
−	VIII'8VI'8 상양 여태	VI'6VIII'6 삼리 곡지	IV" P'	IV"8 관충	VIII'8II'8 상양 규음	VI'6X'6 삼리 위중	+
+	X'10VI'10 통곡 내정	II'2VIII'2 임읍 삼간		IV"2 중저	X'10II'10 통곡 협계	II'2X'2 임읍 속골	−
▷ 4	V K	VII D	III		IF	IX Z	
−	VII'7V'7 경거 상구	V'5VII'5 태백 태연	III" P	III"7 간사	VII'7I'7 경거 중봉	V'5IX'5 태백 태계	+
+	IX'9V'9 음곡 음릉천	I'1VII'1 대돈 소상		III"1 중충	IX'9I'9 음곡 곡천	I'1IX'1 대돈 용천	−

4 Gas. Ves. Col. Cho. : 네 체질은 ▷ 표시된 처방[臟方]이 본방(本方)이다.

■ 내장기능부전 처방

[1] DZPFK vs FZPDK

* 陽體質

체질	DZPFK	순환구조	4_5th	목표	활용형	응용형
Pul.	IXVIIIII"VI	水金 土木	瀉土補木	補木	DZPBK' [5]	DZPVK' [6]
Hep.	973'51	〈生	補土瀉木	補金	DZPBK	
Pan.	VIIVIII'IIIIX	金土 火水	瀉火補水	補水	DZPFK'	
Ren.	753'39	〈生	補火瀉水	補土	DZPFK	

* 陰體質

체질	FZPDK	순환구조	4_5th	목표	활용형	응용형
Col.	IIIIIII'IXVII	火木 水金	瀉水瀉金	補木	FZPD'K' [7]	FZPDB [8]
Cho.	313'97	〈生	補水補金	補金	FZDDK'	FZPD'B [9]
Gas.	IIXIII"VIIV	木水 金土	瀉金瀉土	補水	FZPD'K	
Ves.	193'75	〈生	補金補土	補土	FZPDK	

---

5 간경화

6 기관지확장증, 천식

7 간경화

8 간경화

9 Ves. 간경화

[2] D'VP'FK vs BVP'DK

* 陽體質

체질	D'VP'FK	순환구조	4_5th	목표	활용형	응용형
Pul.	XVIIIIV"VI	水金 土木	瀉土補木	補木	D'VP'BK'	
Hep.	084'51	〈生	補土瀉木	補金	D'VP'FK'	D'VP'_
Pan.	VIIIVIIV'IIIIX	金土 火水	瀉火補水	補水	D'VP'BK	
Ren.	864'39	〈生	補火瀉水	補土	D'VP'FK [10]	

* 陰體質

체질	BVP'DK	순환구조	4_5th	목표	활용형	응용형
Col.	IVIIIV'IXVII	火木 水金	瀉水瀉金	補木	BVP'D'K'	
Cho.	424'97	〈生	補水補金	補金	BVP'DK'	BVP'ZK [12]
Gas.	IIXIV"VIIV	木水 金土	瀉金瀉土	補水	BVP'D'K	
Ves.	204'75	〈生	補金補土	補土	BVP'DK [11]	

[3] K'BP'VD' vs BK'P'D'V

* 陽體質

체질	K'BP'VD'	순환구조	4_5th	목표	활용형	응용형
Pul.	IIVIIV"VIIIX	木土 金水	瀉金補水	補木	K'BP'VD [13]	K'BP'FD [14]
Hep.	264'80	〉生	補金瀉水	補金	K'BP'ZD	K'BP'DZ [15]
Pan.	XIVIV'VIVIII	水火 土金	瀉土補金	補水	K'BP'ZD'	K'BP'DV [16]
Ren.	044'68	〉生	補土瀉金	補土	K'BP'VD'	

---

[10] 협심증

[11] Cho. 천식

[12] 기관지천식

[13] 신부전

[14] 사구체신염

[15] 천식

[16] 간경화, 당뇨병

* 陰體質

체질	BK'P'D'V	순환구조	4_5th	목표	활용형	응용형
Col.	IVVIIIIV'XII	火金 水木	瀉水補木	補木	BK'P'DV BK'P'DZ BK'P'D'Z BK'P'D'V	BK'P'VD [17] BK'P'ZD [18] BK'P'ZK [19]
Cho.	484'02	〉生	補水瀉木	補金		
Gas.	IIVIIV"VIIIX	木土 金水	瀉金補水	補水		
Ves.	264'80	〉生	補金瀉水	補土		

[4] KFPZD vs KDPVB

* 陽體質

체질	KFPZD	순환구조	4_5th	목표	활용형	응용형
Pul.	IVIII"VIIIX	木土 金水	瀉金補水	補木	KFPVD' KFPZD' KFPVD KFPZD [20]	KFP＿
Hep.	153'79	〉生	補金瀉水	補金		
Pan.	IXIIIIII'VVII	水火 土金	瀉土補金	補水		
Ren.	933'57	〉生	補土瀉金	補土		

* 陰體質

체질	KDPVB	순환구조	4_5th	목표	활용형	응용형
Col.	VIIIXIII'IIIV	金水 木火	補木補火	補木	KDPVF KDPVB KDPZB KDPZF	KDP＿
Cho.	793'24	〉生	瀉木瀉火	補金		
Gas.	VVIIIII"XII	土金 水木	補水補木	補水		
Ves.	573'02	〉生	瀉水瀉木	補土		

---

17 간경화, 신부전

18 간경화

19 방광암

20 간경화

[5] DFPKZ vs

* 陽體質

체질	DFPKZ	순환구조	4_5th	목표	활용형	응용형
Pul.	IXVIII"IVII	水土 木金	補木瀉金	補木	DFPK'V DFPK'Z DFPKV DFPKZ	DFPZK' [21]
Hep.	953'17	〈剋	瀉木補金	補金		DFPVK' [22]
Pan.	VIIIIIII'IXV	金火 水土	補水瀉土	補水		DFPBK' [23]
Ren.	733'95	〈剋	瀉水補土	補土		DFPBK [24]

* 陰體質

체질	BD'P'ZK	순환구조	4_5th	목표	활용형	응용형
Col.	IVXIV'IVII	火水 木金	補木瀉金	補木	BD'P'ZK BD'P'VK' [25] BD'P'ZK' BD'P'VK	BD'P'KZ [26]
Cho.	404'17	〈剋	瀉木補金	補金		
Gas.	IIVIIIIV"IXV	木金 水土	補水瀉土	補水		
Ves.	284'95	〈剋	瀉土補水	補土		

---

[21] 간경화
[22] 간경화, 급성췌장염
[23] 간경화
[24] 파킨슨병
[25] 파킨슨병
[26] 간경화, 급성췌장염

[6] ZDPKF vs ZFPKD

* 陽體質

체질	ZDPKF	순환구조	4_5th	목표	활용형	응용형
Pul.	VIIIXIII"IV	金水 木土	補木瀉土	補木	ZDPK'B [27] ZDPK'F ZDPKB [28] ZDPKF	ZDPFK ZDPBK' [29] ZDPBK
Hep.	793'15	〉生	瀉木補土	補金		
Pan.	VVIIIII'IXIII	土金 水火	補水瀉火	補水		
Ren.	573'93	〉生	瀉水補火	補土		

* 陰體質

체질	ZFPKD	순환구조	4_5th	목표	활용형	응용형
Col.	IIIIIII'VIIIX	木火 金水	瀉金瀉水	補木	ZFPK'D' ZFPKD' ZFPK'D ZFPKD	ZFP__
Cho.	133'79	〉生	補金補水	補金		
Gas.	IXIIII"VVII	水木 土金	瀉土瀉金	補水		
Ves.	913'57	〉生	補土補金	補土		

/ 20170904

---

[27] 루게릭병
[28] Pan. 사구체신염 / 혈소판감소성자반병
[29] 천식

▣ 체질침 고단방의 循環 구조에 관한 假設

1) 生 순환 처방

예, 목음체질 IIIoIoIII'oXoVIIIo (FZPD'K')

火 〈 木 〈 水 〈 金 〈 生

2) 剋 순환 처방

예, 목음체질 IVoVIIIoIV'oIIoIXo (BK'P'VD)

火 〉金 〉木 〉水 〉剋

체질침 처방은 근본적으로 刺針의 순서가 해당 처방의 效用을 결정한다. 그러므로 순환의 의미를 지닌 5단방은 그 자체로 하나의 프로그램이다. 그러니 그 처방 속에 내재된 순환구조는 반드시 중요하게 해석되어야만 할 것이다.

체질침 고단방의 구조에서 순환이 의미를 가지고 있다면 그 순환이 어떤 형식으로 이루어졌느냐도 물론 의미가 있을 것이다. 순환구조는 相生의 구조도 있고, 相剋의 구조도 있다.

이 때, 상생의 구조는 5단에 서는 末尾 처방에, 상극의 구조는 先頭에 서는 1단 처방에 전체 처방의 효용에 관한 의미가 부여된다고 생각한다. 즉 위 사례에서 1)의 경우는 말미인 大腸補方에, 2)의 경우는 선두인 小腸瀉方에 의미가 집중되어 있다는 것이다.

3) 여타 고려 사항

순환의 방향과 set처방의 의미, 그리고 1단과 2단의 변환도 추가로 고려하여야 할 것 같다.

4) 기준 5단방

8체질의 64종 「기준 5단방」은 모두 일정한 순환 구조로 이루어져 있다.
/ 20170616

■ 8체질의 「기준5단방」 일람표	
Pul. / Hep.	
臟方	腑方
Ⅰ Ⅴ Ⅲ"ⅦⅨ 153'79	Ⅱ ⅥⅣ"ⅧⅩ 264'80
Ⅴ Ⅰ Ⅲ"ⅨⅦ 513'97	Ⅵ Ⅱ Ⅳ"ⅩⅧ 624'08
ⅨⅦⅢ"Ⅴ Ⅰ 973'51	ⅩⅧⅣ"ⅥⅡ 084'62
ⅦⅨⅢ"Ⅰ Ⅴ 793'15	ⅧⅩⅣ"ⅡⅥ 804'26
Pan. / Ren.	
臟方	腑方
ⅨⅢⅢ'Ⅴ Ⅶ 933'57	ⅩⅣⅣ'ⅥⅧ 044'68
ⅢⅨⅢ'ⅦⅤ 393'75	ⅣⅩⅣ'ⅧⅥ 404'86
ⅦⅤⅢ'ⅢⅨ 753'39	ⅧⅥⅣ'ⅣⅩ 864'40
Ⅴ ⅦⅢ'ⅨⅢ 573'93	ⅥⅧⅣ'ⅩⅣ 684'04
Col. / Cho.	
臟方	腑方
ⅦⅢⅢ'Ⅰ Ⅸ 733'19	ⅧⅣⅣ'Ⅱ Ⅹ 844'20
ⅢⅦⅢ'Ⅸ Ⅰ 373'91	ⅣⅧⅣ'Ⅹ Ⅱ 484'02
Ⅰ ⅨⅢ'ⅧⅢ 193'73	Ⅱ ⅩⅣ'ⅧⅣ 204'84
Ⅸ Ⅰ Ⅲ'ⅢⅦ 913'37	Ⅹ Ⅱ Ⅳ'ⅣⅧ 024'48
Gas. / Ves.	
臟方	腑方
Ⅴ Ⅰ Ⅲ"ⅨⅦ 513'97	Ⅵ Ⅱ Ⅳ"ⅩⅧ 624'08
Ⅰ Ⅴ Ⅲ"ⅦⅨ 153'79	Ⅱ ⅥⅣ"ⅧⅩ 264'80
ⅦⅨⅢ"Ⅰ Ⅴ 793'15	ⅧⅩⅣ"ⅡⅥ 804'26
ⅨⅦⅢ"Ⅴ Ⅰ 973'51	ⅩⅧⅣ"ⅥⅡ 084'62

▣ 내장기능부전 처방의 구조

내장기능부전 처방은 각 체질의 최약장기 기능부전에 운용하는 것이다.

* 陽體質 / DZPFK

체질	DZPFK	목표	4_5th	비고
Pul.	IXVIIIII"VI	간경변	瀉土補木 補木	5단에 肝補方
Hep.	973'51 水金 土木〈生	기관지천식	補土瀉木 補金	2단에 肺方이 있으므로 5단에 肝瀉方
Pan.	VIIVIII'IIIIX	신부전	瀉火補水 補水	5단에 腎補方
Ren.	753'39 金土 火水〈生	췌장염	補火瀉水 補土	2단에 膵方이 있으므로 5단에 腎瀉方

* 陰體質 / FZPD'K'

체질	FZPD'K'	목표	4_5th	비고
Col.	IIIIIIII'XVIII	간경변	瀉水瀉金 補木	2단에 肝方이 있으므로 5단에 大腸瀉方
Cho.	313'08 火木 水金〈生	기관지천식	補水補金 補金	5단에 大腸補方
Gas.	IIXIII"VIIIVI	신부전	瀉金瀉土 補水	2단에 腎方이 있으므로 5단에 胃瀉方
Ves.	193'86 木水 金土〈生	췌장염	補金補土 補土	5단에 胃補方

▌내장기능부전 처방의 구조

1) 내장기능부전 처방의 기본적인 구조는 set처방 + 4th + 5th 이다. 금양체질 간경
   변 처방에서 肝補方처럼 5단에는 목표장기(최약장기)에 관한 처방이 오게 된다.

그런데 위의 표에서 보는 것처럼 set처방에 이미 목표장기에 관한 처방이 포함된 경우에 5단에는 病根을 조절하는 처방이 온다.

2) 내장기능부전에 운용하는 set처방은 陽體質은 DZPset이 陰體質은 FZPset이 대표적이다.

3) DZPFK FZPD'K' 이 두 형식은 〈生의 순환구조를 가지고 있다.

4) 4단과 5단에 오는 처방은 환자가 보여주는 증상의 개별적인 특징에 따라서 기본 형식에서 변형하여 운용할 수 있다. 그런데 5단에 오는 처방에 대하여는 위 1)의 내용처럼 고정된 개념이 있으므로, 내장기능부전에 운용하는 5단방에서 가장 중요한 개별처방은 4단에 오는 처방이라고 할 수 있다.

5) 4단과 5단을 변형한 처방 형식은 3)의 순환구조를 반드시 가질 필요는 없다.

/ 20170811

▣ 찾아보기

8체질의학 시리즈

임상 8체질의학 III ECM REPORTS_3rd

지은이 ——————— 이강재
펴낸이 ——————— 이정옥
펴낸곳 ——————— 杏林書院(1923년 창립)

초판 1쇄 인쇄 ——————— 2018년 3월 25일
초판 1쇄 발행 ——————— 2018년 3월 30일

주소 ——————— 서울시 은평구 수색로 340, 202호
　　　　　　　　전화 02) 597-4671/2, 02) 2269-4922
　　　　　　　　팩스 02) 596-4671
　　　　　　　　이메일 Haenglim46@hanmail.net

출판등록 ——————— 제25100-2015-000103호

ⓒ 이강재, 2018

ISBN 979-11-89061-00-5 93510

값 70,000원